ENCICLOPEDIA DEL
CULTURISMO

Colección **HERAKLES**

Clemente Hernández

ENCICLOPEDIA DEL
CULTURISMO

RUTINAS ADAPTADAS A LA MORFOLOGÍA, EDAD Y SEXO
CÓMO DESARROLLAR RÁPIDAMENTE LA FUERZA

Contiene 298 ilustraciones esquemáticas

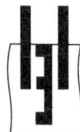

EDITORIAL HISPANO EUROPEA S. A.

Asesor Técnico: **Santos Berrocal**

Depósito Legal: B. 12957-2000.

ISBN: 84-255-1323-5.

Editorial Hispano Europea, S. A.
Bori i Fontestà, 6-8 - 08021 Barcelona (España).
Tel.: 93 201 85 00 - 93 201 99 90
Fax: 93 414 26 35.
E-mail: hispaneuropea@retemail.es

ÍNDICE

AGRADECIMIENTOS

A todos mis alumnos que han colaborado en esta obra:

Doctor Juan Sentís.
Doctor Alberto Barbod.
Doctora Elisabeth Vinder.
Arturo Nadal, Psicólogo.
Pere Joan Ferrando, Psicólogo.
Jordi Àngel Carbonell, Catedrádico de Historia del Arte.
Mª Teresa Blay, Profesora de Latín.
Enric Marés, Licenciado de I.N.E.F.

Felipe de Torres, Profesor de Medicinas Alternativas.
Jesús Ferrer Ferrer, Dibujo Artístico.

Gimnasios Colaboradores:
Miguel Rodríguez Palicio, Oviedo.
Antonio Beltrán, Fraga.
Joaquín Bayona, Binéfar.
José Manuel Martínez, Logroño.
Jordi Amill, Valls.
Josep Baigés, Amposta.
Josep Morata, Barcelona.

1

CONSIDERACIONES SOBRE EL CULTURISMO Y EL CULTURISTA

CULTURISMO Y FISICOCULTURISMO

El culturismo

Marcel Rouet en 1945 «inventó» el término culturismo que significaba: «El arte de practicar la cultura física en todas sus formas para alcanzar la salud y mantenerla por el equilibrio físico.» Marcel Rouet aconsejaba y practicaba varios deportes entre otros el atletismo y la acrobacia. Era un hombre muy humano, sensible, culto y gran admirador de la belleza plástica humana. Personalmente voy bastante más lejos que Marcel Rouet. El culturismo significa, para mí, un sistema de cultura física y un concepto de vida cuya finalidad es el desarrollo integral de la personalidad.

El fisicoculturismo

Debemos tener presente la enorme diferencia que existe entre el culturismo y el fisicoculturismo inventado por los norteamericanos que significa crear, formar o «fabricar» el cuerpo buscando el máximo de hipertrofia muscular. Este concepto ha dado lugar a numerosas críticas y a la aparición de prejuicios, entre los que podemos destacar comentarios como que el culturista es un narcisista, ególatra y carece de resistencia. Los culturistas están hipertrofiados, son impotentes y masoquistas, no son estéticos. Al abandonar el fisicoculturismo los músculos se transforman en «grasa».

EL FISICOCULTURISMO ES UN DEPORTE

En mi obra *El libro completo del Culturismo* afirmo que: «si nos atenemos a las definiciones sobre el significado del deporte el fisicoculturismo es un deporte; más que un deporte debería ser la *base* de todos los deportes pues es la única actividad física que trabaja todos los músculos del cuerpo de forma analítica».

Actualmente es raro el deportista que no incluya en su preparación física el entrenamiento con pesas, sin embargo los «entrenadores» no admiten el término fisicoculturismo, utilizando en su lugar el de «musculación».

A los entrenadores actuales que superan los sesenta años, les recordaré que entre 1950-1955 los sistemas de fisicoculturismo estaban totalmente prohibidos por los preparadores físicos alegando que las pesas agarrotaban los músculos y que si un deportista entrenaba con pesas, no destacaría en su especialidad deportiva...

Como nunca he creído en aquellos que no son capaces de demostrar sus «verdades», siempre fundamenté mi trabajo en las experiencias de los países más avanzados en el entrenamiento deportivo (Estados Unidos, antigua Unión Soviética y Alemania), en los que la musculación era practicada por corredores y nadadores. A modo de resumen diré que el fisicoculturista es una mezcla de deportista y escultor, que se sirve del entrenamiento con pesas y de una alimentación específica para esculpir su cuerpo. Es un amante de la belleza plástica masculina.

EL FISICOCULTURISMO ES VITACULTURA

Los vitacultores, son los cultores de la vida, los que siguen el camino de la naturaleza, el de la fe en las leyes naturales y biológicas, los que con un sentido auténticamente religioso anteponen la vida y la naturaleza a los poderes del mundo (infrahumano) y de sus intereses creados. Como vitacultores, cumplen las leyes biológicas por encima de todo otro deber.

No todo vitacultor tiene la posibilidad de hacer especial dedicación de su tiempo, de su vida, al descubrimiento de las leyes y normas que rigen la vida universal. Tampoco pueden ser todos biólogos y conocedores de tales leyes y normas, no descubiertas por ellos sino transmitidas por los investigadores que les han enseñado. El vitacultor debe recibir su cultura de antroponomos vitacultores.

La morfoscopia permite descubrir los defectos o la armonía del cuerpo humano (morfoscopia humana), o la del animal o vegetal (morfoscopia general), o establecer relaciones de unas formas con otras en los seres vivientes, en distintas especies (morfoscopia comparada.)

El vitacultor no reconoce otra autoridad en materia biológica que la propia vida y su manifestación, la naturaleza, con sus leyes. Ni lo que decimos nosotros ni lo que diga nadie debe ser creído, y menos tomado por dogma: sólo lo que cada uno compruebe por sí, o según su capacidad consciente de acuerdo con su conciencia.

La forma del cuerpo cambia continuamente, pero las diferencias fisiológicas y anatómicas rebasan fronteras no sensibles para los estudiosos no atentos al lado críptico de la fenomenología. Estos límites de cambio abarcan periodos septenarios (de siete años) al ir aumentando la edad. La progresión del cambio revela si el individuo sabe vivir o si es ignorante en materia biológica.

La degeneración se inicia siempre con un aumento local de presión en los tejidos. Si el aumento se hace crónico, sin que una enfermedad sintomática dé cuenta de él, se produce hipertrofia, esto es, aumento de volumen. La hipertrofia afecta primero a una víscera interna y muestra luego su reflejo hipertrofiante en tejido óseo o subcutáneo de uno u otro nivel ordinal del cuerpo, según edad y velocidad de la degeneración.

Son menos frecuentes las hipertrofias de un nivel que no vayan precedidas de cierto grado en los niveles inferiores al que destaca. Lo frecuente es que las hipertrofias se vayan produciendo de pies a cabeza, haciéndose particularmente ostensibles entre muslos y abdomen. Por esto es más común la lopodistrofia femenina que masculina. En esta afección el volumen de la mujer de cintura abajo puede contrastar de manera monstruosa con la delgadez esquelética de cintura arriba.

Si observamos en las playas y piscinas a las mujeres, a los hombres y a los niños, podremos comprobar sin las ocultaciones engañosas del vestido, su grado actual de degeneración. La degeneración se hace visible en la forma del cuerpo empezando por los pies y acabando por la cabeza. Ya se trate de viejos o jóvenes, de gordos o delgados, de fuertes o débiles, resulta espectáculo general el de cuerpos cargados de espalda (cifosis), pechos hundidos, hombros caídos, vientres prominentes, moles de grasa, celulitis, tobillos y rodillas recargados, mamas colgantes. Cuando se cometen habitualmente errores que perjudican la fisiología normal (correcto funcionamiento del organismo), el individuo dispone de recursos internos para neutralizar el daño, aunque haya de pagar el precio de un desgaste prematuro que debiera evitar. Mientras esta defensa actúa sin agotarse, con relativa facilidad el estado degenerativo avanza muy lentamente, a través de muchos años, sin que se note apenas, porque la naturaleza animal se adaptó a la conducta antinatural. Pero la alteración funcional permanente se va produciendo primero:

más adelante la degeneración modifica también la anatomía. Estas modificaciones patológicas constituyen las criptopatías, de las que el médico común apenas se ocupa.

Cuando el organismo ya no puede tolerar más infracciones de las leyes naturales, rebasando cierto límite, aparece la «revolución», esto es, la enfermedad aparente, notada, sentida, con su cortejo de síntomas, de dolores, de temores, de impaciencia, haciendo penoso soportar el mal. Éstas son las faneropatías, las intolerancias orgánicas que reclaman urgente solución, depuración, liberación de la fisiología y anatomía comprometidas, supresión de las causas del mal y adopción de las causas regeneradoras. Una vez que el médico «ha curado la enfermedad» el enfermo se siente bien y cree que está bien. Con frecuencia, está peor que antes de la «revolución» (enfermar) más degenerado, porque ha seguido soluciones falsas, que han suprimido los efectos, mientras que la persona ha vuelto a las causas, a las costumbres que colmaron la tolerancia de las criptopatías hasta producir la faneropatía.

La morfoscopia nos permite apreciar a simple vista el grado de degeneración del sujeto, librándonos de sugestión según sus sensaciones engañosas de mayor malestar o de supuesto vigor. La degeneración se acompaña siempre de un grado mayor o menor de hiperhidrohistequia, esto es, de un aumento de líquidos en el espesor de los tejidos. Por delgada que sea una persona, por ectomórfica que se nos aparezca, puede descubrir un nivel de su forma externa en el cual las presiones y retenciones líquidas o hipertrofiantes, nos eviten tanteos e investigaciones y dudas sobre los problemas patológicos fundamentales de su degeneración.

Son los aumentos de volumen lo que hay que observar antes que las atrofias o hipotrofias locales. No hay atrofia que no haya ido precedida de un estado de hipertrofia, de aumento de volumen, aunque éste pase por completo desapercibido por el inexperto.

EL CULTURISTA ES UN NARCISISTA

El hecho de que el fisicoculturista se contemple en un espejo no basta para calificarlo de narcisista, lo que ocurre es que la inmensa mayoría de la gente se observa en el espejo para admirarse y los fisicoculturistas en busca de sus defectos físicos o para corregir o perfeccionar una pose plástica. Podríamos generalizar y afirmar que todo aquel que se mira en un espejo es un narcisista y que toda persona excesivamente preocupada por mantener una imagen de elegancia es un narcisista.

El narcisismo es patológico cuando el sujeto está realmente prendado de sí mismo y cuando todas sus energías afectivas se concentran en su propia persona. El narcisismo suele darse en algunos adolescentes, en ciertos artistas y en muchas personas enfermas para hacerse compadecer y mimar.

EL CULTURISTA CARECE DE RESISTENCIA

El culturista, en general, carece de resistencia, pero si las comparaciones son odiosas, en este caso son absurdas. Los grandes especialistas de la resistencia tampoco tienen la fuerza de los culturistas y sin embargo, nadie les critica. Lo que ocurre es que para la inmensa mayoría de la gente la relacionan con la mejora del sistema cardiovascular.

El preferir la resistencia a la fuerza o a la flexibilidad es una cuestión de prioridades personales o de gustos, aunque cada día se tiende más hacia una concepción integral del entrenamiento.

CULTURISMO E HIPERTROFIA MUSCULAR

La hipertrofia significa el aumento del tamaño de los órganos debido a un aumento del volumen de las células y de la sustancia intercelular.

La inmensa mayoría de la gente considera que los culturistas están hipertrofiados normalmente, es decir, poseen una musculatura exageradamente desarrollada. Normalmente consideramos que un músculo está excesivamente desarrollado si lo comparamos con la musculatura de la gente corriente.

CULTURISMO Y MASOQUISMO

El masoquismo es una perversión sexual que no tiene nada que ver con la satisfacción que encontramos los deportistas en entregarnos al 100 % a nuestra práctica. Cualquier deportista de alta competición sabe que sin dolor es imposible progresar, el dolor es un medio para alcanzar o conseguir una meta. El que no esté dispuesto a sentir dolor tiene que ser consciente de que no será nunca un deportista de elite, ni tan siquiera un deportista mediano.

EL FISICOCULTURISTA

Aunque algunos consideran que un fisicoculturista es el practicante que supera un número elevado de centímetros en los grupos musculares, en mi opinión lo es cualquiera que ha logrado evolucionar hacia un cuerpo atlético y armoniosamente desarrollado.

El fisicoculturista se distingue de los demás deportistas por el desarrollo de los dorsales, tríceps y muslos. Busca definición muscular y la máxima reducción de grasa corporal posible.

Las practicantes de gimnasia deportiva poseen buenos hombros, dorsales y tríceps pero les falta desarrollo del muslo y casi todos los practicantes adoptan una actitud cifótica al caminar. Posiblemente los deportistas que más se asemejan a los fisicoculturistas sean los corredores de velocidad (100-200).

LA BELLEZA MASCULINA Y FEMENINA

Tratar sobre la belleza de una manera totalmente objetiva nos parece tarea casi imposible, sin embargo el sentido estético occidental siempre ha tenido como base las tendencias helénicas. La mujer, a diferencia del hombre, no sólo se ve atraída por la anatomía del hombre. Evidentemente que lo tiene en cuenta, pero a la mujer también le atrae la pulcritud, el tono de voz, la inteligencia, la seguridad (robusto y enérgico a la vez), el carácter y el dinero...

Edgard Pesch, un conocido psicólogo francés, escribió un libro sobre la psicología afectiva y llegó a la conclusión de que cuanto más bajo es el nivel intelectual de la mujer más importancia le concede a la anatomía masculina. Esta constatación podría ser una lección de humildad para los presuntuosos fisicoculturistas que creen que el cuerpo lo es todo. El hombre, a diferencia de la mujer (sobre todo si es joven) le concede más importancia al físico que a cualquier otra cosa.

FISICOCULTURISMO Y PREJUICIOS

Los prejuicios se adquieren por falta de curiosidad intelectual. La mayoría de hombres admiten sin reflexión las opiniones de la mayoría. En algunas personas el deseo de acumular conocimientos prevalece sobre la veracidad de tales conocimientos. Podemos acumular conocimientos durante toda nuestra existencia, pero si éstos son erróneos, nuestra visión o concepto de la vida, también lo será.

He aquí alguna de las mayores tonterías que oigo en mi gimnasio:

El culturismo agarrota los músculos e impide el crecimiento óseo.

Los culturistas no son ágiles, ni resistentes, ni fuertes, ni flexibles, son unos impotentes, si dejas de entrenar pierdes «los músculos» que se transforman «en grasa».

Ninguna actividad deportiva como el culturismo, absolutamente ninguna, ha tenido que soportar críticas tan despiadadas, de la inmensa mayoría de la gente. Las razones del porqué debemos buscarlas en la psicología.

El cuerpo del culturista puede parecer insolente pues refleja lo que la inmensa mayoría de la gente desearía poseer (en mayor o menor grado), pero carecen del valor y la voluntad para conseguirlo. De nada sirve el dinero, ni las influencias, «solamente» se necesita motivación, voluntad, permanencia y espíritu de sacrificio.

Cualidades absolutamente necesarias para destacar en cualquier deporte, pero a diferencia de otros muchos deportes el entrenamiento culturista no admite «medias tintas», como ocurre en la inmensa mayoría de deportes anaeróbicos (correr 100-200-300 o 400 metros lisos) este tipo de esfuerzo «no gusta» a la gente porque hay que ir «al límite» y el ser humano es reacio a los esfuerzos máximos, a la entrega total. La inmensa mayoría de seres humanos suelen ser vulgares, porque no se entregan totalmente; amamos a medias, somos generosos «a medias», honestos «a medias», sinceros a medias. En general se practican actividades que no exigen tanto esfuerzo como el fisicoculturismo, argumentándose que son mejores para la salud. Si les preguntáis que os expliquen científicamente «el porqué» os contestarán con agresividad. Los fisicoculturistas intentan justificar lo injustificable, demostrar lo indemostrable.

Los culturistas tenemos la suerte de no sentir envidia por ningún otro practicante deportivo, pero sí sentimos admiración por muchos de ellos, entre los cuales destacaríamos, muy por encima de los demás en estos últimos años a Miguel Indurain.

BENEFICIOS DEL EJERCICIO FÍSICO

Aunque el ser humano ejerce de escritor, administrativo, abogado o gestor, no hay duda de que fue creado para moverse y ejercitar los 500 músculos que aproximadamente tiene el cuerpo humano. No ejercitar la musculatura es tan antinatural como no ejercitar los órganos de nuestros sentidos (vista, tacto, oído, gusto y olfato). En la actividad del hombre ha ido prevaleciendo la actividad mental sobre la física.

Algunos han creído que serían más dichosos sin esfuerzo físico, olvidando que el ejercicio físico mejora las posibilidades biológicas y proporciona satisfacciones como la euforia y el bienestar corporal que nos hace más optimistas y emprendedores. La práctica deportiva desarrolla la audacia, el vigor, la tenacidad y la fe en uno mismo y en los demás.

Creo que la profesión ideal sería la que combina la actividad física y mental, pero si no queremos ejercitar nuestro cuerpo, conviene realizar las actividades cotidianas y domésticas que requieren cierto ejercicio como regar, limpiar, fregar o ir al mercado.

CONDICIÓN FÍSICA Y SALUD

La condición física y la salud son dos cosas completamente distintas. Se puede estar en perfecta condición física y no poseer buena salud. He conocido deportistas profesionales con un exceso de colesterol (27 años y 230 mg %), con úlceras de estómago, con alergias, etc.

Los deportistas profesionales están obligados a efectuar frecuentemente controles médico-deportivos en los cuales se tiene en cuenta todos aquellos factores que inciden en el rendimiento deportivo. Los deportistas «ocasionales» deberían, al menos, realizar anualmente una analítica básica de la sangre, acudir al dentista por lo menos una o dos veces al año y controlar mensualmente la tensión arterial.

HIGIENE Y CULTURA FÍSICA

El concepto de higiene supera lo corporal y abarca todos los medios que ayudan a conservar la salud. La higiene del cuerpo humano no se limita al ejercicio físico, sino que requiere otras ayudas como la alimentación o los aportes vitamínicos. La higiene del sistema nervioso evita los excesos de trabajo intelectual, las emociones, ciertas bebidas como el té, café y el alcohol, el tabaco y el sueño.

La higiene de la respiración consiste en evitar los lugares contaminados y el polvo, así como la inhalación de gases tóxicos y los lugares cerrados (bares, discotecas). En el hogar utilizar el aspirador en lugar de la escoba y sobre todo dormir si es posible con la ventana abierta tanto en verano como en invierno.

La higiene de la circulación implica llevar ropa poco ajustada, evitar los ejercicios físicos violentos, permanecer muchas horas de pie (riesgo de varices), el tabaco y el alcohol...

Para la higiene de la digestión hay que alimentarse de forma sana, equilibrada y natural lo cual no quiere decir que consumamos alimentos «ecológicos» ni que nos volvamos vegetarianos. No conviene beber excesivamente cuando comemos y es mejor comer cada día a la misma hora. Masticar cuidadosamente los alimentos pero sin exageración, evitar freír las grasas y comer en exceso antes de hacer ejercicio.

Procurar hacer vuestras necesidades cada día a la misma hora, ello requiere entrenamiento y paciencia. Algunos lo solucionan convirtiendo el W.C. en lugar de lectura.

Los dientes deberían limpiarse después de cada comida aunque por razones profesionales no todo el mundo puede permitírselo. Existen «chiclés» especiales para después de comer.

Un día a la semana frotar los pies enérgicamente con polvos talco, sobre todo entre los dedos. El polvo de talco es el mejor aliado contra el olor y la transpiración excesiva de las más de 200.000 glándulas sudoríficas que tiene cada pie... Procurar no andar descalzos por lugares públicos, bien sea en el gimnasio o, sobre todo, por las playas o chiringuitos playeros.

En cuanto a la ropa interior y los calcetines se deben cambiar diariamente, particularmente después de ducharnos.

Utilizar el calzado deportivo solamente para correr o entrenar en el gimnasio, evitar la costumbre de acudir al gimnasio con los deportivos puestos porque el mejor calzado que existe es el calzado de cuero. Existen deportivos específicos para cada deporte y los mejores deben tener suela de caucho, de cuña porosa y de absorción de las ondas de choque del talón (normalmente del material EVA), así como de un buen contrafuerte en el talón y la puntera. Desechar los materiales plásticos y los deportivos baratos. Sobre todo no entrenar con chanclas sin sujeción (por razones de seguridad y porque es antideportivo).

En verano es un buen momento para dar un respiro a los pies que se dilatan más con el calor y la sudoración; ésta será la época para calzarnos, los domingos, unas sandalias multifuncionales, de las que se utilizan para practicar el treking al atravesar los ríos de poco caudal.

No olvidar que los pies son la base de la pirámide humana: 26 huesos, 35 articulaciones, 21 músculos y un conjunto de ligamentos, nervios y vasos sanguíneos que superan el medio millar. Sin embargo, según la Federación Española de Podología el 75 % de la población presenta algún trastorno en los pies.

Lavarse el cabello sólo un par de veces a la semana. No es necesario, ni aconsejable, lavarlo cada día pero lo que sí es muy importante es el cepillado diario durante cinco minutos cada noche, antes de acostarnos y por la mañana al despertarnos. Procurar evitar llevar gorras durante todo el día, ya que el pelo debe airearse y llevarse suelto.

Hay que cuidar la piel y todos los órganos de los sentidos. Conviene lavarse las manos y la cara frecuentemente con jabón ácido, ducharse cada día y bañarse una vez por semana permaneciendo como mínimo media hora en la bañera con el agua a 37 °C. Hay que tener especial cuidado de las partes corporales que pueden provocar olores desagradables. Por respeto a los demás hay que utilizar un equipo que evite nuestros propios olores.

EL MOVIMIENTO ES VIDA

La inmovilidad, total o parcial, es la mejor forma de envejecer prematuramente, ya que los efectos de la falta de movimiento afectan prácticamente la totalidad de los órganos y aparatos del cuerpo. Se produce atrofia muscular y se empeora la patología articular. El reposo favorece la osteoporosis, lo cual provoca una mayor pérdida de los reflejos posturales y retraso psicomotriz.

Permanecer mucho tiempo en la cama favorece la insuficiencia venosa, favoreciendo el desarrollo de trombos y sus riesgos. La falta de movimiento favorece las cardiopatías y limita el funcionamiento de los músculos respiratorios. Se dificultan las digestiones y aumenta el estreñimiento, se altera la producción de insulina y aumenta la glucosa. Incluso en las personas maduras, si son introvertidas, les puede llevar a estados depresivos y ansiosos.

LA VIDA AFECTIVA DEL FISICOCULTURISTA

Amar significa entregar y recibir, si la o las personas no son generosas, el amor es casi imposible. Para que la vida en común no fracase, debemos, en primer lugar, aceptar al otro tal como es (personalidad y carácter) y no querer que el otro se adapte totalmente a nuestra forma de ser, sentir y vivir porque en este caso no queremos vivir con el otro sino con una especie de clónico nuestro.

Si las dos personas se aman no existirán problemas porque el amor supera todas las adversidades, los problemas empiezan cuando uno de los dos ama mucho más que el otro. El matrimonio también fracasará si no se respetan algunos deberes incuestionables: la fidelidad y el respeto del otro. En algunos casos, la otra persona no participa en nuestras necesidades afectivas y sexuales, lo cual demuestra un exceso de egoísmo.

El respeto del otro significa tratarse mutuamente como seres humanos, ni el amor ni el hecho de vivir juntos son motivos suficientes para permitirnos ciertas libertades que atentan al respeto y la dignidad de la persona. Generalmente el matrimonio empieza a resquebrajarse a partir del momento en que no aceptamos o admitimos las pequeñas «manías» del otro, que, con el tiempo, se nos hacen insoportables (porque el amor va desapareciendo) y son el motivo principal por el cual la inmensa mayoría de matrimonios se divorcian.

El vivir con otro requiere, primero amor, segundo generosidad y tercero paciencia. La pareja ideal no existe ya que un «ideal» es algo que nosotros imaginamos. Un ideal es una aspiración y un deseo, pero nunca es una realidad y si es aconsejable vivir con ciertos ideales nunca debemos perder nuestro sentido práctico.

LA VIDA SEXUAL DEL CULTURISTA

La vida sexual del culturista no tiene por qué ser diferente de la de los demás. A través del acto sexual el hombre tiene la opción de demostrar su equilibrio psíquico ya que es una liberación en el cual si no existe entrega (generosidad), esperanza, amor y comunicación, se transforma en un acto puramente fisiológico.

Hoy día hay colectivos que entienden la sexualidad de forma distinta a la gran mayoría, y son muy libres de entenderla como quieran, pero cuando tratan de hacernos creer que los heterosexuales somos los equivocados, es harina de otro costal.

El comportamiento sexual está determinado por factores psicológicos y hormonales predominando en la especie humana, los primeros.

Sobre el número de coitos mensuales ya hemos dicho que dependen de muchos factores y hablar de estadísticas cuando tratamos de sexualidad nos parece una falta de sensibilidad, sin embargo «mis estadísticas», realizadas entre mis alumnos masculinos y femeninos durante muchos años (estadísticas entre personas que practican «un deporte») han dado los siguientes resultados:

Los hombres culturistas se considerarían «satisfechos» sexualmente con dos relaciones semanales, las mujeres con una... Las necesidades del hombre son mucho más apremiantes ya que el deseo (la erección en el hombre) causa un gran dolor testicular porque los testículos se elevan por acortamiento de los cordones espermáticos y la presión ejercida en los testículos causa dolor; por esta razón en el hombre, el acto sexual es una necesidad fisiológica en primer lugar y afectiva en segundo lugar (exactamente lo contrario de la mujer). Por estas razones, la mujer, en lugar de juzgar o considerar que los hombres sólo desean eyacular, debería tratar también de comprenderlos.

La enorme ventaja que posee la mujer sobre el hombre es que ella puede satisfacer al hombre sin necesidad de «erección» pero el hombre no puede satisfacer a la mujer con el pene flácido, en consecuencia, para la mujer es mucho más fácil adaptarse a las necesidades del hombre que el hombre hacia la mujer. Satisfacer al compañero significa causarle placer, es muestra de amor, y de generosidad, lo contrario es consecuencia de egoísmo.

Entre los trastornos sexuales más conocidos destacan particularmente la eyaculación prematura y la impotencia en el hombre y la frigidez y anosgarmia en la mujer.

La eyaculación prematura ocurre cuando el orgasmo del hombre se produce antes que la compañera alcance el 50 % del periodo del coito. Existen técnicas que ayudan a resolver el problema. En los casos de impotencia el factor psíquico es evidente.

La frigidez femenina consiste en la ausencia total de placer sexual y de orgasmo durante el coito. Hacemos hincapié en distinguir placer y orgasmo, ya que no es frígida la mujer que alcanza el placer aunque no exista orgasmo.

La anorgasmia es la falta de orgasmo durante la relación sexual. Aunque no impide que la mujer se desempeñe sexualmente. La relación se transforma en algo penoso en la mujer por la ausencia de orgasmo. Sin embargo, el porcentaje de mujeres anorgásmicas es bastante elevado.

Las relaciones sexuales no se miden ni puntúan como récords. Es mucho más importante la «calidad» que la cantidad. En mi gimnasio había un alumno que presumía de ser capaz de conseguir 7 orgasmos en una noche, a lo cual otro alumno le respondió que debía ser un pésimo amante, ya que si fuera «bueno» con un solo orgasmo bastaría.

BIBLIOGRAFÍA

AIROLA, P.O. *Sexo y Nutrición.* Editors Press Service- Nueva York.

CAGIGAL, J. M.ª *Cultura Intelectual y Cultura Física.* Kapelusz-Buenos Aires

LAWTHER, J. *Psicología del deporte y del deportista.* Paidos-Buenos Aires.

RIBEIRO A. *Psicología del deporte y preparación del deportista.* Kapelusz-Buenos Aires.

RIOUX, G. y CHAPPINS. R. *Elementos de psicopedagogía deportiva.* Miñón-Valladolid.

2

ENTRENAMIENTO Y CULTURISMO

LOS MÚSCULOS

En el cuerpo humano hay aproximadamente unos 500 músculos, aunque los más importantes y que deben ser conocidos por los fisicoculturistas son unos 150. Los músculos son el elemento activo del aparato locomotor siendo el peso de toda la musculatura en relación al peso total del cuerpo de aproximadamente el 35 %, en personas con una actividad normal, mientras que en los fisicoculturistas puede llegar al 50 %.

La mayoría de músculos conectan con el esqueleto por ambas terminaciones mediante los ligamentos, que son estructuras que mantienen los huesos unidos y las articulaciones estables. Los ligamentos pueden ser intrínsecos porque están dentro de la cápsula (bolsa que recubre, protege y aísla la articulación) o extrínsecos (a distancia).

Clasificación de los músculos

Los músculos pueden ser largos (bíceps, tríceps), cortos (músculos de los dedos) y amplios (abdominales).

Según su origen pueden ser monocefálicos con una sola cabeza de origen (la mayoría de músculos), bicefálicos o bíceps (bíceps braquial, bíceps femoral), tricefálicos o tríceps (tríceps braquial) y cuadricefálicos o cuádriceps.

En relación a sus inserciones se clasifican en monocaudales (la mayoría de músculos), bicaudales, tricaudales y policaudales (músculos de los dedos).

Composición de los músculos

El músculo está compuesto por fibras musculares, éstas por fascículos y éstos por miofibrillas. A las fibras musculares llegan las fibras nerviosas, las tónicas (responsables de la elongación o alargamiento) y las sensitivas que informan al cerebro del estado del músculo (contracción, relajación, estado de las articulaciones).

La hipertrofia

La hipertrofia es el aumento del tamaño de un músculo y es importante porque está demostrado que quienes tienen mayor grosor de los músculos (componente contráctil) tienen también mayor fuerza, aunque también es cierto que existen otros factores de tipo nervioso que intervienen en el incremento y mejora de la fuerza.

Músculos del cuerpo humano (Cara anterior)

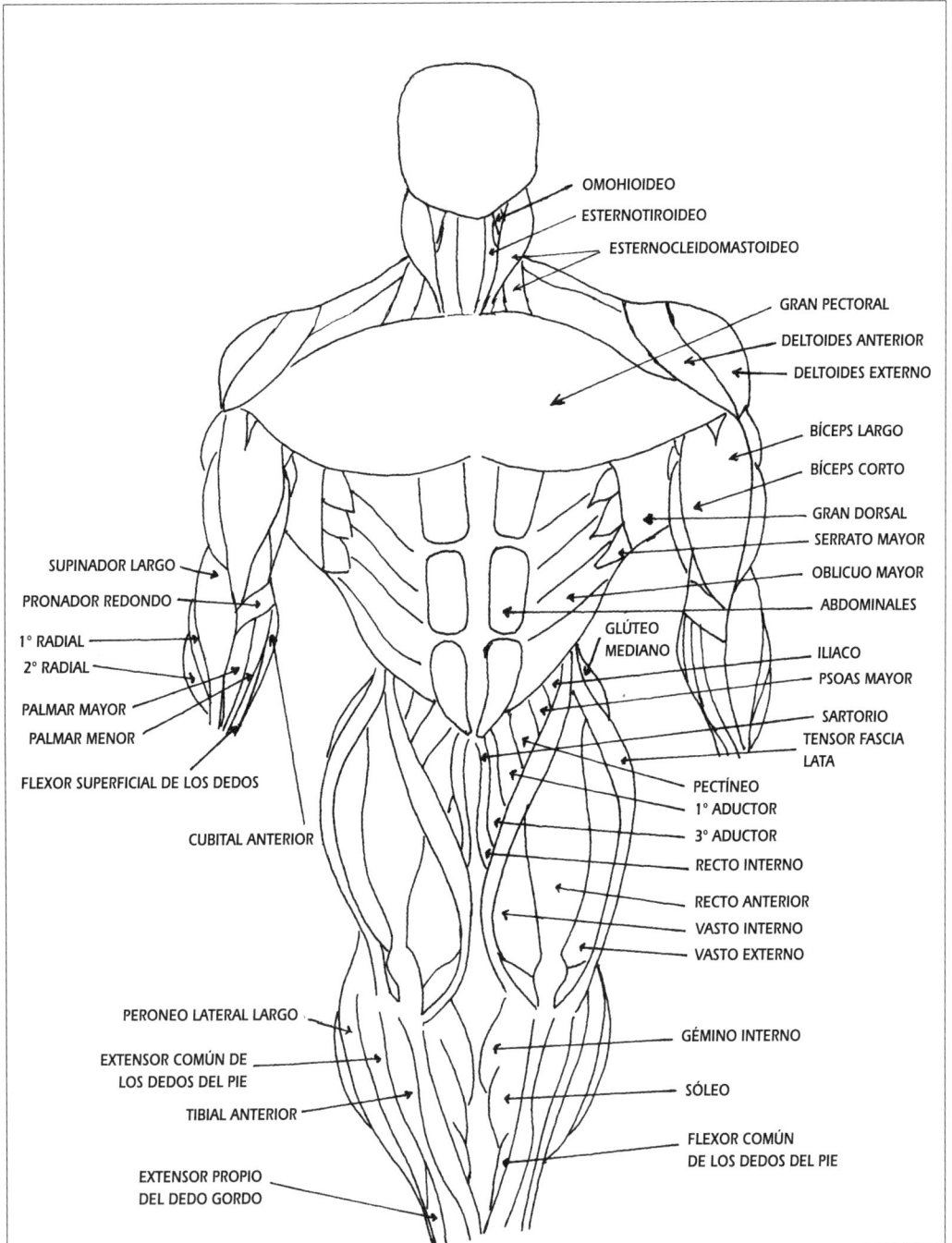

OMOHIOIDEO

ESTERNOTIROIDEO

ESTERNOCLEIDOMASTOIDEO

GRAN PECTORAL

DELTOIDES ANTERIOR

DELTOIDES EXTERNO

BÍCEPS LARGO

BÍCEPS CORTO

GRAN DORSAL

SERRATO MAYOR

OBLICUO MAYOR

ABDOMINALES

SUPINADOR LARGO

PRONADOR REDONDO

1° RADIAL

2° RADIAL

PALMAR MAYOR

PALMAR MENOR

FLEXOR SUPERFICIAL DE LOS DEDOS

CUBITAL ANTERIOR

GLÚTEO MEDIANO

ILIACO

PSOAS MAYOR

SARTORIO

TENSOR FASCIA LATA

PECTÍNEO

1° ADUCTOR

3° ADUCTOR

RECTO INTERNO

RECTO ANTERIOR

VASTO INTERNO

VASTO EXTERNO

PERONEO LATERAL LARGO

EXTENSOR COMÚN DE LOS DEDOS DEL PIE

TIBIAL ANTERIOR

GÉMINO INTERNO

SÓLEO

FLEXOR COMÚN DE LOS DEDOS DEL PIE

EXTENSOR PROPIO DEL DEDO GORDO

Músculos del cuerpo humano (Cara posterior)

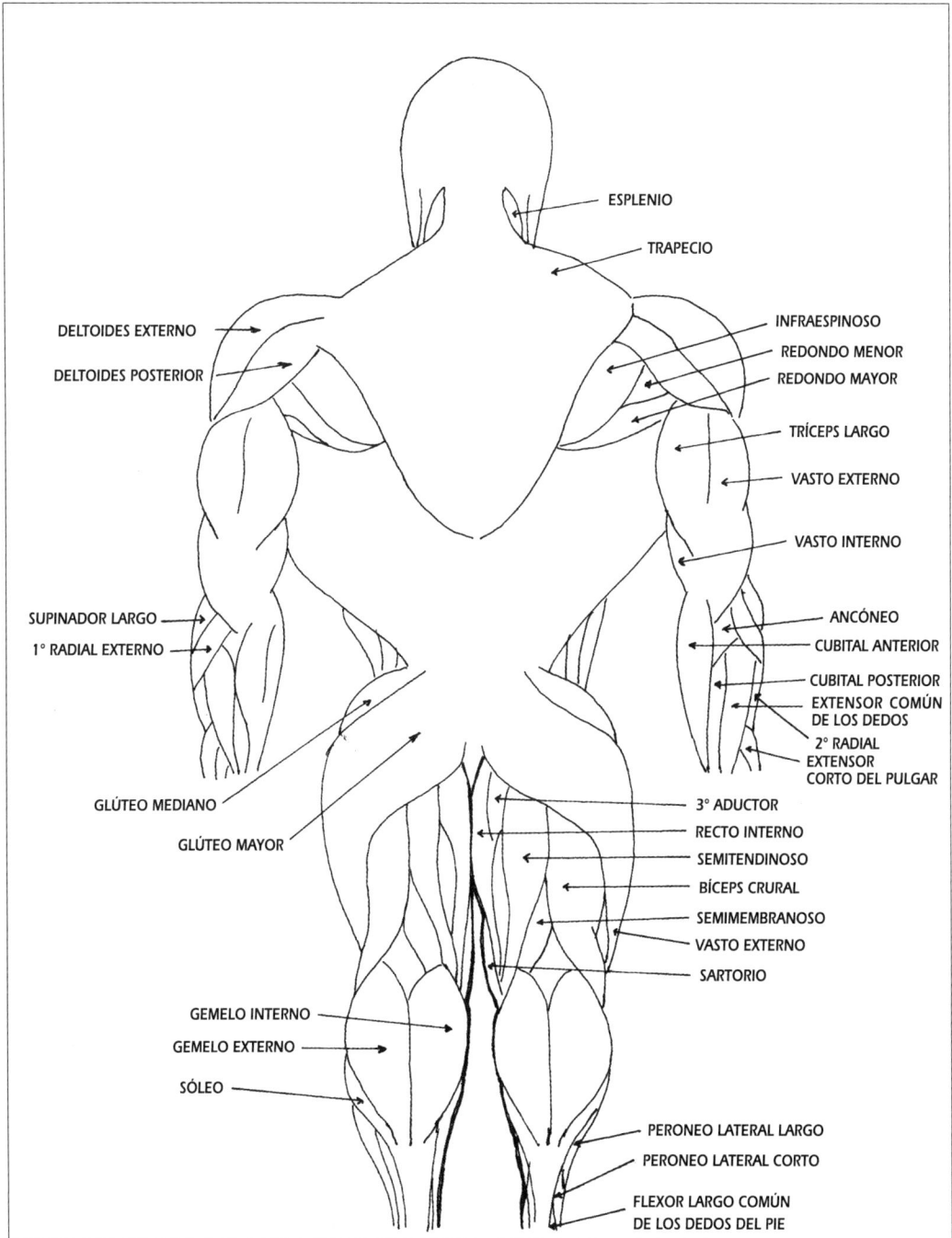

ESPLENIO

TRAPECIO

DELTOIDES EXTERNO

DELTOIDES POSTERIOR

INFRAESPINOSO

REDONDO MENOR

REDONDO MAYOR

TRÍCEPS LARGO

VASTO EXTERNO

VASTO INTERNO

SUPINADOR LARGO

1° RADIAL EXTERNO

ANCÓNEO

CUBITAL ANTERIOR

CUBITAL POSTERIOR

EXTENSOR COMÚN DE LOS DEDOS

2° RADIAL

EXTENSOR CORTO DEL PULGAR

GLÚTEO MEDIANO

GLÚTEO MAYOR

3° ADUCTOR

RECTO INTERNO

SEMITENDINOSO

BÍCEPS CRURAL

SEMIMEMBRANOSO

VASTO EXTERNO

SARTORIO

GEMELO INTERNO

GEMELO EXTERNO

SÓLEO

PERONEO LATERAL LARGO

PERONEO LATERAL CORTO

FLEXOR LARGO COMÚN DE LOS DEDOS DEL PIE

El aumento del tamaño y número de miofibrillas

La hipertrofia que se produce con el entrenamiento de la fuerza supone un aumento tanto del tamaño de las miofibrillas como de su número, en el caso del tamaño debido a una adición de filamentos de actina y miosina en la periferia de la miofibrilla y en cuanto al aumento del número de miofibrillas (hiperplasia), el tema es más complejo y todavía es poco conocido.

El aumento del tamaño del tejido conectivo

Aunque el tejido conectivo tiene una proporción pequeña en el músculo (13 %) y con escasa influencia en el desarrollo de la fuerza, hay que resaltar que cuando hay hipertrofia muscular hay también un aumento proporcional del tejido conectivo y cuando hay una atrofia muscular se produce también una disminución proporcional. El tejido conectivo es igual en el hombre sedentario que en el fisicoculturista entrenado, un 13 % del volumen muscular (MacDougall, 1984). (En González Badillo, 1995, JAP. 57: 401 1984).

El aumento de la vascularización

Varios estudios han demostrado que el número de capilares que rodea al músculo aumenta después de varias semanas de entrenamiento de resistencia aeróbica y los atletas que trabajan la resistencia presentan una mayor densidad capilar que los sedentarios. Si la hipertrofia muscular, como consecuencia del entrenamiento de la fuerza, no fuese acompañada de una formación de nuevos capilares sanguíneos, proporcional al tamaño del músculo, la densidad capilar disminuiría en el músculo hipertrofiado (Tesch, 1992). Los estudios realizados por este autor, hacen posible pensar que los distintos tipos de entrenamiento de la fuerza, tienen distintos efectos en la vascularización del músculo.

Las fibras musculares

Las fibras musculares son las células de los músculos esqueléticos y generan la fuerza. Están compuestas por miofibrillas y cada una de ellas está constituida por una serie de unidades contráctiles llamadas sarcómeros.

Los sarcómeros se componen de filamentos, formados por proteínas, los gruesos principalmente por miosina y los delgados por la actina. La contracción muscular se produce cuando los sarcómeros se contraen al deslizarse los filamentos gruesos (miosina) entre los filamentos delgados (actina). En la cabeza de la miosina está la molécula de ATP que en presencia de calcio, se hidroliza en ADP y Pi (fosfato inorgánico) y proporciona la energía necesaria para que la cabeza de la miosina interaccione con el filamento de actina, produciéndose el acortamiento de los sarcómeros y por consiguiente la contracción muscular.

Tipos de fibras musculares

Una clasificación de las fibras musculares es partir del tipo de miosina que tengan sus sarcómeros; cuando es capaz de hidrolizar rápidamente el ATP, unas 600 veces por segundo, se la denomina miosina rápida y cuando sólo hidroliza el ATP, unas 300 veces por segundo, miosina rápida y lenta (Howald, 1984). Como consecuencia de lo anterior, las fibras musculares que contienen miosina rápida se contraen más rápidamente (40-90 ms) que las fibras musculares que contienen miosina lenta (90-140 ms). Las diferentes velocidades de contracción de las fibras musculares ha dado origen a una clasificación en rápidas (tipo II B), lentas (tipo I) y las de velocidad de contracción, capacidad oxidativa y fatigabilidad intermedias entre las anteriores (tipo II A) (Billeter, 1992).

También se suele hablar de fibras rojas (lentas) y blancas (rápidas), a partir de la cantidad de hemoglobina que tienen las fibras musculares. Las fibras de contracción lenta tienen gran cantidad de hemoglobina, que le confieren color rojo y como es la encargada de transportar el oxígeno en el músculo, estas fibras facilitan los trabajos de resistencia o de larga duración, en los que se queman, con la ayuda del oxígeno, hidratos de carbono y grasas (energía aeróbica). Las fibras musculares blancas, tienen mucho menos contenido de hemoglobina y tienen gran capacidad de contracción (cortas y de máxima intensidad), sin que sea necesario el oxígeno. Las fibras musculares blancas tienen mucho contenido en glucógeno y por eso la energía se obtiene por la utilización de los hidratos de carbono (glucólisis).

Las fibras musculares rápidas se diferencian de las lentas porque producen más fuerza, se contraen más rápidamente y se fatigan antes. Es lógico pensar que los deportistas de disciplinas intensas, rápidas, de corta duración y que necesitan mucha fuerza, tengan un mayor porcentaje de fibras rápidas, que los que practican disciplinas de poca intensidad y larga duración.

Para el fisicoculturismo es conveniente tener mayor proporción de fibras blancas (rápidas) que rojas (lentas), pues facilitan el aumento del tamaño del músculo (hipertrofia muscular). Mientras que con muchas repeticiones (más de 15) o con actividades aeróbicas, como por ejemplo el ciclismo o las carreras de larga distancia, las fibras blancas pueden adoptar las propiedades de las rojas, al revés no es posible, pues por muchas series que se hagan a la máxima intensidad y con mucho peso (5 a 8 repeticiones), no se aumentarán las fibras blancas.

Para saber qué proporción de fibras musculares rojas (lentas) o blancas (rápidas) tenemos en el cuerpo, se puede hacer una biopsia, procedimiento que sólo es recomendable para los deportistas que buscan el máximo rendimiento y siempre que se haga con todas las garantías médicas.

PARÁMETROS DE LOS ENTRENAMIENTOS

Los entrenamientos para fisicoculturismo pueden ser realizados en función de distintos parámetros, según lo que se pretende conseguir con el entrenamiento, la intensidad del mismo, el tiempo que se le puede dedicar, etc.

Ciclos anuales

Dependiendo de si entrenamos en Body, en Power o como más nos convenga, podemos dividir los entrenamientos en *tres* ciclos anuales:

Entre octubre y junio, para obtener volumen muscular.
Entre septiembre y abril, para fuerza.
Mayo, para competiciones de fisicoculturistas.

Frecuencia

Según el tipo de entrenamiento, usaremos unas u otras opciones posibles. Así, al mantenimiento le dedicaremos 2, 3 o 4 días. Para entrenar la fuerza también 2, 3 o 4 días, pero para el Body precisaremos dedicarle 4, 5, 6 y hasta 7 días.

Músculos ejercitados

Dependerá de la intensidad del entrenamiento. Si sólo dedicamos dos días a la semana tocaremos todos los músculos, que es lo mismo que decir ninguno, pero con siete días podemos entrenar un sólo músculo por sesión de entreno y obtener mejores resultados (volumen).

Descanso entre los ejercicios y número de series

Ambos parámetros dependen de si hacemos un entrenamiento clásico (1 solo ejercicio) o en super-set o preagonístico (sin descanso).

Peso a utilizar

Dependerá de la finalidad del entrenamiento: volumen (60-70 %); fuerza (80-90 %); resistencia (40-50 %).

Sistemas de entrenamiento

Existen 35 sistemas de entrenamiento diferentes que se pueden emplear indistintamente, en función de lo que se pretende obtener con el entrenamiento.

Tipos de contracciones

Isotónicas, isocinéticas, isométricas, progresivas.

Número y ritmo de repeticiones

Depende, una vez más, de lo que se pretende conseguir con el entreno: si fuerza, 3-4 repeticiones y rápido en la fase negativa; si volumen, 10 repeticiones y lento en la fase negativa y rápido en la fase positiva; si masa, 6 repeticiones; si definición, 12 repeticiones y rápido.

Evidentemente, también depende del tipo de alimentación.

Amplitud de los movimientos

Movimientos completos en casi todos los músculos flexores, movimientos parciales para los músculos erectores del raquis, movimientos completos o incompletos según la finalidad del entreno (body, power o deporte)

Orden de trabajo de los músculos ejercitados (2 opciones)

Se empieza siempre por los músculos más voluminosos y se finaliza por los más pequeños.

En el caso de deficiencia de un grupo muscular éste se entrenará siempre en primer lugar (principio de prioridad).

Número de ejercicios (7 opciones)

Dependerá de la frecuencia y del grado de entrenamientos. Un entrenamiento generalizado nos obliga a hacer un solo ejercicio por grupo muscular, un entrenamiento de siete días a la semana nos permite realizar de 4 a 6 ejercicios por grupo muscular.

Selección de los ejercicios (6 opciones)

Básicos o complementarios, condicionados a si la persona es delgada, obesa, si deseamos volumen o definición, si existe una deficiencia muscular, dependiendo también de la edad.

Orden de ejecución (2 opciones)

Relacionados con el orden de trabajo de los músculos ejercitados. Se empieza por los ejercicios pluriarticulares y se finaliza el entreno con los ejercicios monoarticulares.

Descanso entre las series (5 opciones)

Dependiendo del tiempo de recuperación, del número de series, de la intensidad del entreno, de los ejercicios, limitados por la intensidad (banca, sentadilla, dominadas) o por la acumulación de ácido láctico (leg-extensión, gemelos, sóleo o antebrazo.)

LOS EJERCICIOS MÁS IMPORTANTES EN FISICOCULTURISMO, EN RELACIÓN CON LOS MÚSCULOS MÁS AFECTADOS

Pectorales

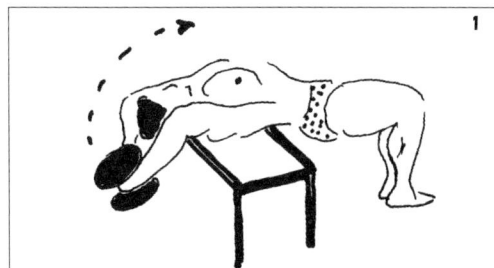

Ejercicio nº 1. Pull-over.

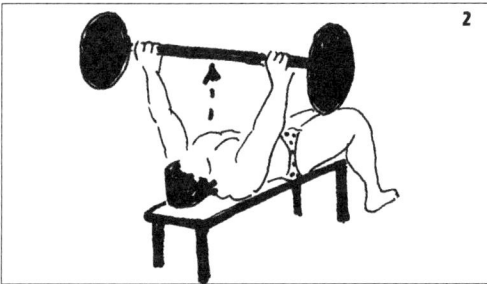

Ejercicio nº 2. Press de banca.

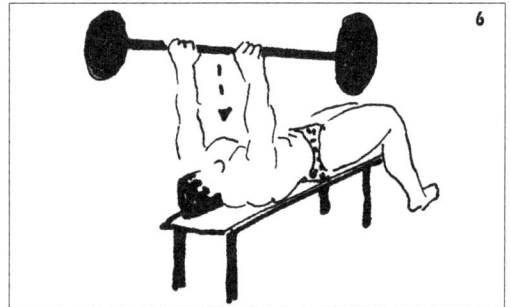

Ejercicio nº 3. Press superior.

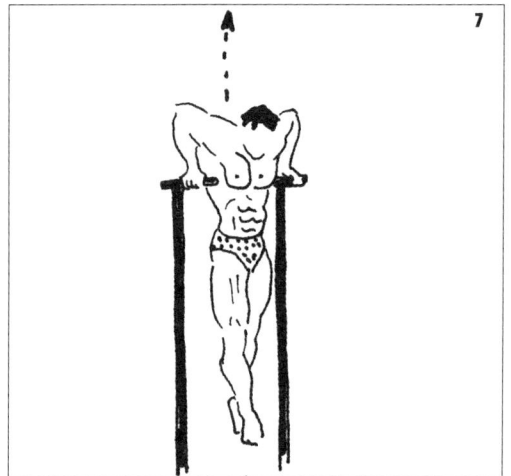

Ejercicio nº 4. Lagartijas.

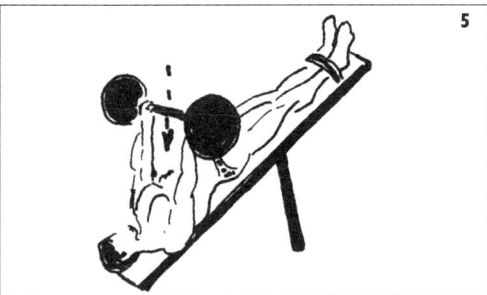

Ejercicio nº 5. Press inferior.

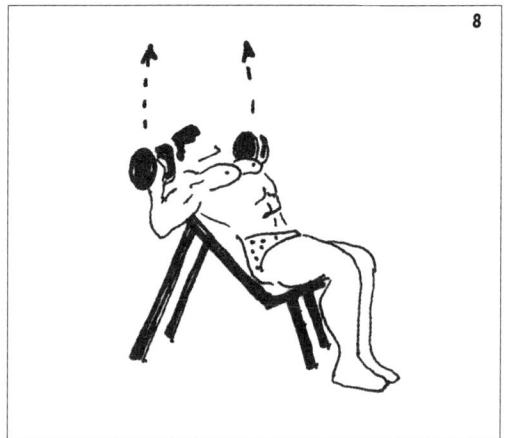

Ejercicio nº 6. Press de banca manos juntas.

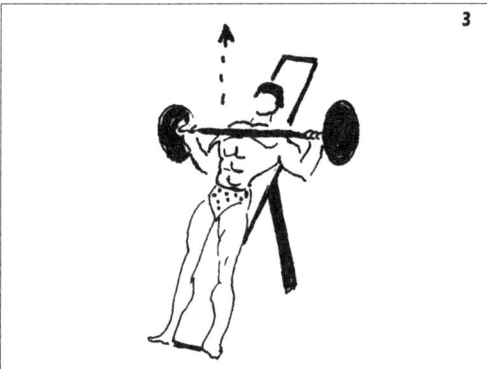

Ejercicio nº 7. Fondos.

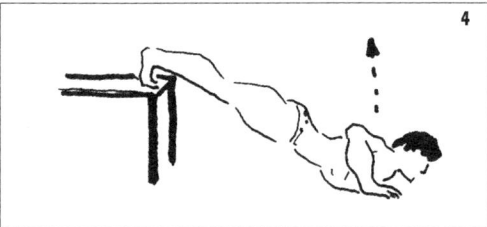

Ejercicio nº 8. Press superior con mancuernas.

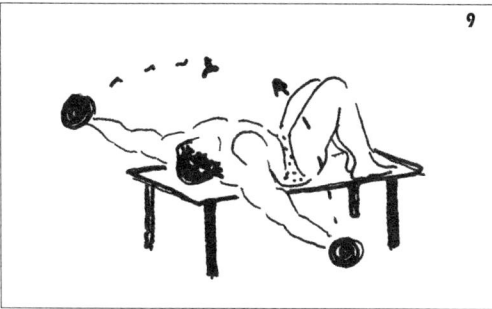

Ejercicio n° 9. Aberturas horizontales.

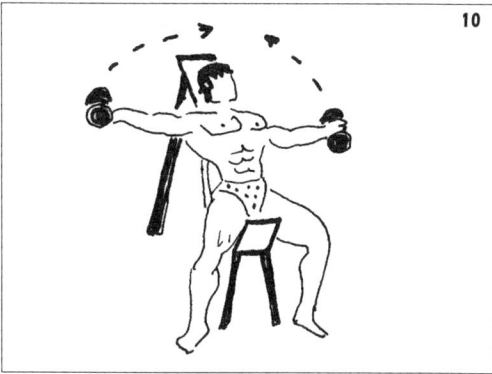

Ejercicio n° 10. Aberturas superiores.

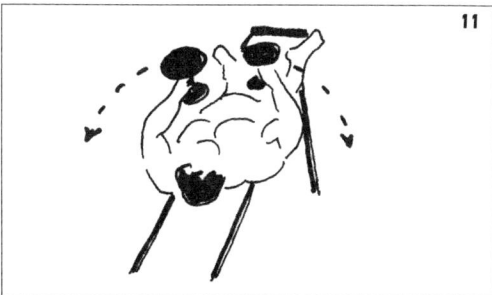

Ejercicio n° 11. Aberturas inferiores.

Dorsales

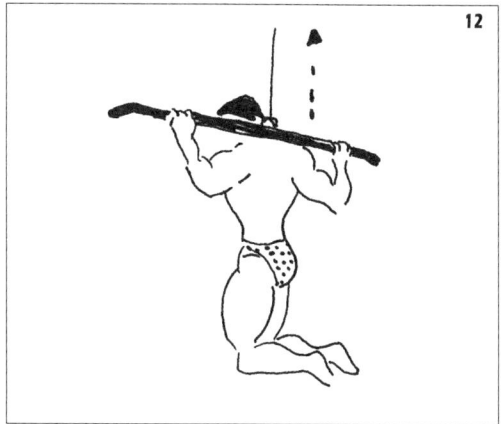

Ejercicio n° 12. Polea tras nuca.

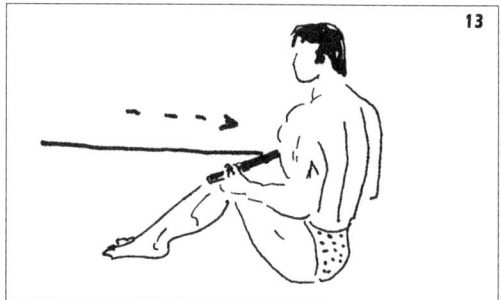

Ejercicio n° 13. Polea baja.

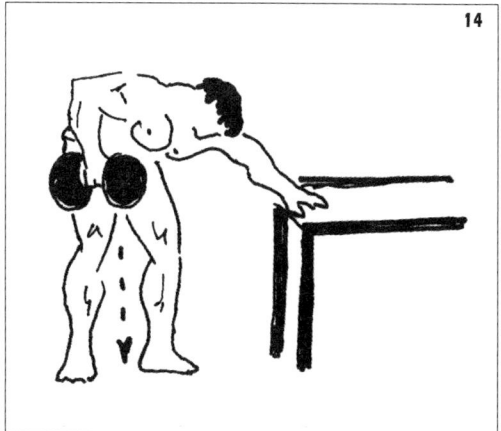

Ejercicio n° 14. Remo a un brazo.

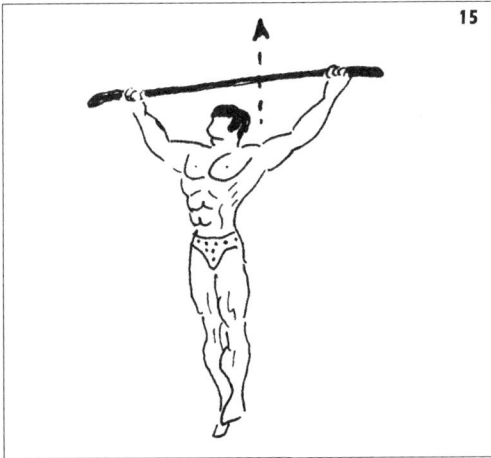

Ejercicio n° 15. Dominadas.

Deltoides y trapecios

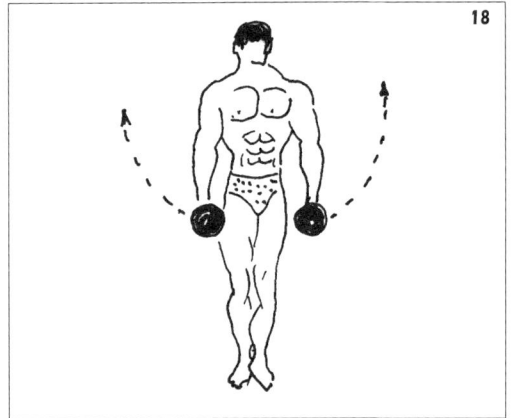

Ejercicio n° 18. Elevaciones laterales.

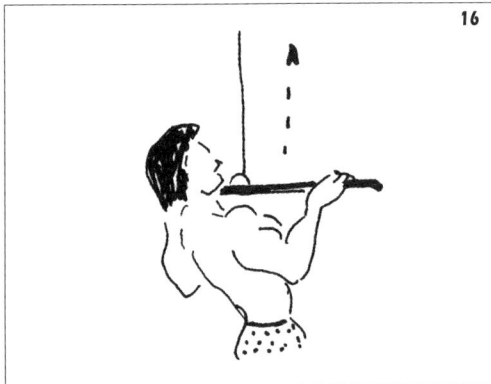

Ejercicio n° 16. Polea alta por delante.

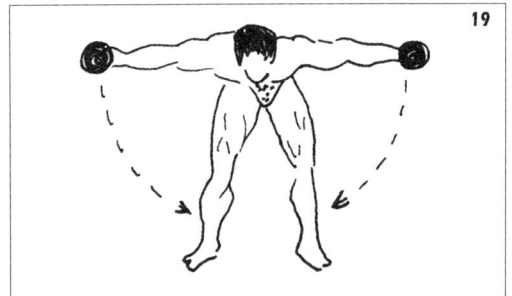

Ejercicio n° 19. Pájaro.

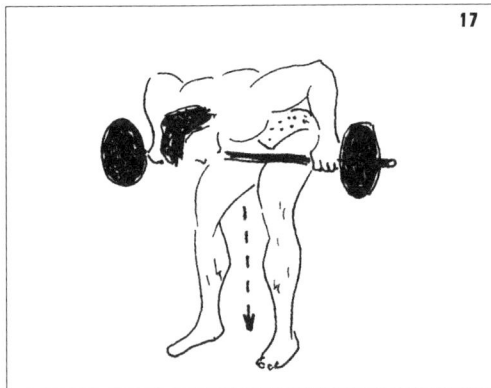

Ejercicio n° 17. Remo inclinado con barra.

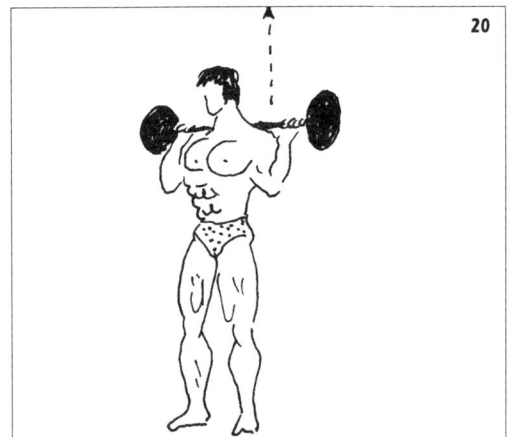

Ejercicio n° 20. Press tras nuca.

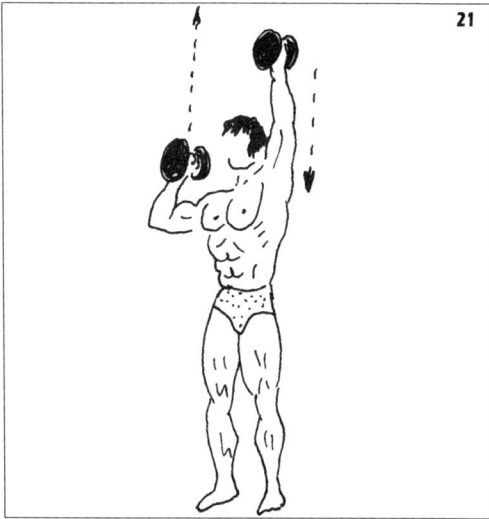

Ejercicio n° 21. Press alterno con mancuernas.

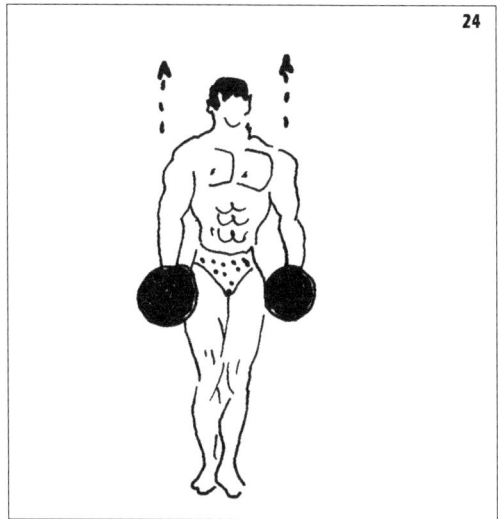

Ejercicio n° 22. Elevación lateral a un brazo acostado.

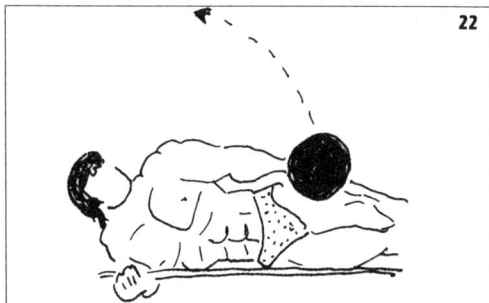

Ejercicio n° 23. Remo de pie.

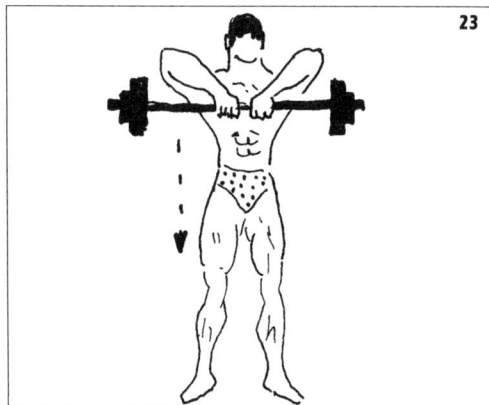

Ejercicio n° 24. Encogimientos con mancuernas.

Muslos

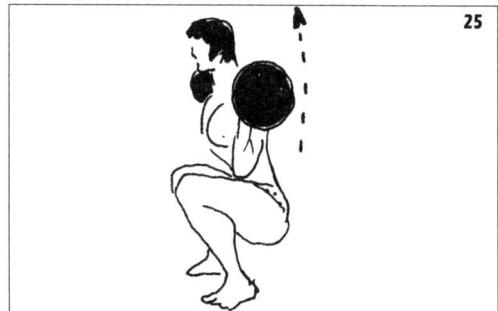

Ejercicio n° 25. Sentadilla normal.

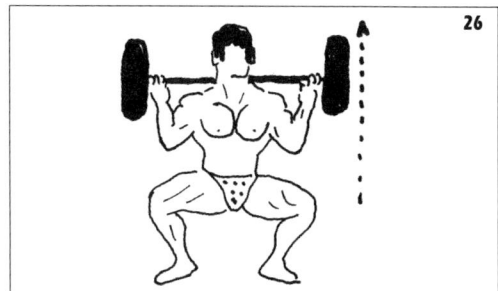

Ejercicio n° 26. Sentadilla con las piernas separadas.

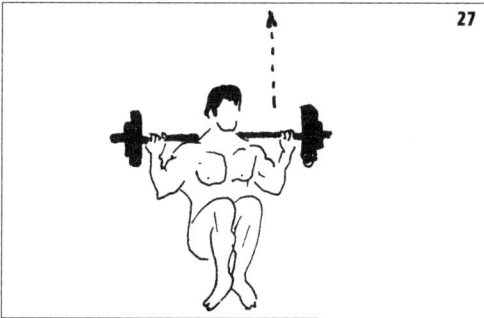

Ejercicio n° 27. Sentadilla con las piernas juntas.

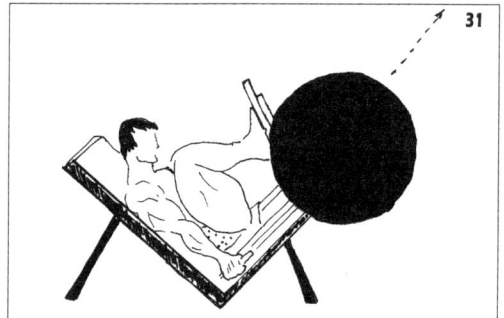

Ejercicio n° 31. Leg-press oblicuo.

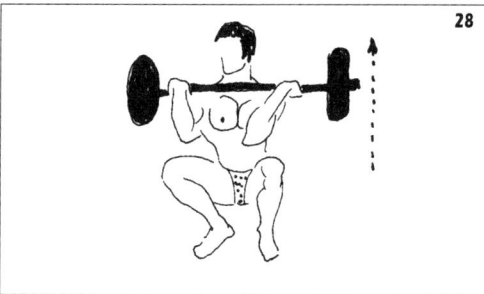

Ejercicio n° 28. Sentadilla frontal.

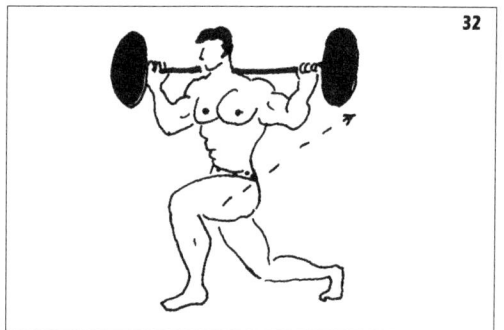

Ejercicio n° 32. Caída frontal.

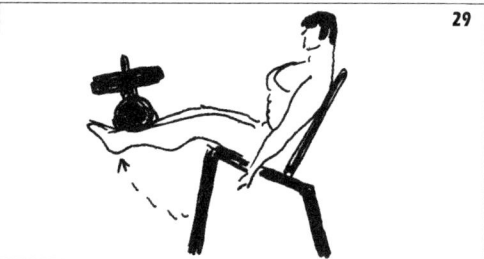

Ejercicio n° 29. Leg-extensión.

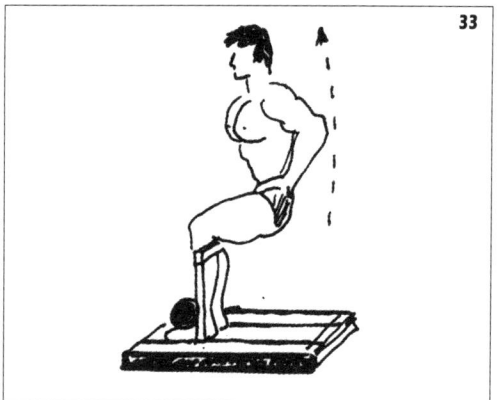

Ejercicio n° 33. Silla romana.

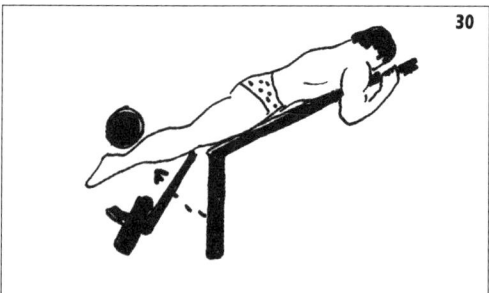

Ejercicio n° 30. Leg-curl.

Brazo

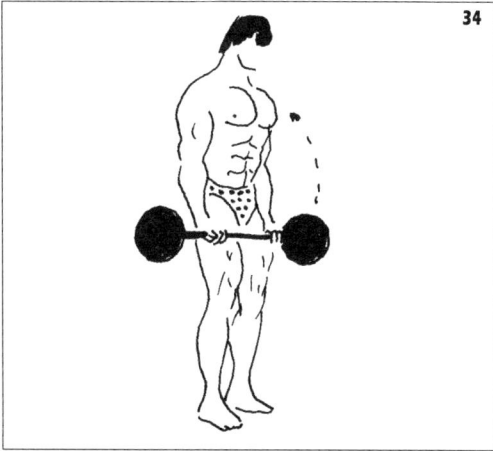

Ejercicio n° 34. Curl de pie con barra.

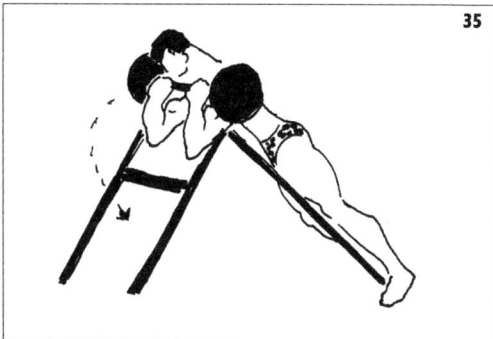

Ejercicio n° 35. Curl en banco Larry Scott (predicador).

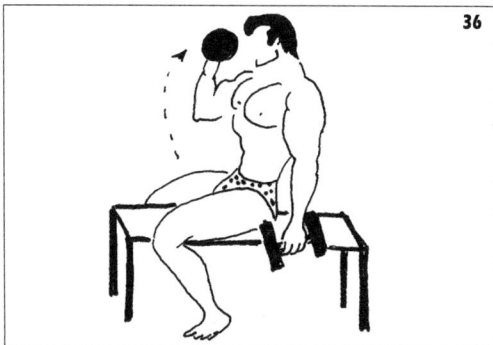

Ejercicio n° 36. Curl alterno con mancuernas sentado.

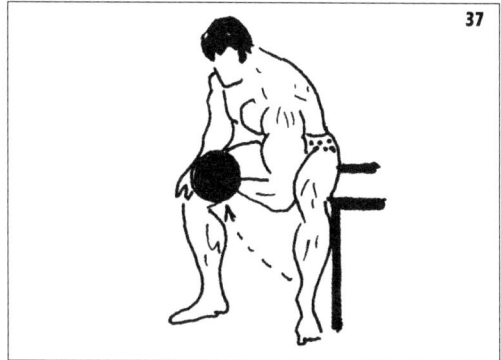

Ejercicio n° 37. Curl concentrado con mancuernas.

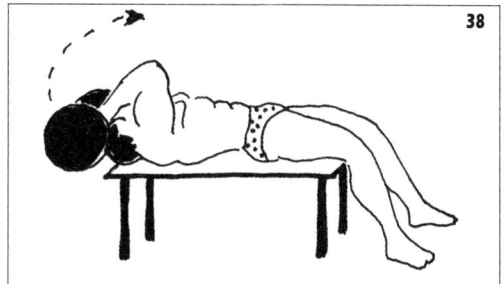

Ejercicio n° 38. Tríceps acostado con barra (francés).

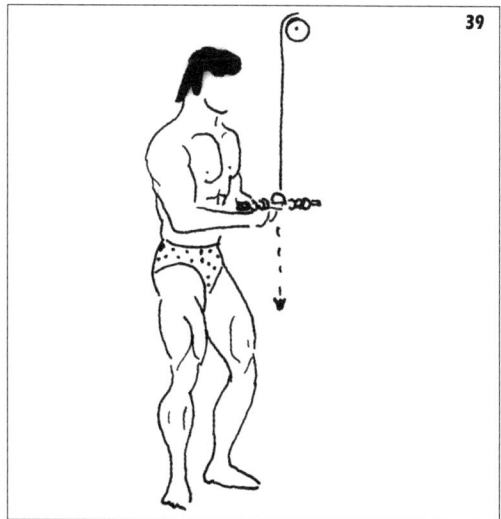

Ejercicio n° 39. Tríceps a la polea.

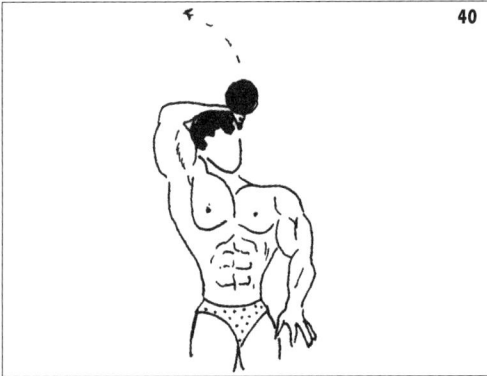

Ejercicio n° 40. Tríceps a una mano de pie.

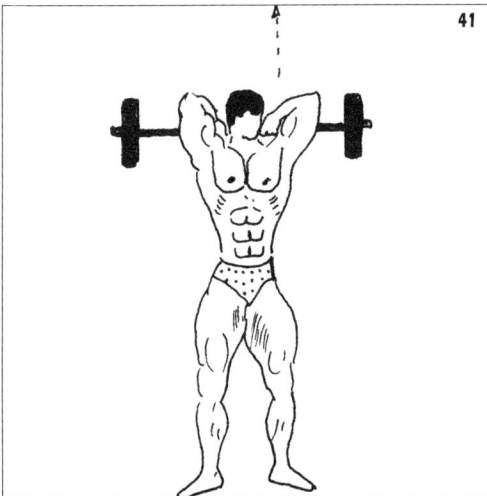

Ejercicio n° 41. Tríceps a dos manos de pie con barra.

Gemelos y sóleos

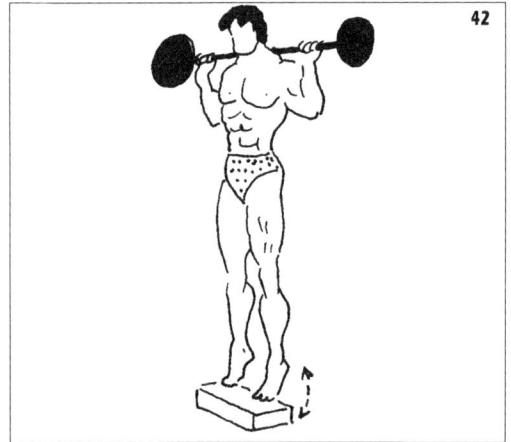

Ejercicio n° 42. Gemelos de pie con barra.

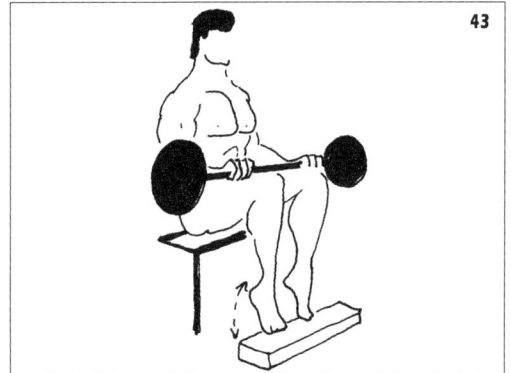

Ejercicio n° 43. Sóleos sentado.

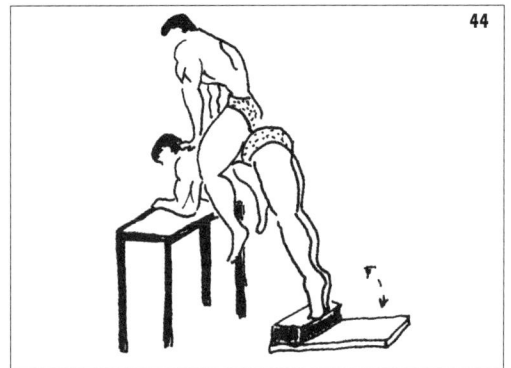

Ejercicio n° 44. Burro.

Lumbares

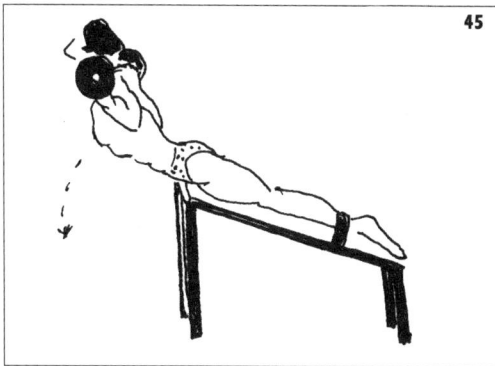

Ejercicio n° 45. Extensiones.

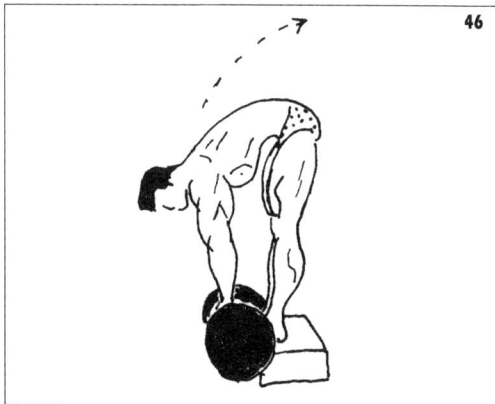

Ejercicio n° 46. Peso muerto con las piernas estiradas.

Oblicuos

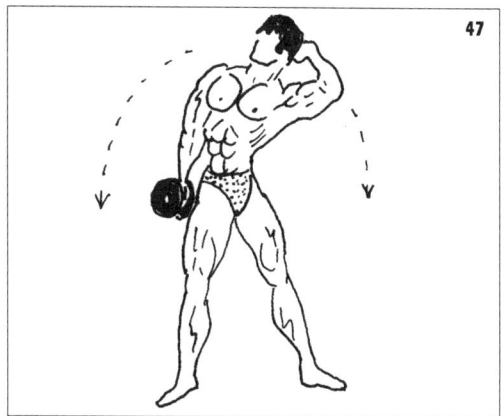

Ejercicio n° 47. Flexión lateral con una mancuerna.

Antebrazo

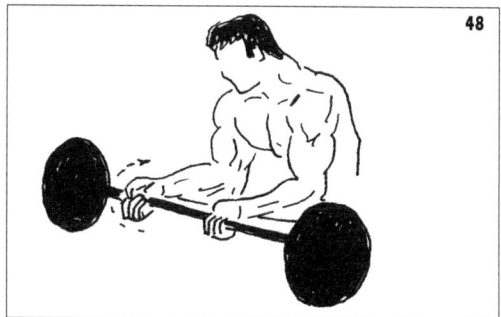

Ejercicio n° 48. Antebrazo manos en supinación.

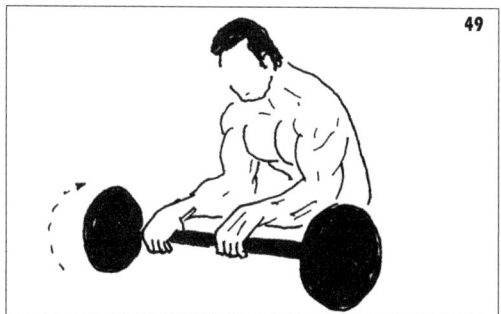

Ejercicio n° 49. Antebrazo manos en pronación.

Aeróbico

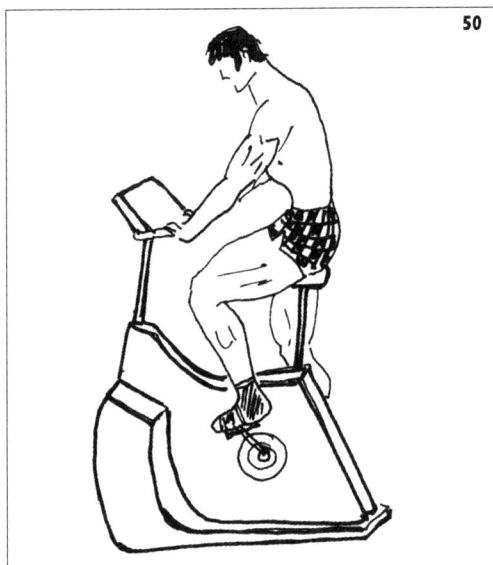

Ejercicio n° 50. Bicicleta estática.

EL EJERCICIO MÁS IMPORTANTE

De todos los ejercicios que se pueden realizar en fisicoculturismo la sentadilla ocupa, sin lugar a dudas el primer lugar.

La sentadilla es el ejercicio en que participan más músculos, hace trabajar más el corazón, incrementa el caudal energético del fisicoculturista y proporciona mayor volumen muscular. Trabaja el grupo muscular más importante del cuerpo humano (recto anterior, bíceps femoral, glúteo mayor, sacro espinal...). Los músculos de traslación, aquellos por los cuales somos libres de ir a dónde nos plazca... son los músculos de la libertad y de la eterna juventud.

Aspectos negativos

De todos los ejercicios de fisicoculturismo la sentadilla es el más peligroso si se hace defectuosamente. Es un ejercicio que no pueden hacer aquellos alumnos con problemas de columna (cifosis, lordosis, escoliosis) o con problemas lumbálgicos. Para la zona lumbar no deben hacerlo los menores de 16 años. Solamente lo realizan correctamente el 5 % de mis alumnos (la misma proporción que en los demás gimnasios).

Causas

Utilizar un peso excesivo y la falta de flexibilidad en la articulación del tobillo y de los músculos lumbares. En mi adolescencia mi primer profesor me obligó a realizar durante tres meses la sentadilla frontal antes de realizar la sentadilla trasera para que me «acostumbrara a efectuarla correctamente...»

Evolución de la sentadilla

De la sentadilla completa hemos pasado a la media sentadilla, es decir, al medio recorrido o lo que es lo mismo, a la media efectividad bajo el pretexto de que la sentadilla completa desarrolla excesivamente los glúteos, lo cual es totalmente falso. Lo que desarrolla los glúteos es hacerla sin contraerlos, es decir, con los glúteos relajados.

La sentadilla deberíamos hacerla como

si tuvieramos el temor de que algo se introdujese por la zona anal, mientras hacemos el movimiento.

Sentadilla y rodilla

Cuando nos encontramos con la rodilla ligeramente flexionada, el cuádriceps es el músculo encargado de hacer la fuerza necesaria para que la rodilla no se flexione del todo bajo el peso de nuestro cuerpo. Según la ley de la palanca, la fuerza que hace el cuádriceps en este caso, corresponde al peso de nuestro cuerpo. Sin embargo, cuando nos agachamos se multiplica la fuerza que debe hacer el cuádriceps, para evitar que nuestra rodilla se flexione del todo y esta fuerza recae sobre la rodilla.

Por ejemplo, si pesamos 70 kg y realizamos la sentadilla con 70 kg en la espalda, el esfuerzo que debe soportar la rodilla es de unos 140 kg aproximadamente. Por esta razón aconsejamos utilizar rodilleras o vendas elásticas en las rodillas a partir de los 60-70 o 80 kg.

Uno de los grandes errores que cometen muchos culturistas es trabajar la sentadilla con los talones levantados, porque dicen que de esta manera la hacen más correctamente. Al levantar los talones, los gémidos trabajan menos y además la rodilla «padece» mucho más ya que la pierna está en hiperextensión. Lo que deberíamos hacer es algo que no he visto hacer a nadie en el mundo, colocar una pequeña madera en la parte delantera de los pies para que la rodilla no trabaje en hiperex-

tensión. De esta manera se fortalecen los cuádriceps, y se evita algo de tensión en la rodilla.

EJERCICIOS QUE SE HACEN DEFECTUOSAMENTE

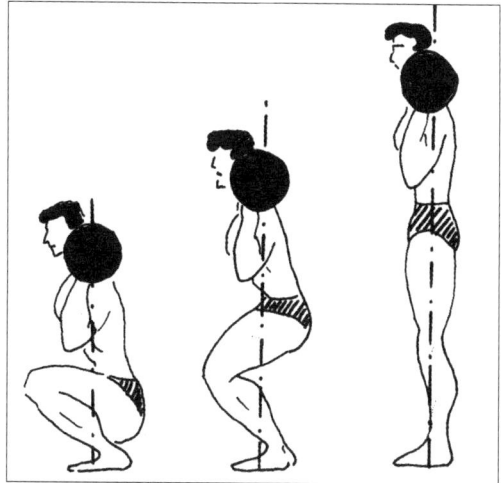

Sentadilla correcta

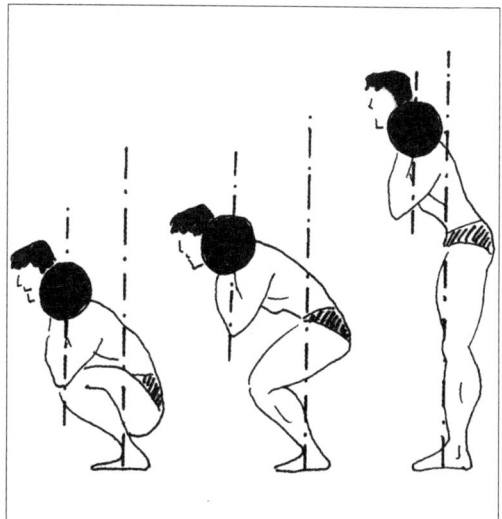

Sentadilla incorrecta

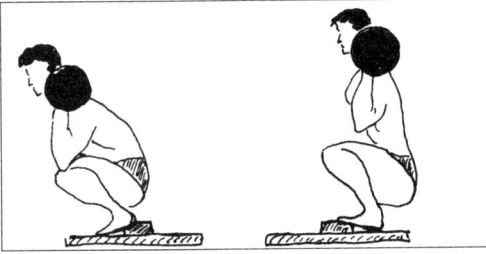

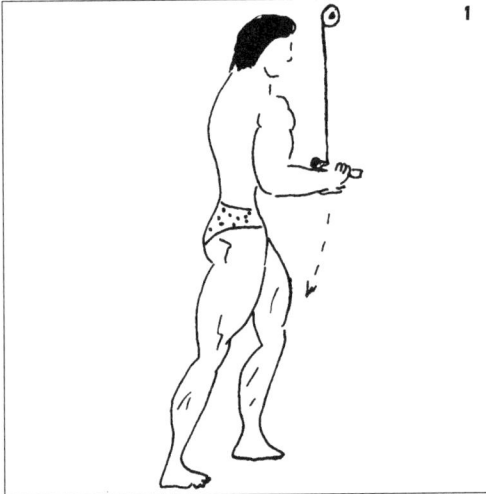

Ejercicio n° 1. Tríceps a la polea.
Movimiento parcial, sin flexionar el bíceps.

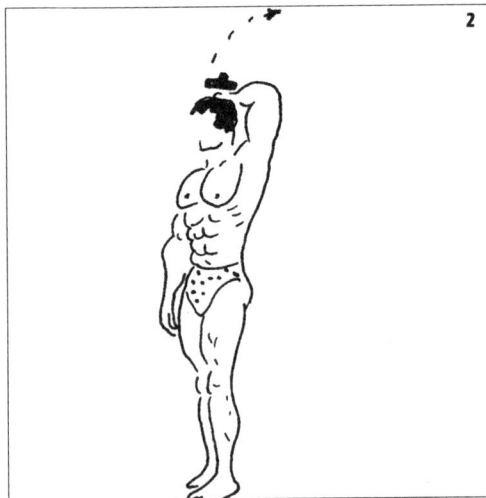

Ejercicio n° 2. Tríceps con una mancuerna a una mano de pie.

El alumno no desciende a fondo el brazo con lo cual el ejercicio pierde su eficacia, ya que es el mejor ejercicio para trabajar la porción larga del tríceps con la única condición de flexionar a fondo el brazo.

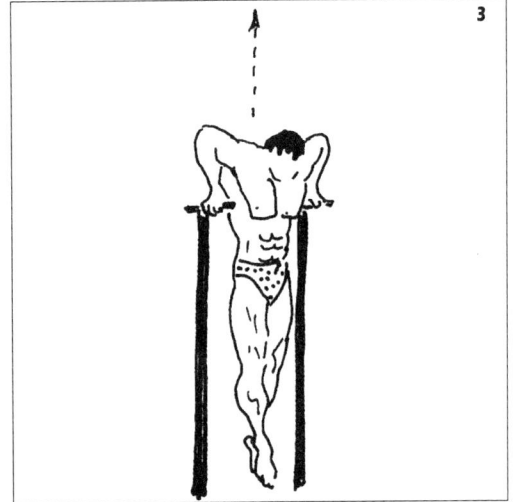

Ejercicio n° 3. Fondos en las barras paralelas.
El alumno no desciende a fondo con lo cual apenas trabaja la porción inferior de los pectorales, siendo un ejercicio de tonificación para el tríceps.

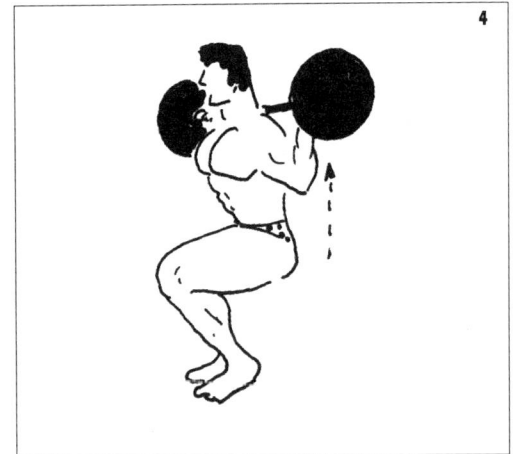

Ejercicio n° 4. Sentadilla.
El alumno realiza media sentadilla en lugar de la sentadilla completa restándole al movimiento el 80 % de su efectividad.

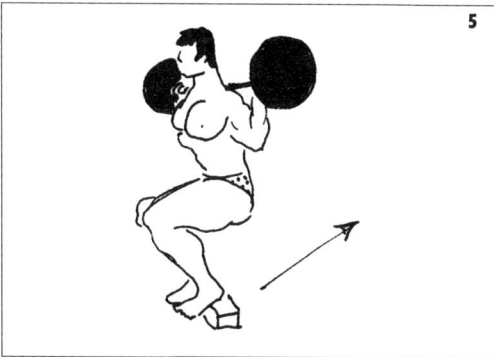

Ejercicio n° 5. Sentadilla con elevación de talones.

Como hemos explicado anteriormente al hacer la sentadilla con la elevación de talones restamos trabajo a los gemelos y dañamos la articulación de la rodilla.

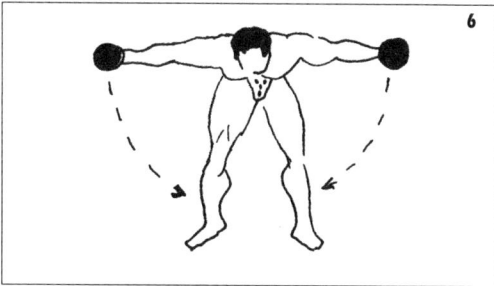

Ejercicio n° 6. Pájaro.
El alumno dobla excesivamente los brazos, tirando de los codos hacia atrás, por lo cual, en lugar de localizar en los deltoides posteriores, trabaja los dorsales.

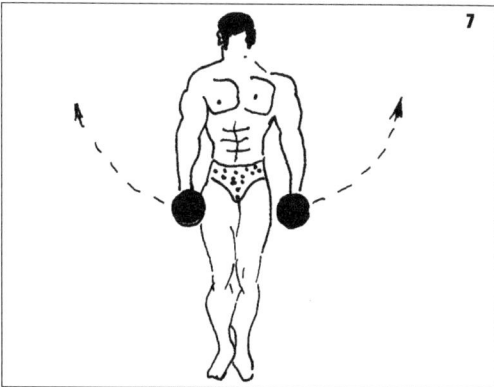

Ejercicio n° 7. Elevaciones laterales.

Los alumnos encogen excesivamente los brazos, reduciendo la palanca casi a la mitad; en consecuencia están realizando el ejercicio con la mitad del peso que utilizan.

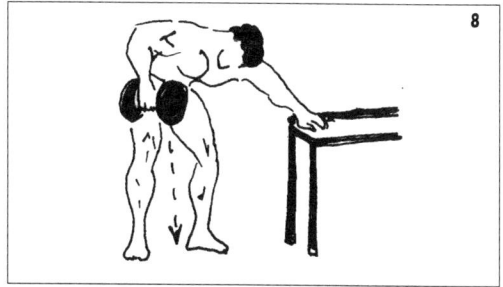

Ejercicio n° 8. Remo a un brazo.
Coger demasiado peso, no inclinarse lo suficiente al frente beneficiándose el trapecio en lugar del dorsal. También realizan el ejercicio con impulso y demasiado rápido.

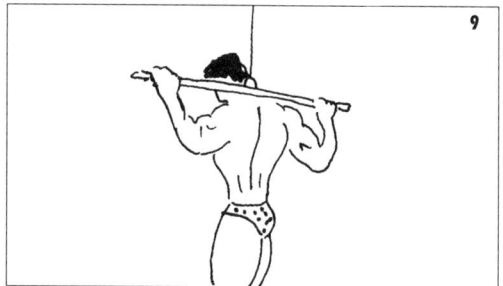

Ejercicio n° 9. Polea tras nuca.
El alumno utiliza demasiado peso, inclinándose al frente y sin adoptar una actitud correctiva (el pecho en expansión). Los codos también deben estar retrasados.

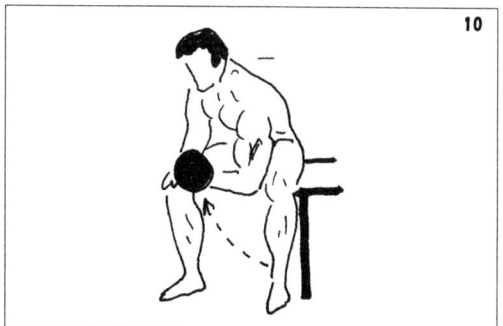

Ejercicio n° 10. Curl bíceps concentrado.

El alumno utiliza demasiado peso, dándose impulso con el brazo en lugar de «empujar» con la pierna. Tampoco colocan el brazo en posición vertical y se inclinan excesivamente al frente.
Nota importante:
Los ejercicios que se trabajan con una mancuerna: remo a un brazo, bíceps concentrado, etc., se realizan en series alternativas con un brazo y el otro sin descanso.

EJERCICIOS MÁS PELIGROSOS

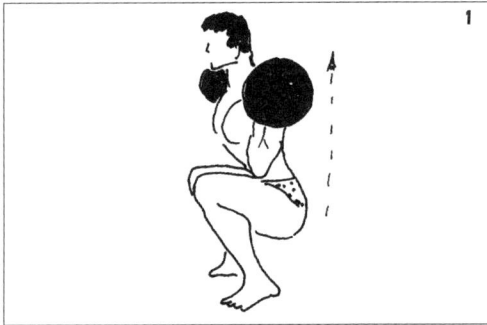

Ejercicio n° 1.
La sentadilla. Si nos inclinamos al frente, podemos dañar las vértebras lumbares.

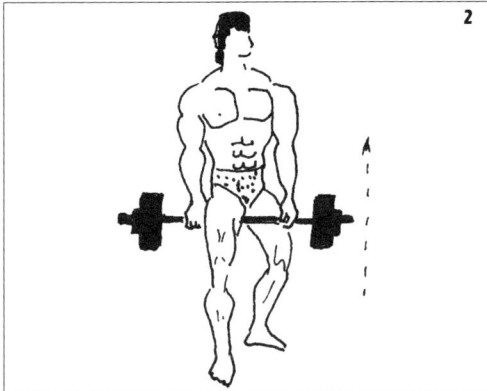

Ejercicio n° 2.
El Jefferson, puede producir lesiones a nivel de las últimas vértebras dorsales.

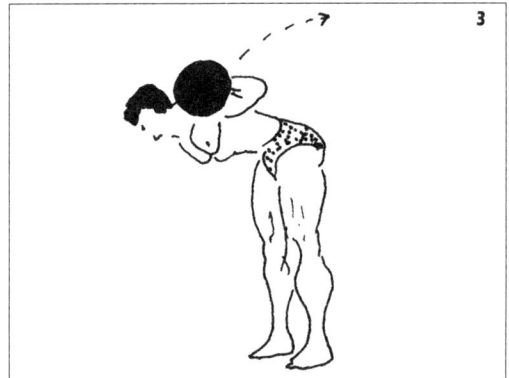

Ejercicio n° 3.
Buenos días. No debe hacerse con las piernas estiradas: hay que doblar ligeramente las rodillas, en caso contrario puede producir lesiones en las vértebras lumbares.

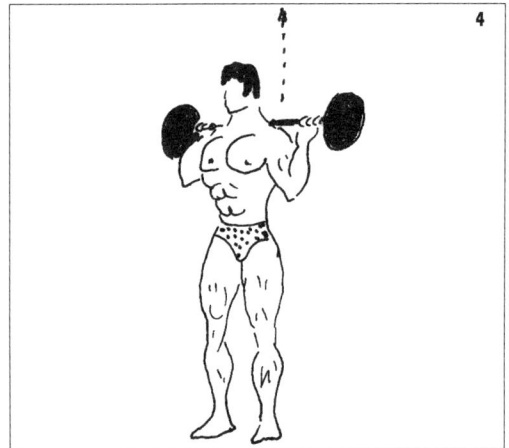

Ejercicio n° 4.
Press tras nuca. Si se desciende la barra por debajo de las orejas puede provocar lesiones en las articulaciones del hombro.

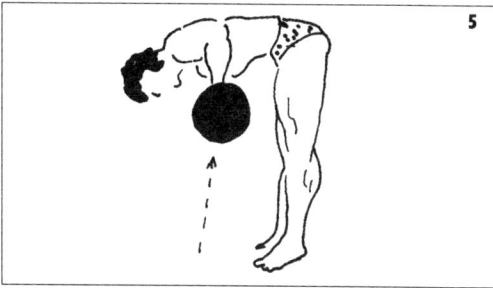

Ejercicio n° 5.
Remo inclinado con barra. Las mismas observaciones que en el buenos días. Hay que doblar las rodillas para evitar lesiones en las vértebras lumbares.

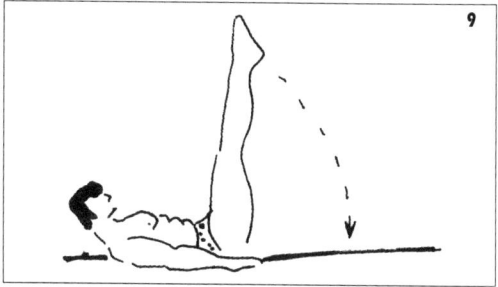

Ejercicio n° 6.
Pull-over con los brazos estirados. Si se utiliza un peso excesivo puede ocasionar la dislocación del hombro.

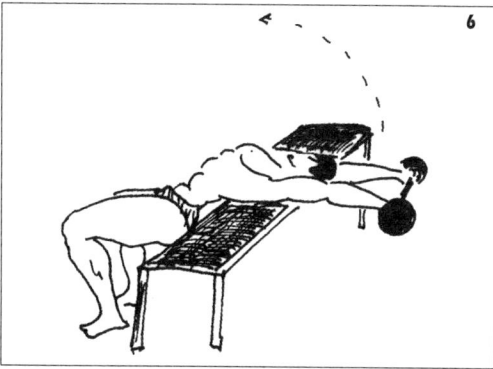

Ejercicios n° 7-8 y 9.

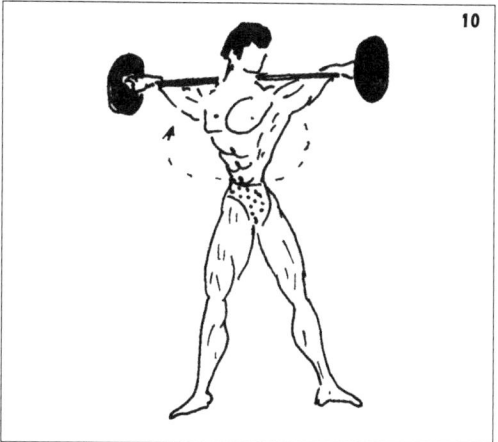

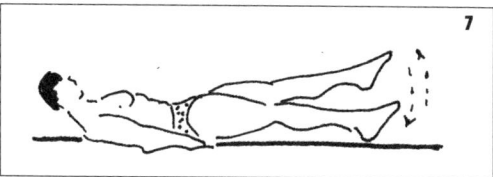

Abdominales con las piernas estiradas. Al tonificar excesivamente el psoasiliaco es probable que el individuo adquiera una lordosis lumbar.

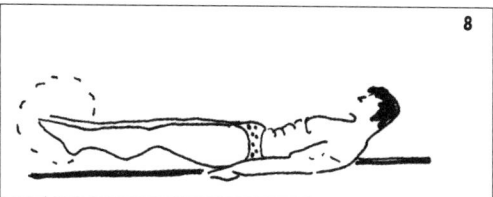

Ejercicio n° 10.
Rotación de busto con una barra cargada con peso. Este ejercicio no debería realizarse nunca porque puede lesionar gravemente la columna vertebral. Tiene interés para los lanzadores (disco, peso, martillo, jabalina).

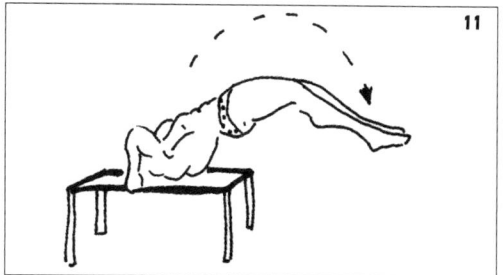

Ejercicio n° 11.
Abdominales con apoyo de espalda, descendien-

do las piernas y arqueando el cuerpo. Lesiones en las vértebras lumbares.

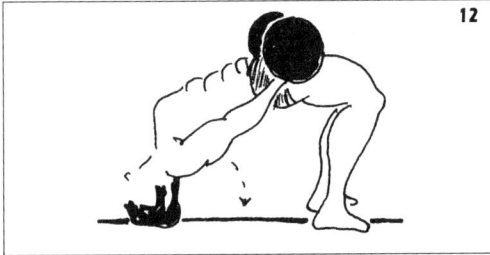

Ejercicio n° 12.
Puente de luchador. Si no se está preparado físicamente, pueden provocarse lesiones en las vértebras cervicales.

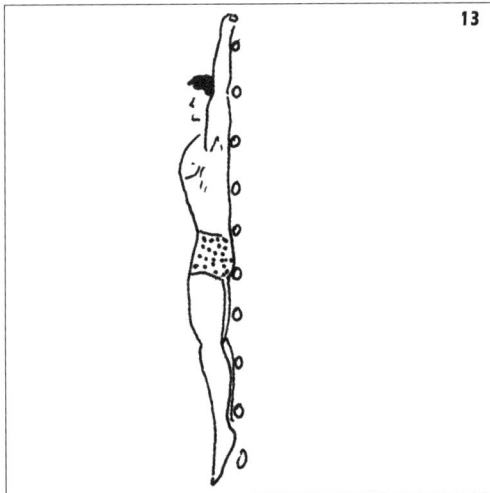

Ejercicio n° 13.
Elevaciones de piernas o suspensión en la espaldera.
Ninguna persona sedentaria que sobrepase los 70 kg de peso corporal debería colgarse en la espaldera. Puede ocurrir lo mismo que en el pull-over con los brazos estirados: Dislocación del hombro.

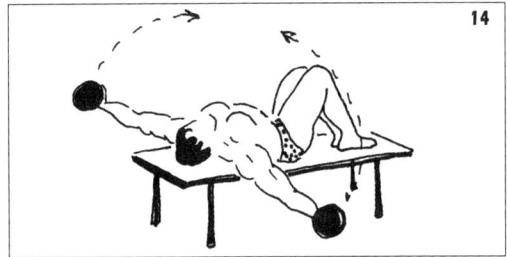

Ejercicio n° 14.
Aberturas.
Este ejercicio puede dañar la articulación del pectoral si no se doblan los codos y se procura que éstos se sitúen en la misma línea del pecho y de la mano.

Nota: De todos los ejercicios citados solamente hago la sentadilla y las aberturas.

LAS LOCALIZACIONES MUSCULARES

A pesar de que en fisicoculturismo clasificamos los ejercicios en sinérgicos y analíticos en relación con la mayor o menor localización muscular de cada ejercicio, los ejercicios analíticos «puros» no existen ya que en cada movimiento, participan un determinado número de músculos.

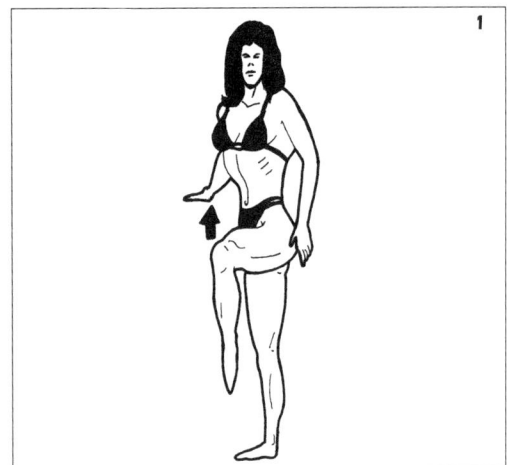

Ejercicio n° 1. Flexión de la pierna sobre la pelvis.

Músculos que participan:
Psoasiliaco.
Tensor de la fascia lata.

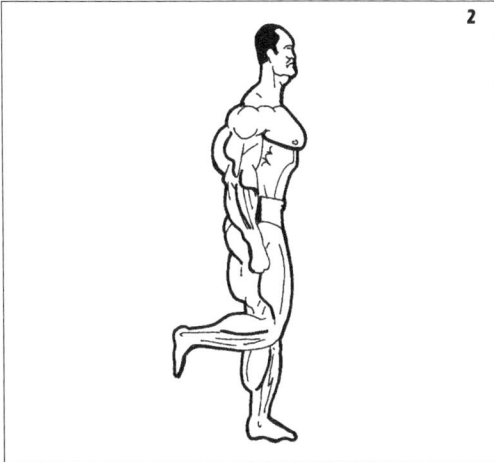

Ejercicio n° 2. Flexores de la pierna sobre el muslo.
Músculos que participan:
Sartorio.
Bíceps femoral.
Semitendinoso.
Semimembranoso.
Recto interno.
Poplíteo.

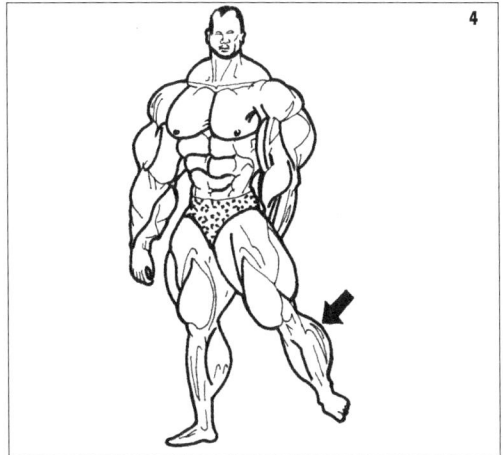

Ejercicio n° 3. Extensores de la pierna sobre el muslo.
Músculos que participan:
Recto anterior del muslo.
Vasto externo del muslo.
Vasto interno del muslo.

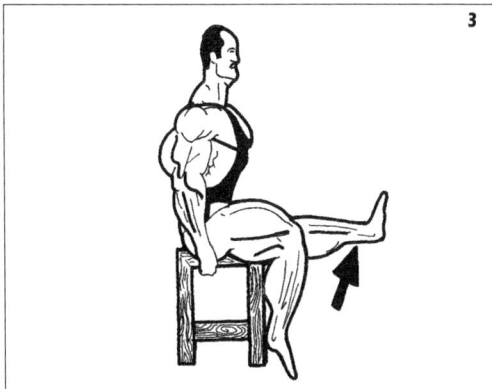

Ejercicio n° 4. Aductores del muslo.
Músculos que participan:
Pectíneo.
1° aductor.
2° aductor.
3° aductor.

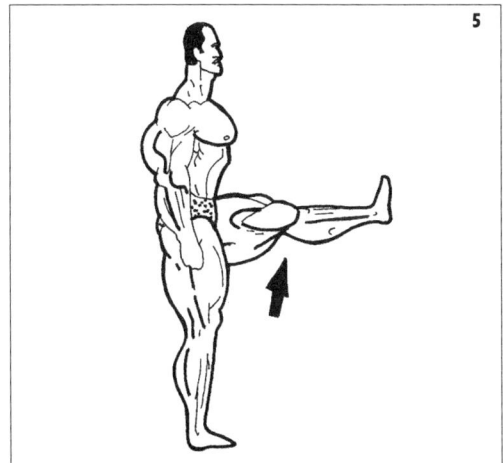

Ejercicio n° 5. Levantar la pierna.
Músculos que participan:
Recto anterior del muslo.
Glúteos mayores.

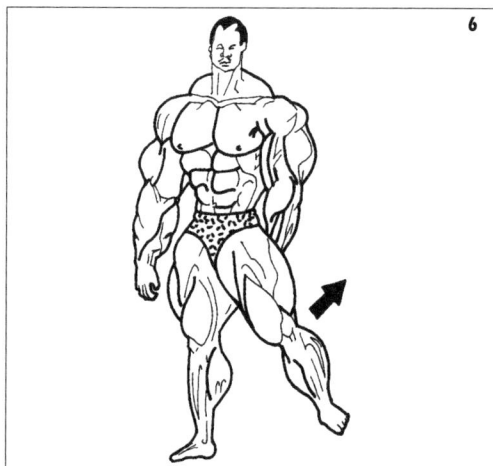

Ejercicio n° 6. Abductores del muslo.
Músculos que participan:
Piramidal.
Géminos pelvianos.
Obturador interno.
Obturador externo.

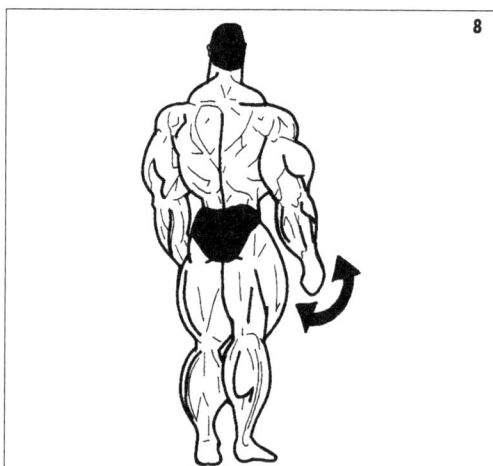

Ejercicio n° 8. Rotación del brazo.
Músculos que participan:
Infraespinoso.
Redondo menor.
Subescapular.

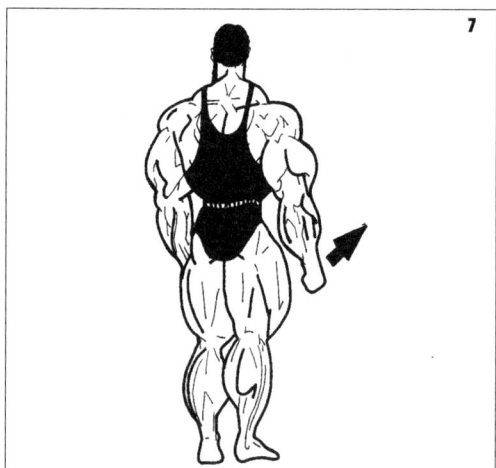

Ejercicio n° 7. Abducción del brazo (hasta la horizontal).
Deltoides (sobre todo la parte media).
Espinoso.

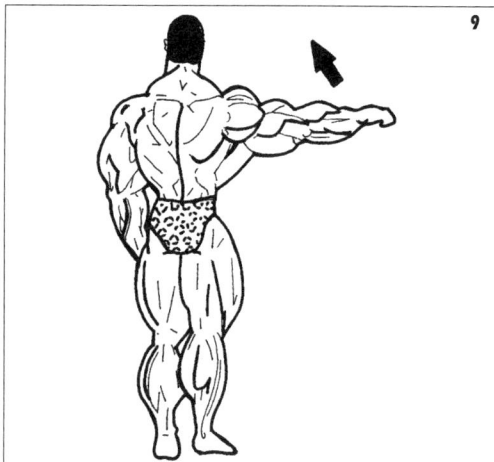

Ejercicio n° 9. Elevación del brazo a la vertical.
Músculos que participan:
Deltoides.
Espinoso.
Serrato mayor.
Trapecio.

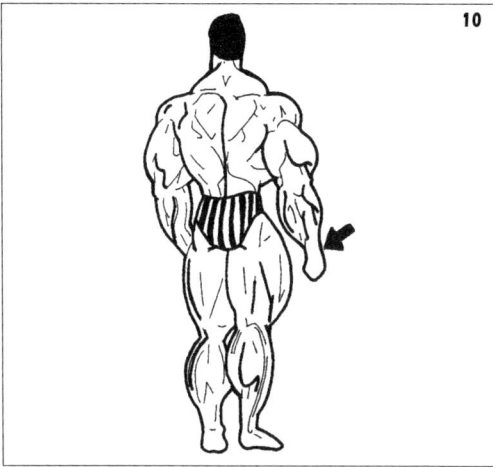

Ejercicio n° 10. Aducción del brazo.
Músculos que participan:
Pectoral mayor.
Dorsal largo.
Redondo mayor.
Porción larga del tríceps.
Porción posterior del deltoides.

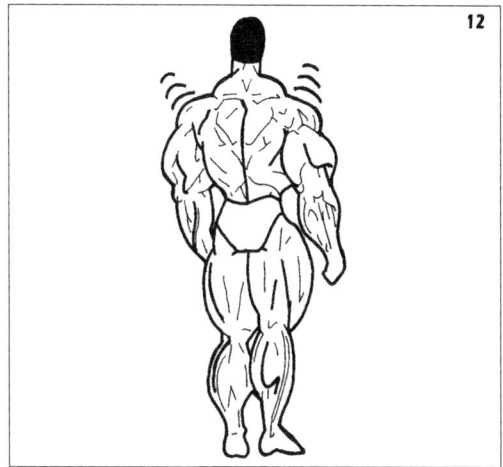

Ejercicio n° 11. Levantar los hombros (con esfuerzo).
Músculos que participan:
Porción media del trapecio.
Romboides.
Porción superior del pectoral mayor.

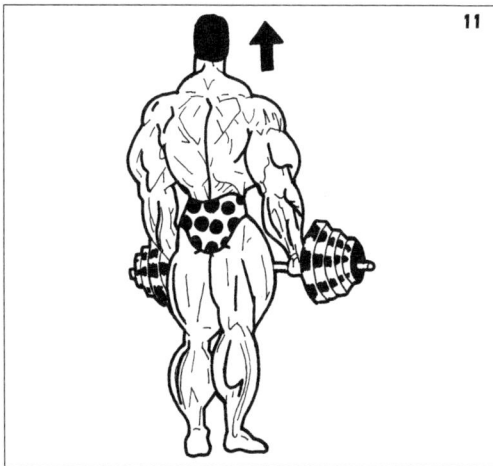

Ejercicio n° 12. Levantar los hombros (sin esfuerzo).
Músculos que participan:
Porción media del trapecio.

LA EFECTIVIDAD DE LOS EJERCICIOS

Para saber si un ejercicio es más efectivo que otro del mismo grupo muscular, el sistema a seguir que propongo es comparar dos ejercicios.

Compararemos los dos siguientes:

Leg-extensión y sentadilla.

Durante un mes efectuamos 30 series de leg-extensión diariamente y dejamos de hacer la sentadilla.

Al siguiente mes empezamos por cuatro series de sentadilla y abandonamos el leg-extensión.

¿Qué ocurrirá al día siguiente?

Las agujetas son «monstruosas»: glúteos, muslos, abductores y femorales. La pregunta que nos podemos hacer es la siguiente:

¿De qué me han servido las 30 series que durante un mes he efectuado diariamente?

Hagamos lo contrario:

Durante un mes hacemos 6 series de sentadilla diariamente (sin leg-extensión). ¿Qué ocurrirá al día siguiente?

Nada, absolutamente nada...

Este sistema lo he practicado con los principales ejercicios de fisicoculturismo para conocer su efectividad.

VOLUMEN MUSCULAR Y EJERCICIOS

Los ejercicios que provocan el mayor volumen muscular son aquellos que trabajan las grandes masas musculares. Por ejemplo: si una persona delgada se dedica a entrenar los brazos, antebrazos, gemelos y cuello, no logrará aumentar su peso corporal, en consecuencia no se desarrollará; si, por el contrario, trabaja los gran-

des grupos musculares: pecho, muslo, dorsales, glúteos, aumentará de volumen, y de peso corporal (ejercicios + intensidad + proteína).

Sin embargo, no basta con trabajar los grandes grupos musculares, además debemos seleccionar aquellos ejercicios donde, a ser posible, participen varios músculos a la vez (ejercicios altamente sinérgicos) ya que no es lo mismo realizar aberturas que press de banca, leg-extensión que sentadilla, extensiones que peso muerto, remo a un brazo que dominadas.

Por las razones que acabamos de exponer todos aquellos culturistas que desean aumentar de peso corporal deberían establecer una rutina con ejercicios básicos (abstenerse los menores de dieciséis años y los que padezcan patologías de la columna vertebral).

Ejercicios más importantes para lograr un gran desarrollo muscular

Ejercicios	Principal músculo implicado	Otros músculos que participan en el movimiento
Dominadas	Dorsal	Bíceps
Peso muerto	Lumbar	Bíceps, isquiotibiales, glúteos, antebrazos
Encogimientos	Trapecio	Antebrazos
Sentadilla	Cuádriceps	Glúteos, femorales, lumbares
Press de banca	Pectorales	Deltoides, tríceps
Press militar	Deltoides	Tríceps, trapecios

¿Cómo deberíamos establecer la rutina?

Para los que desean entrenar cinco días a la semana:

Lunes:	Pecho-Dorsal
Martes:	Deltoides-Abdominales
Miércoles:	Muslo-Dorsal
Jueves:	Pecho-Deltoides
Viernes:	Muslo.

Rutina para un ectomorfo (delgado o hipotrófico)

Lunes
Dominadas	6 de 10
Press de banca	

Martes
Abdominales	6 de 10
Press militar	6 de 10

Miércoles
Dominadas	6 de 10
Sentadilla	6 de 10

Jueves
Press superior	3 de 10
Press inferior	3 de 10
Press militar	6 de 10

Viernes
Dominadas	6 de 10
Sentadilla	6 de 10

Supongamos que el practicante es un eutrófico (nomotipo o mesomorfo) y quisiera establecer una rutina de cinco días dedicada única y exclusivamente al aumento de masa muscular. El entrenamiento podría ser el siguiente:

Lunes:	Pecho-Dorsal
Martes:	Deltoides-Brazo
Miércoles:	Muslo-Dorsal
Jueves:	Pecho-Deltoides
Viernes:	Muslo-Brazo

Rutina:

Lunes
Press de banca	10-8-6-4-10
Press superior	3 de 8
Dominadas	3 de 10
Remo inclinado con barra	10-8-6-10
Gemelos	4 de 20

Martes
Press militar	10-8-6-4
Curl bíceps de pie con barra	12-10-8-6-10
Tríceps acostado con barra	20-12-10-10-10
Abdominales	5 de 10

Miércoles
Leg-extensión	3 de 20
Sentadilla	12-10-8-6-4-10
Peso muerto	12-10-8-6-4
Dominadas	5 de 10

Jueves
Press de banca con mancuernas	12-10-8-6
Press inferior con barra	12-10-8-6
Press militar	10-8-6-4-2-10
Gemelos	5 de 20

Viernes
Sentadilla	12-10-8-6-4-10
Curl bíceps con mancuernas	6 de 10
Tríceps de pie a dos manos	20-12-10-10
Fondos 3 de 8 con peso en la cintura.	

Supongamos que el culturista sobrepasa en 15 kg su talla en centímetros, pero desea aumentar todavía más su masa muscular:

Lunes: Pecho-Dorsal
Martes: Deltoides-Brazo
Miércoles: Muslo-Dorsal
Jueves: Pecho-Deltoides
Viernes: Muslo-Brazo

Rutina

Lunes
Press de banca ...10-8-6-4-10
Aberturas
horizontales ....3 de 10
Pull-over ....2 de 12
Dominadas ....3 de 10
Remo inclinado con barra 12-10-8-6
Gemelos ....3 de 20
Abdominales........6 de 10
Martes
Gemelos ....3 de 20
Elevaciones
laterales...............20-12-10
Press militar.........10-8-6-4-2-10
Curl con barra......10-8-6-4
Curl concentrado .3 de 10
Tríceps acostado
con barra 12-10-8-6
Tríceps a una
mano de pie........3 de 12
Miércoles
Gemelos ....5 de 20
Leg-extensión......3 de 20
Leg-curl ....4 de 12
Sentadilla.............10-8-6-4-2-10
Polea alta 12-10-8-6
Polea baja 12-10-8-6
Jueves
Press superior 10-8-6-4
Aberturas
superiores............3 de 10
Pull-over ....3 de 12

Dominadas ....3 de 10
Remo inclinado
con barra 10-8-6-4-10
Elevaciones
laterales...............12-10-8
Press militar.........10-8-6-4-10
Viernes
Leg-extensión......3 de 20
Leg-curl ....3 de 12
Sentadilla.............10-8-6-4-2-10
Curl con barra......10-8-6-4
Curl concentrado .3 de 10
Fondos con peso.10-8-6-4
Tríceps de pie
con barra 12-10-8

INTENSIDAD

La intensidad está relacionada con el esfuerzo que realizamos al efectuar las repeticiones.

Las intensidades «ideales» para lograr el máximo de desarrollo muscular corresponden entre el 60 y el 70 % del esfuerzo máximo (récord o 1 repetición).

Ejemplo: Si somos capaces de realizar «correctamente» una sola repetición de elevaciones laterales con 16 kg, el peso ideal correspondería a 10-11 kg (después de haber realizado 3 series de calentamiento).

Ejemplo:

Elevaciones laterales

Repeticiones	10	10	10	10	10
Peso	7	8	9	10	11

Si realizamos más de cinco series por ejercicio procuraremos mantener el último peso utilizado; en caso de no poder, reduciremos el peso. Si después de haber realizado 5 o 6 series de press de banca debemos hacer aberturas no necesitaremos calentar los pectorales y podremos pasar directamente al peso que nos permita trabajar con intensidad. Habréis constatado que en algunos ejercicios reducimos el número de repeticiones lo cual quiere decir que deberemos, después de las tres series de calentamiento, utilizar un peso que nos permita efectuar las repeticiones aconsejadas.

Ejemplo: Calentamiento: 10-8-6. Seguidamente utilizaremos un peso que nos permita 4-2 y 10 repeticiones.

Estadísticas sobre los porcentajes

En mi gimnasio realicé un estudio estadístico durante veinte años con una treintena de alumnos adelantados, cuyos resultados se explican a continuación.

Porcentaje utilizado y número de repeticiones mínimas y máximas con los ejercicios básicos: press de banca, press militar, sentadilla.

%	Mínimo	Maximo	%	Mínimo	Máximo
60	18	25	80	8	11
65	18	24	85	6	10
70	13	16	90	4	6
75	11	17			

Las resistencias inferiores al 50 % del récord son «beneficiosas» para un programa de resistencia muscular pero inútiles en cuanto al desarrollo muscular.

Las resistencias superiores al 80 % son beneficiosas para un programa de fuerza, pero poco productivas para el volumen muscular (me refiero al volumen muscular y no al tejido adiposo que ciertos culturistas confunden con el músculo). Se puede respetar el número de repeticiones. Si respetamos escrupulosamente el número de repeticiones significa que no entrenamos correctamente.

Por ejemplo:

Si el programa previsto para el press de banca es de :

Porcentajes	30%	40%	50%	60%	70%	60%
Repeticiones	10	10	10	10	10	10

Si entrenáramos correctamente, las repeticiones serían las siguientes:

Porcentajes	30%	40%	50%	60%	70%	60%
Repeticiones	10	10	10	20	10	12

En las series de calentamiento *nunca* se trabaja a «tope».

Los culturistas adelantados no acostumbramos a calcular los porcentajes ya que siempre vamos al límite de nuestras posibilidades, pero los principiantes y culturistas de nivel medio deberán siempre entrenar calculando los pesos utilizados.

RESPETAR EL ENTRENAMIENTO

Si respetar el número de repeticiones puede significar que entrenamos mal, seguir al pie de la letra un entreno, también suele ser sinónimo de un mal entrenamiento. El entreno es siempre orientativo, por ejemplo:

Supongamos que mi entreno para los pectorales consta de press de banca, aberturas y pull-over.

Un día realizaré el siguiente entreno:

Press de banca	Abertura	Pull-over
10-8-6-4-10	3 de 10	3 de 10

Al siguiente día entreno:

Press de banca en super-set con aberturas.

4 series de aberturas al máximo de repeticiones en super-set con press de banca al máximo de repeticiones (pero aumentando el peso en cada serie). Seguidamente realizaré tres series de pull-over.

Al entreno siguiente:

Press de banca con el sistema negativo y aberturas y pull-over en super-set.

Al entreno siguiente:

Sólo press de banca 12 series (manos separadas, posición intermedia y manos juntas).

Al entreno siguiente:

El primer entreno citado

Al entreno siguiente:

Sólo aberturas (horizontales, superiores e inferiores) 12 series en total.

Al entreno siguiente:

El primer entreno citado

Al entreno siguiente:

Sólo pull-over (12 series).

Hace 40 años que entreno y no creo haber realizado dos días seguidos el mismo entreno, lo que siempre respeto son los grupos musculares que me toca entrenar cada día.

En cuanto al número de series, los días que no me encuentro bien físicamente y psicológicamente (uno o dos días al mes) efectúo un mínimo de 6 series por grupo muscular y los días que me encuentro bien aproximadamente entre 8 a 12 series por grupo muscular.

NÚMERO DE SERIES

El número total de series por grupo muscular dependerá de nuestro grado de entrenamiento, constitución (ectomorfo, mesomorfo, endomorfo), edad, los días de entrenamiento semanales y facultad de recuperación.

Como ya hemos tratado de la constitución al principio de este libro, ahora hablaremos sobre los días de entrenamiento semanales.

Si acudimos al gimnasio un solo día a la semana, nos veremos obligados a entrenar todos los músculos cada día y en consecuencia, no podremos realizar muchas series de entre 8 a 12 series por grupo (es el número de series que necesitamos para una mínima congestión muscular), si entrenamos todo el cuerpo cada día y quisiéramos obtener provecho del entreno, nos veríamos obligados a realizar entre 56 a 84 series lo cual supondría tres horas de entreno, acabaríamos agotados y, además, debido a la cantidad de series estaríamos obligados a entrenar con muy poca intensidad, en consecuencia a un entreno que sólo sirve para agotarnos. Por el contrario si no queremos agotarnos, en este caso realizaríamos 3 series por grupo muscular con lo cual el entreno sería insuficiente para lograr un resultado positivo.

En el caso de entrenar dos días a la semana podríamos dividir el entreno en dos partes. Un día trabajaríamos la parte superior del cuerpo y al día siguiente la parte inferior. En este caso podríamos efectuar un número superior de series por grupo muscular pero sólamente entrenaríamos cada grupo muscular un solo día a la semana, lo cual también es insuficiente.

En el caso de entrenar tres días a la semana ya podemos realizar una rutina racional con ejercicios básicos que sería positiva para alumnos delgados pero negativa para los alumnos obesos.

En el caso de entrenar cuatro días a la semana ya podemos realizar una «buena» rutina de entreno, por ejemplo:

Lunes-Jueves.
Pecho, Deltoides, Abdominales.
Martes-Viernes.
Gemelos, Muslos, Bíceps, Tríceps.

Si realizamos un entreno de cinco días a la semana, podemos hacer una división por tres y en consecuencia realizar más series por grupo muscular.

Día 1. Pecho-Brazo.
Día 2. Dorsal-Deltoides.
Día 3. Muslos-Gemelos.
Día 4. Lo mismo que el día 1.
Día 5. Lo mismo que el día 2.

Supongamos que entrenamos los siete días de la semana, podríamos entrenar un solo grupo al día y por lo tanto realizar más series por grupo muscular:

Día 1. Pecho.
Día 2. Dorsales.
Día 3. Muslos-Gemelos.
Día 4. Deltoides.
Día 5. Brazo.
Día 6. Lo mismo que el día 1.
Día 7. Lo mismo que el día 2.

En este último caso podemos efectuar más de 20 series por grupo muscular y trabajar cada músculo en todos sus ángulos, pero trabajar un grupo muscular en todos sus ángulos con una o dos series por ejercicio es insuficiente.

Algunos culturistas de renombre entrenan cada músculo un día a la semana, pero solamente entrenan cinco días a la semana, considero que dicho entrenamiento no es del todo productivo ya que el descanso entre cada músculo es excesivo y entrenar un grupo muscular cada siete días no es suficiente.

Sobre el número total de series por grupo muscular existen diversas opiniones. Campeones como Mentzer preconizan unas 6 series aproximadamente por grupo muscular. En una encuesta realizada por la

I.F.B.B. hace unos 25 años, entre los más grandes campeones del mundo de aquella época aconsejaban entre 14 a 16 series por grupo muscular.

Arnold, por ejemplo, en su mejor época, realizaba unas 25 series por grupo muscular y Serge Nubret 40 series. Si analizamos el entrenamiento de estos campeones observamos que entre Mentzer y Nubret la diferencia reside en la intensidad. Mentzer prefería un entrenamiento corto de gran intensidad y Nubret un entrenamiento largo con resistencias del 40 % aproximadamente. Personalmente he entrenado con Serge Nubret y realizábamos 10 series de press tras nuca con 40 kg. En aquella época mi entreno para el press tras nuca era el siguiente:

Repeticiones	10	8	6	10	10	10
Peso en kg	40	50	60	90	80	70

Además de este ejercicio realizaba 4 series de elevaciones laterales y 4 series del pájaro, sin embargo con Nubret, además de las 10 series del press tras nuca hacíamos 10 series de remo de pie.

A pesar de lo escrito, las referencias que ofrecemos no interesan al 95-97 % de practicantes ya que la inmensa mayoría de campeones fisicoculturistas se anabolizan y, personalmente no acostumbro a escribir para el 3 % de practicantes.

Os puedo asegurar que es posible obtener un físico sobresaliente sin necesidad de tomar anabolizantes y si culturistas de mi época y yo lo hemos conseguido ¿por qué no podéis conseguirlo vosotros? Es lo que pretendo explicar en este capítulo sobre los principios generales del desarrollo muscular.

Volviendo a Mentzer y a los defensores de su método estoy totalmente de acuerdo en que los principiantes entrenan excesivamente y con poca intensidad. Con los endomorfos ocurre todo lo contrario. Un endomorfo con carácter sanguíneo deseará entrenar poco e intensamente y un ectomorfo con carácter sentimental deseará entrenar mucho con poca intensidad. En consecuencia, si nos dejamos llevar por nuestra morfopsicología, en lugar de nuestra inteligencia seguro que fracasaremos.

El número total de series por entreno también dependerá de las resistencias utilizadas, por ejemplo, he aquí algunas equivalencias:

Repeticiones	10	10	10	10	10	10
Resistencias	40%	50%	60%	70%	60%	60%

Equivalente a:

Rep.	10	10	10	10	10	10	10
Res.	30%	40%	50%	60%	60%	60%	60%

Equivalente a:

Rep.	10	10	10	10	10	10	10	10
Res.	30%	40%	50%	60%	60%	60%	50%	50%

Como ya hemos explicado anteriormente, a mayor intensidad menor deberá ser el número de series. Lo que debemos procurar, después de las series de calentamiento es realizar un número de repeticiones comprendidas entre 8 a 12 por series y excepcionalmente 6.

Por ejemplo:

Repeticiones 10-8-6-8-10-10-12

Volviendo al tema de que los campeones entrenan poco, lo que llevo leyendo desde hace muchos años en muchas revistas, es un error. Los que así opinan han obtenido las referencias a través de revistas de fisicoculturismo. Debéis comprender que a nadie le interesa decir la verdad acerca del número de series. A los directores de gimnasios para evitar que los alumnos permanezcan menos tiempo en el gimnasio, a los culturistas de renombre porque así evitarán la competencia. Pero lo que nunca debemos hacer es sacrificar la intensidad por el tiempo. El número de series totales por grupo muscular también dependerá de los ejercicios y de la «sensación». Sobre los ejercicios: No es lo mismo realizar 8 series de leg-extensión que 8 series de sentadilla. Sobre la «sensación»: si entrenamos con concentración, lentamente y con las resistencias adecuadas (60-70 %) la sensación de congestionamiento máximo la notaremos entre un número de series comprendidas entre 8 a 14. Si no nos concentramos, si entrenamos rápidamente y si utilizamos resistencias inferiores nos veremos obligados a realizar 30 series por grupo muscular, si queremos sentir un congestionamiento máximo del músculo.

El número de series por grupo muscular también dependerá de los ejercicios que habremos realizado con antelación; por ejemplo, no es lo mismo entrenar el pecho antes que el tríceps, o las dominadas seguidas de tríceps; por esta razón si queremos congestionar al máximo por un mínimo de esfuerzo es conveniente trabajar el mismo día los músculos extensores y al día siguiente los músculos flexores, por ejemplo:
Press de banca.
Press tras nuca.
Tríceps.

Dominadas.
Remo a un brazo.
Curl bíceps con barra.
Curl concentrado.

Por el contrario, si alternamos en el mismo entreno flexores y extensores, nos veremos obligados a efectuar un número superior de series, por ejemplo:
Press de banca.
Aberturas.
Curl con barra.
Curl concentrado.

BUENAS O MALAS RUTINAS

Podríamos preguntarnos cuál es la finalidad de efectuar el peso muerto con las piernas estiradas después del leg-curl, el remo de pie en una persona estrecha de hombros, las aberturas inferiores para una mujer «madura», la sentadilla trasera para un cifótico, las elevaciones de piernas tendido en el suelo para un lordótico, el pájaro sin apoyo del pecho para un lordótico o las flexiones laterales para un escoliótico.

Podríamos extendernos durante páginas y más páginas acerca de los errores que observamos al establecer las rutinas, sin embargo nos hemos limitado a citar sólo los errores más frecuentes.

ESTABLECIMIENTO DE UNA RUTINA DE VOLUMEN Y DE FUERZA AL MISMO TIEMPO

Si deseamos obtener fuerza en determinados ejercicios o grupos musculares es posible combinar ejercicios de fuerza y volumen al mismo tiempo en una misma rutina. De todas maneras en fisicoculturismo no es corriente que un practicante desee obtener fuerza en el cuello, gemelos, oblicuos o abdominales.

Entrenamiento de los músculos con especialización de fuerza en dicho grupo muscular

Leg-extensión	4 de 20
Leg-curl	6 de 10
Sentadilla	10-6-4-2-2-2

También es posible trabajar la fuerza y el volumen al mismo tiempo

Leg-extensión	4 de 10
Leg-curl	6 de 10
Sentadilla	10-6-4-2-2-10-10-10

O trabajar sólo el volumen muscular

Leg-extensión	4 de 12
Leg-curl	6 de 10
Sentadilla	6 de 10
Leg-press	4 de 10

DESCANSO ENTRE LAS SERIES

El tiempo de descanso entre cada serie dependerá de los ejercicios y las resistencias utilizadas.

a) Los ejercicios

Ejercicios que producen «quemazón» (acumulación de ácido láctico): leg-extensión, gemelos, antebrazos, abdominales en el suelo, etc. Cuando nos vemos obligados a dejar de hacer un ejercicio por acumulación de ácido láctico, el descanso entre cada serie no sobrepasará los 30 segundos.

b) Ejercicios de poca intensidad

El curl de bíceps con barra, el tríceps de pie o acostado con barra o las elevaciones laterales, son ejercicios de intensidad media y la recuperación puede ser de 60 a 90 segundos como máximo.

c) Ejercicios de gran intensidad

Sentadilla, press de banca, press militar y peso muerto requieren un mayor tiempo de recuperación (evidentemente, según el porcentaje utilizado).

%	tiempo	%	tiempo
40	30"	70	2 a 3 min
50	60"	80	3 a 4 min
60	90"	90	4 a 5 min

Aplicación práctica en un entrenamiento

Rutina

Leg-extensión	5 de 10

Repeticiones   10   10   10   10   10
Descanso   30" 30" 30" 30"

Mantenemos el mismo tiempo de descanso entre cada serie a pesar de haber aumentado el peso.
Leg-curl   6 de 10
Las mismas observaciones que para el ejercicio anterior.

Sentadilla
Repeticiones 10   10   10   10   10   10
Porcentajes 30% 40% 50% 60% 70% 80% 80% 80%
Descanso   30"   30"   60" 90" 180" 240" 240"

En el supuesto de que realizáramos una sentadilla de fuerza:
Rep.   10   8   6   4   2   Tope Tope Tope
Porcentajes 30% 40% 50% 60% 70% 80% 80% 80%
Des. 30" 30" 60" 90" 180" 240" 240"

En el caso de un intento de récord:
Repeticiones 15   6   4   4   Intento
Porcentaje   30% 50% 60% 70% Máximo
Descanso   60" 120" 180" 240"
Podemos observar que cuando intentamos un récord (superar una marca) el número de repeticiones es inferior y el descanso entre cada serie es superior.

MI SISTEMA DE ENTRENAMIENTO

Supongamos el entrenamiento clásico de un grupo muscular:
Elevaciones laterales   4 de 10

Press tras nuca   4 de 10
Pájaro   4 de 10
Remo de pie   4 de 10

Hemos totalizado 16 series para los deltoides, pero como es más efectivo realizar 16 series de un solo ejercicio, al no poder, ni deber hacer 16 series de cada ejercicio la solución es la siguiente:
Un entrenamiento:
Elevaciones laterales   4 de 10
Press tras nuca   4 de 10
Pájaro   4 de 10
Remo de pie   4 de 10

Al siguiente entrenamiento:
Elevaciones laterales   16 de 10

Al siguiente entrenamiento:
Elevaciones laterales   4 de 10
Press tras nuca   4 de 10
Pájaro   4 de 10
Remo de pie   4 de 10

Al siguiente entrenamiento:
Press tras nuca   16 de 10

Al siguiente entrenamiento:
Elevaciones laterales   4 de 10
Press tras nuca   4 de 10
Pájaro   4 de 10
Remo de pie   4 de 10

Al siguiente entrenamiento:
Remo de pie ·   14 de 10
Con mi sistema lograréis unos resultados espectaculares sin tener la necesidad de entrenar los siete días de la semana.

SELECCIÓN DE LOS EJERCICIOS

La selección de los ejercicios dependerá de vuestras necesidades o deficiencias morfológicas. Es absolutamente necesario que conozcáis las localizaciones musculares y que no cometáis los errores o rutinas absurdas «confeccionadas» por ciertos pseudoprofesionales.

Supongamos el caso de un alumno que desea trabajar particularmente la parte superior de los pectorales:

Aberturas superiores   4 de 10
Pres superior   4 de 10
Pull-over en
banco inclinado   4 de 10

Al siguiente entrenamiento:
Aberturas superiores   12 de 10

Al siguiente entrenamiento:
Aberturas superiores   4 de 10
Press superior   4 de 10
Pull-over superior   4 de 10

Al siguiente entrenamiento:
Press superior   12 de 10

Al siguiente entrenamiento:
Aberturas superiores   4 de 10
Press superior   4 de 10
Pull-over superior   4 de 10

Al siguiente entrenamiento:
Pull-over superior   12 de 10

SERIES Y REPETICIONES

La repetición es cada vez que se hace un mismo movimiento o ejercicio.

La serie es el número total de repeticiones de un mismo movimiento como por ejemplo 6, 7, 8... series de 2, 3, 4... repeticiones

En fisicoculturismo se efectúan como mínimo 6 series por grupo muscular que se pueden totalizar por mediación de uno o varios ejercicios.

Si nos limitamos a 6 series siempre será más efectivo realizar 1 o 2 ejercicios que 6 ejercicios. Por ejemplo: es mucho más efectivo realizar:

Press de banca   3 de 10
Aberturas   3 de 10

que

Press de banca ....1 de 10
Aberturas horizontales ....1 de 10
Press superior ....1 de 10
Pull-over ....1 de 10
Fondos ....1 de 10
Aberturas inferiores ....1 de 10

Sin embargo los principiantes y los practicantes con poca voluntad prefieren realizar muchos ejercicios, ya que dicho entreno es «más entretenido» (menos aburrido).

CONGESTIÓN O INTENSIDAD

En los años 60 los culturistas se desarrollaban por medio de la congestión muscular. En los años 80 los técnicos afirmaron que se desarrollaban principalmente por la intensidad de las contracciones menospreciando la congestión.

La congestión se logra realizando los ejercicios lentamente (particularmente en la fase negativa del movimiento) y trabajando con resistencias del 60 % del esfuerzo máximo. Con el citado sistema de entreno los culturistas se desarrollaban hasta lograr desarrolllos (42-44 de brazo) que hoy día los actuales fisicoculturistas son incapaces de conseguir sin tomar anabolizantes.

Un fisicoculturista que toma anabolizantes si entrena intensamente y se sobrealimenta se desarrollará y conseguirá resultados a pesar de que entrene sin concentración y efectúe las repeticiones alocadamente y con impulsos. Para muestra un botón.

En mi gimnasio en el año 70 sobre 60 alumnos 16 sobrepasaban los 40 cm de brazo sin tomar anabolizantes. En la actualidad, sobre 150, 3 sobrepasan los 40 cm (los anabólicos).

Estas evidencias deberían hacernos reflexionar y hacernos volver a los orígenes del desarrollo natural:

Entrenar con resistencias del orden del 60 % (congestión) y 70 % (intensidad). A este respecto Weider ha repetido en múltiples ocasiones que el músculo se desarrolla con una combinación de series largas y series cortas. Las series largas permiten una mayor irrigación sanguínea y permiten a posteriori mejores resultados, sin embargo, si entrenaramos siempre con series largas acabaríamos por perder la musculatura. Lo que me permito aconsejar es la combinación de series largas y series cortas durante 15 días cada tres meses.

El sistema de entreno consiste en efectuar una serie de 30 repeticiones con un peso aproximado al 40 % del récord seguida de una serie de 8 repeticiones al 70 % del esfuerzo máximo, sin descanso.

Seguidamente descansaremos 2 o 3 minutos y volveremos a realizar una segunda superserie del mismo ejercicio.

Ejemplo práctico de la rutina aconsejada (sólo para alumnos medios o adelantados):

Lunes	Pecho-Dorsal
Martes	Hombro-Brazo
Miércoles	Dorsal-Muslo
Jueves	Pecho-Hombro
Viernes	Muslo-Brazo

Lunes

Press de banca	30-8	30-8	
Aberturas horizontales	30-8	30-8	
Pull-over	30		
Polea alta	30-8	30-8	
Polea baja	30-8	30-8	
Abdominales	6 de 10		

Martes

Elevaciones laterales	30-8	30-8	
Pájaro	30-8	30-8	
Press tras nuca	30-8	30-8	
Bíceps con barra	30-8	30-8	
Tríceps acostado con barra	30-8	30-8	30-8
	30-8		

Miércoles

Polea alta	30-8	30-8	
Remo a un brazo	30-8	30-8	
Leg-extensión	30-20-10		
Sentadilla	30-8	30-8	30-8
Leg-curl	30-8	30-8	
Gemelos	30-8	30-8	30-8

Jueves

Press superior	30-8	30-8	
Aberturas superiores	30-8	30-8	

Fondos.........................3 de 20
Elevaciones laterales...30-8 30-8
Pájaro 30-8 30-8
Press tras nuca............30-8 30-8
Viernes
Leg-extensión 30-20-10
Sentadilla....................30-8 30-8 30-8
Leg-curl.......................30-8 30-8
Gemelos 30-8 30-8 30-8
Bíceps de pie
con mancuernas 30-8 30-8
Bíceps concentrado.....3 de 10
Tríceps a la polea 30-8 30-8
Tríceps de pie
con barra 30-8 30-8

FINALIDAD DE LAS ESPECIALIZACIONES MUSCULARES

No todo el mundo tiene la suerte de estar proporcionado. Son innumerables los fisicoculturistas que tienen un grupo muscular insuficientemente desarrollado respecto a los demás, lo cual crea cierto «complejo» (los casos más patéticos los hemos visto con los gemelos).

La única solución posible es la de especializarnos en el grupo muscular deficiente hasta conseguir la proporción con el resto del cuerpo.

Las especializaciones que ofrecemos (orientativas) se deberán efectuar dos días a la semana. Los días ideales son los martes y viernes en los que sólo se entrena el grupo deficiente, los demás días el resto del cuerpo.

Por ejemplo: Especialización en los muslos:

Lunes: Pecho-Dorsal
Martes: Muslos
Miércoles: Descanso
Jueves: Hombro-Brazo
Viernes: Muslos

Especialización en los deltoides-trapecios

1ª Semana
Elevaciones laterales ..2 de 10
Press tras nuca ....2 de 10
Pájaro ....2 de 10
Elevaciones frontales ..2 de 10
Remo de pie ....2 de 10
Encogimientos.............2 de 10

2ª Semana
Elevaciones laterales ..3 de 10
Press tras nuca 10-8-6
Pájaro ....3 de 12
Elevaciones frontales ..2 de 10
Remo de pie ....2 de 12
Encogimientos.............2 de 20

3ª Semana
Elevaciones laterales ..4 de 10
Press tras nuca 12-10-8-6
Pájaro ....4 de 12
Elevaciones frontales ..2 de 10
Remo de pie ....3 de 12
Encogimientos.............3 de 20

4ª Semana
Elevaciones laterales ..5 de 10
Press tras nuca 12-10-8-6-6
Pájaro ....5 de 12
Elevaciones frontales ..2 de 10
Remo de pie ....3 de 12
Encogimientos.............3 de 20

Especialización en el dorsal

1ª Semana
Dominadas..................2 de 8
Remo inclinado
con barra.....................2 de 10
Polea alta.....................2 de 10
Polea horizontal ....2 de 10
Polea oblicua ....2 de 10
Remo a un brazo ....2 de 12

2ª Semana
Dominadas..................3 de 10
Remo inclinado ....2 de 10
Polea alta.....................2 de 10
Polea horizontal ....3 de 10
Polea oblicua ....3 de 10
Remo a un brazo ....2 de 10

3ª Semana
Dominadas..................3 de 10
Remo inclinado ....3 de 10
Polea alta.....................3 de 10
Polea horizontal ....3 de 10
Polea oblicua ....4 de 10
Remo a un brazo ....3 de 12

4ª Semana
Dominadas..................3 de 10
Remo inclinado ....4 de 10
Polea alta.....................4 de 10
Polea horizontal ....4 de 10
Polea oblicua ....4 de 10
Remo a un brazo ....4 de 12

Especialización en el pecho

1ª Semana
Pull-over.....................2 de 12

Aberturas horizontales 2 de 12
Fondos ....2 de 10
Aberturas superiores ...2 de 10
Press superior,
separación de las
manos media...............1 de 10
Press superior,
separación de las
manos larga................1 de 10
Press superior,
manos juntas (M.J.).....1 de 10
Press banca,
separación de las
manos media (S.M.)....1 de 10
Press banca,
separación de las
manos larga (S.L.).......1 de 10
Press banca,
manos juntas (M.J.).....1 de 10

2ª Semana
Pull-over ....2 de 12
Aberturas horizontales 2 de 12
Fondos ....3 de 10
Press superior .............S.M.   2 de 10
Press superior .............S.L.   1 de 10
Press superior .............M.J.   2 de 10
Press banca ................S.M.   2 de 10
Press banca ................S.L.   1 de 10
Press banca ................M.J.   2 de 10

3ª Semana
Pull-over ....3 de 12
Aberturas horizontales 3 de 10
Fondos ....3 de 10
Press superior .............S.M.   2 de 10
Press superior .............S.L.   2 de 10
Press superior .............M.J.   2 de 10
Press banca ................S.M.   2 de 10

Press banca.................S.L.   2 de 10
Press banca.................M.J.   2 de 20

4ª Semana
Pull-over ....4 de 12
Aberturas horizontales.4 de 10
Fondos.........................3 de 10
Press superior .............S.M.   2 de 10
Press superior .............S.L.   2 de 10
Press superior .............M.J.   3 de 10
Press banca.................S.M.   2 de 10
Press banca.................S.L.   3 de 10
Press banca.................M.J.   3 de 20

Especialización en el brazo

1ª Semana
Curl bíceps con barra ..2 de 10
Tríceps polea ....2 de 20
Curl bíceps en
banco inclinado............2 de 10
Tríceps francés ....2 de 12
Curl bíceps en banco
Larry Scott ....2 de 10
Tríceps de pie a
dos manos ....2 de 10
Curl bíceps
concentrado.................2 de 12
Tríceps con
mancuerna acostado ...2 de 10

2ª Semana
Curl bíceps con barra ..3 de 10
Tríceps a la polea 20-15-10
Curl bíceps en
banco inclinado............10-8-6
Tríceps francés 12-10-8
Curl bíceps en banco
Larry Scott ....2 de 10

Tríceps de pie a
dos manos ....2 de 10
Curl bíceps concentrado 2 de 12
Tríceps con
mancuerna acostado ...3 de 10

3ª Semana
Curl bíceps con barra ..12-10-8-6
Tríceps a la polea 20-15-10
Curl bíceps en banco
inclinado 10-8-8-8
Tríceps francés 12-10-8-8
Curl bíceps en banco
Larry Scott ....3 de 10
Tríceps de pie a
dos manos ....3 de 10
Curl bíceps
concentrado.................12-10-8-12
Tríceps con
mancuerna acostado ...3 de 10

4ª Semana
Curl bíceps con barra ..12-10-8-6
Tríceps a la polea 20-15
Curl bíceps en
banco inclinado............10-8-8-8
Tríceps francés 12-10-8-8-12
Curl bíceps en banco
Larry Scott ....3 de 10
Tríceps de pie a
dos manos 10-10-10-12
Curl bíceps
concentrado.................12-10-8-12
Tríceps con
mancuerna acostado ...6 de 10

Especialización en los gemelos

1ª Semana

1. Estiramiento y calentamiento
(movimiento lento y completo).....1 de 50
2. Leg-press vertical u horizontal
(movimiento lento y completo).....2 de 15
3. Ejercicio del burro
(movimiento rápido y completo)...30-25-20
4. Con barra de pie sin zapatos
y sin tocar con los talones en el
suelo (movimiento lento)..............3 de 12
5. Trabajo del sóleo
(movimiento lento y completo).....2 de 30

2ª Semana
Ejercicio nº 1 ....2 de 50
Ejercicio nº 2 ....3 de 15
Ejercicio nº 3 30-25-20-15
Ejercicio nº 4 ....4 de 12
Ejercicio nº 5 ....3 de 30

3ª Semana
Ejercicio nº 1 ....2de 50
Ejercicio nº 2 ....4 de 15
Ejercicio nº 3 30-25-20-15
Ejercicio nº 4 ....5 de 12
Ejercicio nº 5 ....4 de 30

4ª Semana
Ejercicio nº 1 ....2 de 50
Ejercicio nº 2 ....4 de 15
Ejercicio nº 3 30-25-20-15-12-10
Ejercicio nº 4 ....6 de 12
Ejercicio nº 5 ....6 de 30

MÉTODO ISOCINÉTICO

El método isocinético consiste fundamentalmente en la realización del movimiento contra una carga que ofrece la misma resistencia a lo largo del movimiento (en todas las angulaciones). Es decir, la velocidad del movimiento es casi constante y la carga ofrece la misma resistencia a los músculos involucrados en todos los ángulos del recorrido del movimiento. Esto demuestra que contiene una base isotónica por cuanto hay movimiento. La primera máquina construida para este método fue ideada y desarrollada por el biomecánico neoyorquino James Perrine que la denominó Cibex-exercicer. Su gran inconveniente es su alto costo. Más tarde apareció una máquina mucho más económica, ideada por el doctor James Counsilman.

Sin embargo la auténtica «revolución» en los gimnasios fisicoculturistas fueron las máquinas Nautilus, que fueron diseñadas, parece ser por Arthur Jones. Las ventajas de las máquinas Nautilus sobre todas las demás eran las siguientes:

Ofrecen una resistencia en todo el recorrido del movimiento, es decir total,
directa o localizada al músculo o los músculos que se desea trabajar,
equilibrada,
opuesta a la dirección del movimiento,
la resistencia varía automáticamente a lo largo del recorrido del movimiento,
los movimientos son rotacionales,
el esfuerzo es positivo y negativo,
preestiramiento muscular antes de iniciar el ejercicio y resistencia en la posición final del mismo.

Las críticas de Jones hacia las pesas y los aparatos convencionales eran las siguientes:
– No permiten que el músculo (o los

músculos) trabajen en toda la amplitud del recorrido del movimiento porque no hay posición de partida totalmente extendida, ni resistencia en la posición de partida totalmente extendida, ni resistencia en la posición final.

– Si no se cumplen estos requisitos el músculo no trabaja a plenitud; muchas de sus fibras no intervienen en el trabajo.

La posición de partida totalmente extendida es importante por dos razones:

– Obliga a un preestiramiento de los músculos involucrados en el ejercicio, lo que aumenta la amplitud del recorrido del movimiento.

– Aumenta la flexibilidad.

Las máquinas convencionales no producen una resistencia directa y localizada al músculo (o grupo de músculos) que se desea trabajar.

No ofrecen resistencia a lo largo de todo el recorrido, ni es variable automáticamente porque hay ciertos puntos (angulaciones) más fuertes que otros. Por tanto la resistencia debe variar a lo largo del movimiento.

Aunque el trabajo responde a la constitución biomecánica-rotacional de las articulaciones humanas es necesario explotar aún más el movimiento rotacional.

Fundamentalmente realizan el trabajo durante la fase positiva del movimiento. En la posición final y en la fase negativa hay muy poco trabajo.

Para obviar estos inconvenientes, Jones y sus colaboradores idearon las máquinas llamadas «Nautilus» que al igual que las convencionales presentan un armazón, un punto de apoyo para el ejecutante y las pesas, pero a las que han aña-

dido poleas (levas o ruedas) excéntricas, correas y contrapesos.

La combinación de estos accesorios es lo que permite que la resistencia se aplique a todo lo largo del recorrido y en forma variable; según Jones la máquina Nautilus puede regular la resistencia automática de todas las ejecuciones (angulaciones). Cuando el ejecutante alcanza la angulación donde tiene más fuerza, el radio de la polea también alcanza su máximo, por lo que la resistencia es igualmente máxima. Si a continuación el ejecutante comienza a moverse hacia posiciones más débiles, automática e instantáneamente el radio de la polea se reduce en proporción igual a lo que dismunuye la resistencia. Según Arthur Jones el crecimiento del tejido muscular se relaciona con la intensidad del ejercicio. El aumento de la masa muscular y de la fuerza son alcanzados por breves e infrecuentes entrenamientos (si la intensidad del ejercicio es suficiente).

El aumento de la cantidad de entrenamiento no es necesario ni deseable. Por el contrario, una gran cantidad de entrenamiento de alta intensidad reduce la cantidad de la fuerza y el aumento de la masa muscular.

Opinan que no se requiere dieta especial, siempre y cuando se ingiera una suficiente y equilibrada. No es necesario ni deseable el uso de anabolizantes. La máxima ganancia en fuerza sólo es posible con el uso de movimientos realizados al máximo de amplitud articular en forma rotacional y con la resistencia aplicada en forma directa y variable automáticamente.

Jones recomendaba una sola serie de 10 repeticiones (por grupo muscular) realizándose las 7-8 primeras bajo carga submaximal y las últimas correspondiendo a las maximales. También recomienda ejecuciones lentas y seguras con una breve pausa al comienzo y al final de cada repetición para que los músculos se relajen (lo cual es bueno para la fuerza pero negativo para el desarrollo muscular) aproximadamente un par de segundos, facilitando así la circulación sanguínea.

A pesar de todo lo anterior no debe pensarse que el trabajo isocinético es la solución total. Parece ser que en la natación encaja bien, ya que de por sí éste es un ejercicio isocinético debido a que el agua ofrece una resistencia constante; pero los movimientos involucrados en los deportes terrestres tienen precisamente como factor decisivo la aceleración del movimiento lo que indica que el entrenamiento isocinético debe emplearse con el único fin de mejorar la fuerza general (y tal vez la resistencia a la fuerza), y no para mejorar la fuerza rápida o específica necesaria para las competiciones o los partidos.

Resumiendo:

Estamos de acuerdo que se puede mejorar la fuerza con una sola serie (más de tres calentamientos, con lo cual nos vamos a cuatro series).

De todas maneras las máquinas Nautilus son excepcionales para el desarrollo muscular pero no para la fuerza.

Sabemos a ciencia cierta que para desarrollar un músculo es necesario un mínimo de 6 series por ejercicio (o grupo muscular). Jones contrató a dos grandes culturistas para que hicieran propaganda de sus aparatos (Viator y Mentzer). Con Viator y bajo la supervisión del departamento de Educación Física de la Universidad Estatal de Colorado y por el Dr. Elliot Plese, Director del Laboratorio para la universidad, realizó un experimento que más bien fue una tomadura de pelo, ya que al inicio del experimento Casey Viator estaba 14 kilos por debajo de su peso normal (debido a un accidente) y Mentzer años más tarde ha sido uno de los pocos culturistas que ha reconocido haber tomado anabolizantes hormonales y además Mentzer cuando abandonó la empresa Nautilus realizaba aproximadamente unas seis series por ejercicio. En la actualidad Mentzer apenas entrena debido a las múltiples lesiones articulares (una de las grandes «ventajas» de hacer todas las series al límite del esfuerzo...).

¿A qué se debe la gran aceptación que tuvo el sistema de Jones entre los culturistas de épocas pasadas y de muchos de los actuales?

En primer lugar *Iron Man* y *Fuerza y Salud (Strength and Healt),* las dos revistas que también promocionaron la contracción isométrica y estaban enfocadas principalmente al entrenamiento de la fuerza, (de todas las revistas que dispongo de aquellos años, el 80 % de su contenido trata del entrenamiento de la fuerza) a diferencia de las revistas de Weider mucho más «culturistas» y en segundo lugar, a todos los hombres «fuertes» les encantan los entrenamientos cortos e intensos, lo mismo que a los obesos y gandules. ¿Si nos prometen que con media hora de entreno al día obtendremos los mismos resultados que si entrenamos dos horas por qué haríamos lo contrario?

Mike Mentzer apropiándose de las ideas de Jones para crear su propio concepto de entrenamiento «inventó» el sistema Heavy Duty que consistía en realizar 1 o 2 series por ejercicio y 2-3 ejercicios por grupo muscular entrenando cada grupo muscular dos días a la semana (un entreno cada dos días).

¿Cómo es posible que Mentzer, un gran culturista, pero muy inferior a una veintena de culturistas de su época (entre los cuales citaremos como ejemplo a Arnold, Colombo, Zane o Nubret) haya tenido tanta aceptación? Os remito a la explicación que he dado anteriormente. Sin embargo Mentzer tiene razón en decir que en los gimnasios, la mayoría de alumnos entrenan excesivamente y con poca intensidad. A Mike Mentzer, que ha trabajado de monitor particular en muchos gimnasios o de «entrenador personal» (muy de moda en Estados Unidos) le podríamos decir: ¿Sabe usted señor Mentzer lo que nos ocurriría si les dijéramos al 80 % de nuestros alumnos que lo que hacen no es fisicoculturismo, sino gimnasia de mantenimiento con pesas?

Aquellos culturistas que afirman que todos los campeones fisicoculturistas entrenan «poco» me parece que hablan o escriben por boca de otros. Llevo practicando el fisicoculturismo desde hace 43 años y nunca he conocido a un «gran campeón» fisicoculturista que entrene poco.

Es relativamente fácil saber cómo entrena un campeón porque podemos ir al gimnasio donde entrena y tomar apuntes de su entreno (aunque conozco a culturistas extranjeros que entrenan en dos o tres gimnasios distintos para que no se sepa cómo entrenan). Pero es muy difícil saber lo que

toman a menos que paguéis o que os considere una persona con «uso de razón».

A veces pienso que si en mi época hubiera entrenado como entrenan algunos culturistas actuales no hubiera conseguido ser campeón de España de fisicoculturismo. Mi mayor orgullo no ha sido ser campeón de España, sino el haberlo logrado sin ayuda de anabolizantes y entrenando varias horas al día. Reconozco que en la actualidad es imposible.

Y como para muestra vale un botón he aquí algunos entrenos de campeones de mi época empezando por el hermano de Mike Mentzer...

Entrenamiento de brazo de Ray Mentzer

Curl concentrado	3 de 8
Bíceps con mancuernas sentado	3 de 8
Fondos en paralelas con peso	3 de 8
Tríceps a la polea	3 de 8

Entrenamiento de brazo de Lou Ferrigno

Curl con mancuernas	5 de 8
Curls con mancuernas en banco Larry Scott	5 de 8
Curls con mancuernas en banco inclinado	5 de 8
Tríceps acostado con barra	5 de 8
Tríceps a la polea	5 de 8
Tríceps con barra	5 de 8

Gironda de pie
o sentado   5 de 8

Entrenamiento de brazo de Bill Petits (¡59 cm!)

Bíceps barra con impulso	5 de 6 con 100 kg
Bíceps barra en banco Larry Scott	5 de 6 con 72 kg
Bíceps concentrado con mancuerna	5 de 6 con 50 kg
Tríceps a la polea	5 de 6 con 68 kg
Press militar con las manos juntas	7 de 6 con 102 kg
	3 de 6 con 124 kg
	3 de 4 con 142 kg
Fondos	4 de 25
Dippings	7 de 50
Antebrazo supinación	5 de 10
Antebrazo pronación	5 de 10

Entrenamiento de brazo de Denny Gable

Curl alternos con mancuernas	5 de 10
Bíceps barra en banco Larry Scott	5 de 10
Curl concentrado	5 de 10
Tríceps a la polea	5 de 10
Tríceps acostado con barra	5 de 10
Tríceps de pie mancuerna a una mano	5 de 10

Entrenamiento de brazo de Ken Waler

Tríceps a la polea	4 de 10
Tríceps de pie con barra	4 de 10
Tríceps de pie mancuerna a una mano	4 de 10
Tríceps acostado con barra	4 de 10
Tríceps de espalda a la polea	4 de 10
Curl alternos con mancuernas de pie	4 de 12
Curl concentrado con mancuernas	4 de 10
Flexión de brazo con barra de pie manos en pronación	4 de 10
Curl alternos sentado con mancuernas	4 de 10
Bíceps a una mano en la polea	4 de 15

Entrenamiento de brazo de F. Colombo

Bíceps con mancuernas en plano inclinado	5 de 8
Tríceps a la polea	5 de 8
Curl bíceps barra con impulso	4 de 8
Tríceps acostado con barra	4 de 6
Bíceps barra en banco Larry Scott	4 de 8
Tríceps de pie con barra o tríceps banca	4 de 8

Entrenamiento de deltoides de Bill Grant

Elevaciones laterales...5 de 12
Press militar.................5 de 8
Remo de pie ....5 de 10
Pájaro ....5 de 12

Entrenamiento de deltoides de Bill Pearl

Press militar.................5 de 5
Elevaciones laterales...5 de 8
Press tras nuca............5 de 5
Pájaro ....5 de 8

Entrenamiento de deltoides de Dennis Tinnerino

Press militar.................6 de 8
Press alterno
con mancuernas ....6 de 8
Pájaro ....4 de 6-8
Elevaciones laterales...4 de 6-8
Encogimientos de
hombros con
mancuernas.................4 de 6-8

Entrenamiento de deltoides de F. Colombo

Elevaciones laterales...4 de 10
Pájaro ....6 de 10
Press tras nuca............4 de 8
Elevaciones
frontales......................3 de 8

Elevación lateral
a la polea ....3 de 10

Entrenamiento de pecho de Arnold Schwarzenegger

Press superior ....5 de 8-10
Press de banca............5 de 8-10
Aberturas ....5 de 8-10
Contracciones
de pectorales
a la polea ....5 de 8-10

2° Entrenamiento para el pecho de Arnold Schwarzenegger

Press de banca............4 de 8-10
Fondos.........................4 de 8-10
Aberturas ....4 de 8-10
Press superior ....4 de 8-10
Pull-over
con mancuerna............4 de 8-10

Entrenamiento de dorsal de Arnold Schwarzenegger

Dominadas agarre
muy abierto..................5 de 10
Remo polea baja
con parada en
los abdominales...........5 de 10
Remo inclinado
con barra ....5 de 10
Hiperextensiones
o peso muerto..............4 de 15 o 5 de 10

Entrenamiento para los muslos de Dennis Tinnerino

Leg-extensión	5 de 8
Media sentadilla	5 de 8 (aumentando progresivamente los kilos)
Media sentadilla	2 de 12
Hack	4 de 8
Leg-curl	5 de 8
Caída frontal	4 de 20

Nota: El hack y la caída frontal sólo los realiza en la preparación a campeonatos.

Programa de entrenamiento de Arnold Schwarzenegger antes del Campeonato del Mundo de 1969.

Lunes-Miércoles-Viernes
Dorsales: 2 ejercicios. 15 series de cada ejercicio.
Pecho: 5 ejercicios. 7 series de cada ejercicio.
Hombros: 3 ejercicios. 8 series de cada ejercicio.

Martes-Jueves-Sábado
Muslos: 4 ejercicios. 6 series de cada ejercicio.
Gemelos: 1 ejercicio. 10 series.
Bíceps: 3 ejercicios. 7 series de cada ejercicio.
Tríceps: 4 ejercicios. 7 series de cada ejercicio.

Domingo
Gemelos: 1 ejercicio. 15 series

Abdominales: 2 ejercicios. 10 series de cada ejercicio.

Entrenamiento del campeón inglés Frank Richard

Lunes-Miércoles-Viernes
Hombros: 4 ejercicios. 6 series de cada ejercicio.
Pecho: 4 ejercicios. 6 series de cada ejercicio.
Bíceps: 3 ejercicios. 6 series de cada ejercicio.
Tríceps: 3 ejercicios. 4 series de cada ejercicio.
Abdominales: 2 ejercicios. 5 series de cada ejercicio.

Martes-Jueves-Sábado
Dorsales: 4 ejercicios. 5 series de cada ejercicio.
Muslos: 4 ejercicios. 6 series de cada ejercicio.
Gemelos: 1 ejercicio. 10 series.

Hemos citado los entrenamientos de campeones de una época pasada porque entonces los fisicoculturistas apenas se anabolizaban. Lo máximo era tomar 6 pastillas de Dianabol al día, mientras que los culturistas actuales alcanzan los 250 mg diarios además de la hormona de crecimiento, protectores hepáticos y un largo etcétera.

Los culturistas de mi época eran más inocentes que Caperucita Roja. De todas maneras conozco a un culturista que toma las dosis citadas y quedó en un 7° lugar en un campeonato de Cataluña, porque para ser campeón de fisicoculturismo no basta con anabolizarse...

LA CONTRACCIÓN ISOMÉTRICA

En la contracción isométrica *no cambia la longitud del muslo por intensa que sea su contracción.* A las contracciones isométricas también se las llama contracciones estáticas.

La moda de las contracciones isométricas data de 1960 por los trabajos realizados por un fisiólogo alemán (el doctor Erich Müller) aunque fueron los americanos del norte (Dr. Steinhaus) y particularmente el Director del Instituto de Educación Física de la Universidad de Nueva York (Vic Obeck) quien se hizo millonario gracias a la publicación de un pequeño libro titulado: *Cómo endurecer los músculos sin moverse.* A partir de entonces la T.V. y algunos avispados comerciantes se dedicaron a explotar el filón: «Músculos a seis segundos».

A pesar de que la contracción isométrica se comercializara en 1960, las contracciones estáticas datan de principios de este siglo. Ling ya trató de las contracciones estáticas, pero negativamente, lo mismo que Hebert quien afirmaba que no existe un sistema de gimnasia estática.

Desbonnet, Sandow así como Marcel Rouet practicaban las contracciones isométricas pero como complemento del entrenamiento.

En Estados Unidos Peary Rader editor de *Iron Man* y Bob Hoffman de *Strength and Healt* tuvieron el mérito de crear una jaula compuesta de dos montantes verticales agujereados cada 7 cm por los cuales se introduce una barra. Con este artilugio se efectuaban contracciones estáticas, principalmente con los ejercicios siguientes: peso muerto, sentadilla, press militar. Cada contracción duraba 6 segundos.

Sin embargo, volvemos a insistir que los «padres» de la Educación Física de este siglo así como prestigiosos doctores especializados en ella han escrito en contra de las contracciones estáticas; entre ellos mencionemos a Lagrange y Demeny que dijo al respecto: «El movimiento debe ser completo y continuo».

André Latarjet, profesor de Anatomía de la Facultad de Medicina de Lyon, autor del mejor libro de anatomía que conozco ya que lo redactó para profesores de Educación Física y Quinesioterapeutas, hace una apología del culturismo:

Los movimientos efectuados con lentitud y potencia educan a la vez los dos grupos musculares interesados. Los movimientos breves y rápidos sólo desarrollan el grupo agonista correspondiente.

El método isométrico después de la amplia divulgación ha ido a menos por diversas razones:

Desarrolla sólo fuerza específica. Los especialistas objetan que la fuerza sólo se desarrolla en el punto muscular (angulación) en que la resistencia se aplica y no sobre toda la amplitud del movimiento.

No constituye una fuente motivacional suficiente para la mayoría de deportistas.

Dado que responde a la ley del «todo o nada», es muy difícil establecer los límites individuales del esfuerzo y las recuperaciones que siguen al mismo. Esto significa que igual puede sobreentrenar que dejar al deportista por debajo de sus posibilidades reales.

Para saber si hay progreso es necesario recurrir a los tests isotónicos, y si el deportista no ve progreso, pierde interés para seguir el programa.

Las investigaciones realizadas han ofrecido resultados extremos y muy irregulares, y en la mayoría de los casos en que se han comparado con los del trabajo isotónico, han obtenido peores resultados.

Peary Rader y Bob Hoffman aconsejaban semanalmente tres entrenamientos isométricos y dos o tres entrenamientos isotónicos. Sin embargo reservaban dicho sistema de entrenamiento para culturistas o halterófilos muy avanzados pero nunca para principiantes.

Entre los aspectos más negativos de las contracciones isométricas están la ausencia de la toma de conciencia cortical de la resistencia y el bloqueo de la respiración en apnea, lo cual puede originar patologías cardiacas en sujetos «predispuestos».

LA CONTRACCIÓN ISOTÓNICA

Cuando realizamos una contracción muscular variando el músculo su longitud mientras su tono permanece invariable se le llama contracción isotónica, que no existe realmente ya que la tensión varía rápidamente al fatigarse el único músculo.

La mayoría de ejercicios y movimientos que realizamos en culturismo y casi todos los movimientos de nuestra vida corriente son movimientos isotónicos, por lo tanto son los más naturales.

Desde el punto de vista culturista se le

ha reprochado que la resistencia no es constante a lo largo de todo el recorrido (dependiendo de cada ejercicio) en consecuencia no trabajamos el músculo al 100 % en la fase activa o positiva del movimiento y el culturista, lo que desea es obtener el máximo rendimiento en todos los movimientos que realiza. Ésta es la razón por la cual se inventaron los Nautilus. Sin embargo, si desde el punto de vista culturista la intensidad de las contracciones debería ser constante a lo largo de todo el recorrido, fisiológicamente no es aconsejable ya que en el transcurso de un recorrido articular la implicación o la sinergia de los músculos que participan en el movimiento no es siempre constante ya que dependerá del recorrido. Por ejemplo:

Si efectuamos la sentadilla, cuando estamos de cuclillas los músculos que participan son: los glúteos y los cuádriceps, con poca participación del recto anterior. Cuando llevamos 40 cm de recorrido empiezan a participar los isquiotibiales y los lumbares. Cuando hemos sobrepasado la mitad de la sentadilla el cuádriceps continúa trabajando pero el recto anterior trabaja más intensamente, así como los isquiotibiales, lumbares y glúteos. Casi al final del recorrido son los vastos interno o externo (dependiendo de la posición de los pies) los que trabajan más intensamente.

Al contrario, en el leg-extensión no participan los glúteos, lumbares, isquiotibiales, ni gemelos. El ejercicio se localiza principalmente en el cuádriceps y sobre todo (en la última fase del recorrido) en el recto anterior.

En consecuencia, somos mucho más fuertes en la última fase del recorrido, por lo tanto es absurdo que intentemos empezar el movimiento con la misma resistencia que lo acabamos porque lo único que conseguiremos (si nos esforzamos) es dañar la articulación de la rodilla. Por esta razón un leg-extensión selectorizado sin excéntrica es un aparato perjudicial y podemos afirmar que el primer aparato que se inventó era mucho menos perjudicial (para la rodilla) que el 90 % de aparatos que se venden en la actualidad.

Los movimientos isotónicos hemos dicho que se dividen en dos fases. En la primera fase (cuando efectuamos el esfuerzo) se le llama fase activa o positiva y cuando resistimos el esfuerzo se le llama fase negativa. Debido a que somos más fuertes al resistir que al desarrollar o levantar resulta que en la fase negativa del movimiento no se obtiene el resultado apetecido por los culturistas que es el trabajo máximo en las dos fases del movimiento.

Normalmente, en el press de banca o sentadilla, si levantamos 100 kg en la fase positiva podríamos hacer la fase negativa del movimiento con un 20-30 % más que en la fase positiva. Por esta razón se inventó el método negativo que consiste en utilizar en la fase negativa un 20-30 % más de peso que en la fase positiva. El método clásico consiste en que el compañero nos ayude en cada repetición. El sistema es fabuloso pero el compañero «se pega una paliza».

Dos fabricantes de aparatos han paliado este inconveniente. Sportronic con su máquina Vitatop que posee un motor eléctrico regulable de 1 a 120 kg permitiéndonos realizar esfuerzos asimétricos, o sea,

podemos regularlo y hacer una sentadilla en la fase positiva con 70 kg y 100 kg en la fase negativa (por ejemplo). Panatta es otro de los que ha fabricado un leg-pess horizontal eléctrico que permite el trabajo disimétrico o coaxial. Sin lugar a dudas es un extraordinario aparato para los fisicoculturistas.

RECORRIDOS, AMPLITUD Y CONTRACCIÓN

Los recorridos se dividen en mesotónicos, hipotónicos e hipertónicos. La amplitud de los movimientos puede ser media, interna o completa. Las contracciones pueden ser excéntricas o negativas o concéntricas o positivas.

Recorridos

Los recorridos tienen relación con la gimnasia correctiva o de sostén. Un músculo tónico es un músculo cuya tonicidad y longitud es normal.

Un músculo hipotónico es un músculo que ha sido entrenado en busca de su máxima longitud lo cual va en contra de la tonicidad muscular, pero en beneficio de algunas especialidades deportivas.

Un músculo hipertónico es un músculo que ha sido entrenado incorrectamente (movimientos excesivamente cortos) a menos que hayan sido entrenados con una finalidad correctiva (hipertonificación de los músculos fijadores de los omoplatos en el caso de una actitud cifótica).

Amplitud

Los ejercicios que desarrollan los músculos en mayor grado son los que los trabajan en una amplitud completa. Por ejemplo:

El curl de bíceps con barra de pie es un ejercicio de amplitud completa. El curl con mancuerna tendido en un banco horizontal es un ejercicio de amplitud externa. El curl de biceps concentrado con una mancuerna es un ejercicio de amplitud interna.

MÚSCULOS MONOARTICULARES Y MÚSCULOS PLURIARTICULARES

Los músculos se insertan en una o varias articulaciones. El conocimiento de las inserciones musculares es absolutamente necesario, pues de ello depende la selección de ejercicios que puedan estirar al máximo un determinado músculo si entrenamos la flexibilidad, y la elección de un determinado ejercicio si lo que deseamos

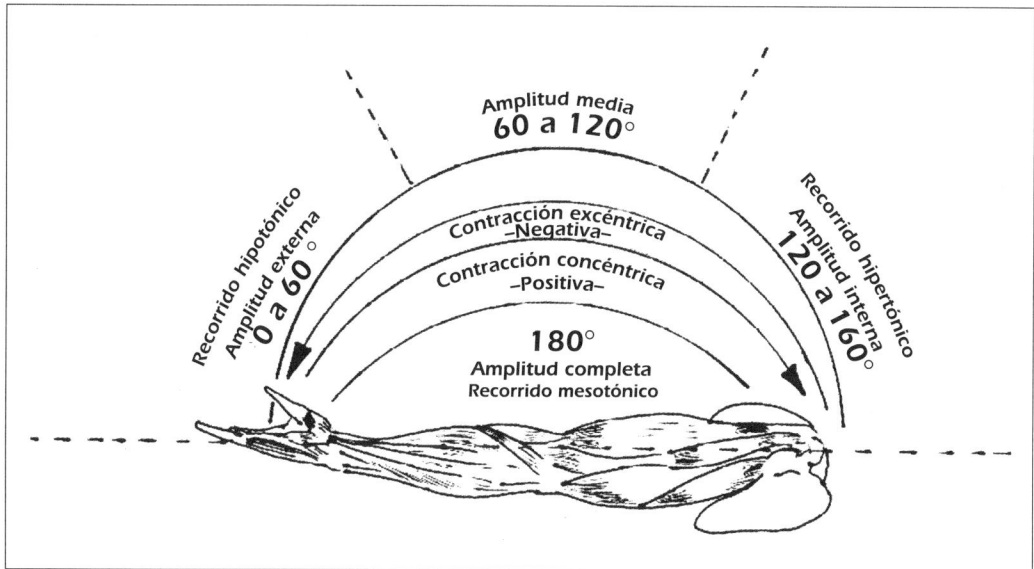

Contracción

La contracción concéntrica (positiva) es favorable a la fuerza. La contracción excéntrica (negativa) es favorable al desarrollo muscular. Los practicantes de fuerza deberían tratar de realizar la fase excéntrica rápidamente. Los practicantes fisicoculturistas deberían realizar lentamente la fase concéntrica y muy lentamente (el doble de tiempo) la fase excéntrica del movimiento.

es el máximo de localización muscular, con la finalidad de lograr un desarrollo completo y armonioso.

A los fabricantes de aparatos les aconsejo no inventar aparatos pluriarticulares si el músculo implicado es monoarticular, ya que los aparatos monoarticulares serán siempre más efectivos que los aparatos pluriarticulares.

Respecto a la flexibilidad

Podemos creer que al efectuar una sentadilla completa estiramos todos los músculos del muslo, lo cual no es cierto, ya que el recto anterior del muslo es un músculo pluriarticular, en consecuencia, nos vemos obligados a hacer un movimiento de hiperextensión (el Sissy-Squat) si queremos estirar o localizar el trabajo en este músculo.

Respecto al desarrollo muscular

La porción larga del tríceps es pluriarticular y las otras dos cabezas son monoarticulares. Si lo que deseamos es un desarrollo completo del tríceps y queremos localizar el trabajo en la porción larga del mismo deberemos realizar el ejercicio de este músculo de pie con barra o mancuerna a dos manos o mejor aun, el tríceps con macuerna a una mano de pie, ya que son los dos únicos ejercicios que localizan en dicha porción muscular.

Sobre la fabricación de aparatos

Crear un aparato pluriarticular cuando el músculo es monoarticular, además de ser una idiotez, nos impedirá trabajar el músculo con la máxima intensidad. Por ejemplo: en el contractor lo correcto sería empujar con el bíceps y antebrazo en lugar de hacer todo el esfuerzo con las manos manteniendo el brazo estirado.

Otro de los muchos errores que cometen los fabricantes de aparatos es que sepan distinguir entre un aparato de gemelos (o gastrocnemio) y un aparato para el sóleo. Los gemelos al ser músculos pluriarticulares necesitan (para obtener el máximo de resultados) que la rodilla esté flexionada, sin embargo los sóleos pueden y deben trabajarse con las piernas dobladas ya que los sóleos son músculos monoarticulares.

La inmensa mayoría de fabricantes de aparatos (no todos, evidentemente) suelen ser ignorantes y a veces prepotentes pero como algunos de los que adquieren aparatos tampoco tienen grandes conocimientos y los alumnos que van a utilizar el material todavía menos pues no pasa absolutamente nada...

TIEMPO DE EJECUCIÓN DE LOS MOVIMIENTOS

Dos personas pueden realizar la misma rutina y una agotarse tres veces más que la otra. Todo dependerá del tiempo en que tardemos en realizar los movimientos. Todos aquellos que «columpian los kilos utilizados» conseguirán aumentar la fuerza pero difícilmente conseguirán aumentar de volumen muscular. Los movimientos se han de hacer de forma estricta y los que no lo han entendido, tampoco han comprendido la esencia del culturismo. El culturista, a diferencia de cualquier otro deportista no debe economizar el esfuerzo.

Hemos cronometrado un curl de bíceps con barra:

Mal hecho: 10 repeticiones en 11 segundos.

Bien hecho: 10 repeticiones en 50 segundos.

¡Casi 5 veces más de tiempo invertido! Es decir, 5 veces más de esfuerzo, o sea 5 veces más de agotamiento.

Esta «forma» de entrenar es corriente entre aquellos que practican la fuerza o la potencia, pero estos individuos nunca comprenderán la esencia del culturismo.

Es prácticamente imposible erradicar los practicantes epilépticos del gimnasio. En mi gimnasio he contabilizado un 80 % de alumnos epilépticos y tan sólo un 20 % de alumnos que ejecutan los movimientos correctamente.

Hemos cronometrado el tiempo ideal para ejecutar algunos de los principales movimientos fisicoculturistas para diez repeticiones, con el siguiente resultado:

Press con mancuernas: 30 segundos.
Leg press oblicuo: 30 segundos.
Press de banca: 32 segundos.
Press tras nuca: 32 segundos.
Leg-curl   35 segundos.

Tríceps polea: 36 segundos.
Sentadilla: 40 segundos.
Press superior: 44 segundos.
Leg-extensión: 45 segundos.
Curl bíceps con barra: 50 segundos.
Elevaciones laterales: 50 segundos.
Pull-over: 70 segundos.

ENCADENAMIENTO RACIONAL DE LOS EJERCICIOS

Al establecer la rutina fisicoculturista debemos tener presente que los ejercicios globales o sinérgicos deben efectuarse siempre antes que los ejercicios analíticos o localizados.

Los ejercicios básicamente sinérgicos, digo básicamente ya que en todos los movimientos existe una sinergia de acción, son aquellos en los que participan varios músculos a la vez, son los ejercicios que hemos citado cuando hemos tratado del volumen muscular y sus ejercicios.

a) Ejercicios de primer orden

Son aquellos en los cuales la participación de los grandes grupos musculares es importantísima, como

Press de banca: Pectorales-Deltoides-Tríceps.
Sentadilla: Muslos-Glúteos-Femorales.
Press militar: Deltoides-Tríceps-Trapecios.
Dominadas: Dorsal-Bíceps-Antebrazo.
Fondos: Pectorales-Deltoides-Tríceps.
Peso muerto: Lumbares-Femorales-Antebrazos.

b) Ejercicios de segundo orden

Son aquellos que sin llegar a ser ejercicios analíticos «puros» son de intensidad elevada y de localización intermedia.

Leg-press horizontal.
Leg-press oblicuo.
Curl de bíceps con barra.
Remo inclinado con barra.
Hack.
Remo polea baja.
Press con mancuernas.
Remo en punta.
Elevaciones laterales.
Remo de pie.
Tríceps a la polea.
Aberturas horizontales.

c) Ejercicios de tercer orden

Son los ejercicios más localizados:
Elevación lateral a un brazo acostado.
Curl bíceps concentrado.
Tríceps a una mano.
Leg-extensión.
Leg-curl.
Burro.
Sóleo sentado.
Hiperextensiones.
Aberturas cruzadas.
Remo a un brazo.

Al establecer la rutina los ejercicios deberán seguir un orden riguroso.

Curl bíceps con barra.
Curl alterno con mancuernas.
Remo a un brazo.

Dominadas.
Remo polea baja.
Remo a un brazo.

Sentadilla.
Leg-press oblicuo.
Leg-extensión.

Press tras nuca.
Remo de pie.
Elevaciones laterales.

En ciertos casos podemos alterar el orden de los ejercicios:

* El pull-over, a pesar de no ser un ejercicio sinérgico sí es un ejercicio correctivo (cuya finalidad es la de expansionar la caja torácica) y puede y debe hacerse en primer lugar en el entrenamiento para los pectorales de los individuos delgados.
* El leg-extensión puede hacerse en primer lugar en el entrenamiento de los muslos en el caso de que vayamos a realizar pocas series de sentadilla y «pesadas». Por ejemplo: 10-8-6-4-2
* También podemos alterar el orden de los ejercicios si realizamos un entrenamiento preagonístico, ejercicio localizado en primer lugar para agotar el músculo implicado, seguido de un ejercicio sinérgico sin pausa de descanso en segundo lugar.

PRINCIPALES SISTEMAS DE ENTRENAMIENTO

Flushing

El flushing consiste en el encadenamiento racional de los ejercicios con vistas a la máxima congestión muscular. El flushing no es un sistema de entreno sino un principio básico del fisicoculturismo.

1. Super-set

Consiste en alternar grupos musculares antagónicos o de un mismo grupo muscular, pero localizando en porciones distintas realizando dos series seguidas sin descanso.

2. Tri-set

Parecido sistema al anterior, la única diferencia es que se realizan tres ejercicios seguidos sin descanso.

3. Cuatri-set

En el cuatri-set se realizan cuatro ejercicios seguidos sin descanso.

4. Preagonístico

Consiste en un super-set realizando en primer lugar un ejercicio analítico seguido de un ejercicio sinérgico.

5. Sistema campana

Aumento progresivo y regresivo de los kilos utilizados.

6. Sistema 4-8

Se realizan 4 repeticiones con mucho peso seguidas de 8 repeticiones con la mitad del peso utilizado para las 4 primeras.

7. Sistema burns

Se realizan el máximo de repeticiones y al llegar al máximo se continúan realizando repeticiones parciales.

8. Xelofón

Se empieza la serie con un movimiento en completa extensión y a cada repetición el recorrido es más corto.

9. Rosario

Consiste en realizar un número de repeticiones, aproximadamente doce como máximo y se disminuye el número de repeticiones o se mantiene el mismo número de repeticiones disminuyendo el peso.

10. Squeezes

Mantener la posición en contracción máxima de dos a cuatro segundos las últimas repeticiones.

11. Drop sets

Continuar la serie cogiendo menos peso sin tiempo de descanso.

ENTRENAMIENTO DE LOS MÚSCULOS ABDOMINALES

En los años 40, 50 y 60 los culturistas, entrenaban los músculos abdominales en series de 50 y 100 repeticiones, en la mayoría de casos totalizando unos 1.000 abdominales diarios y lo único que conseguían eran unos abdominales resistentes pero poco desarrollados ¿para qué queremos unos abdominales resistentes? En consecuencia, si querían que se «viesen» los abdominales estaban obligados a adelgazar.

En aquella época hubiera sido impensable que un culturista de 1,80 m y 110 kg de peso corporal consiguiera una sección media definida.

Ciertos culturistas modernos dedujeron que los abdominales se debían trabajar de la misma forma y con la misma intensidad que cualquier otro músculo y empezaron a realizar 6 series de 10 repeticiones con un peso detrás de la nuca o elevaciones de piernas con zapatos de hierro, y se abandonaron los clásicos, inefectivos y perjudiciales ejercicios de elevaciones de piernas o de busto tendidos en el suelo en decúbito supino que lo único que conseguían era una lordosis por exceso de trabajo del psoasiliaco.

Gracias a los estudios de quinesiología, en biomecánica y en gimnasia correctiva los ejercicios que se aconsejan en la actualidad no tienen absolutamente nada que ver con los de hace treinta años, aun así, observamos que en algunos gimnasios, particularmente los de artes marciales y fitness todavía se efectúan ejercicios de abdominales contraindicados.

A continuación ofrecemos una selección de los mejores ejercicios que se pueden realizar actualmente para el entrenamiento de los músculos abdominales.

Descripción de los ejercicios

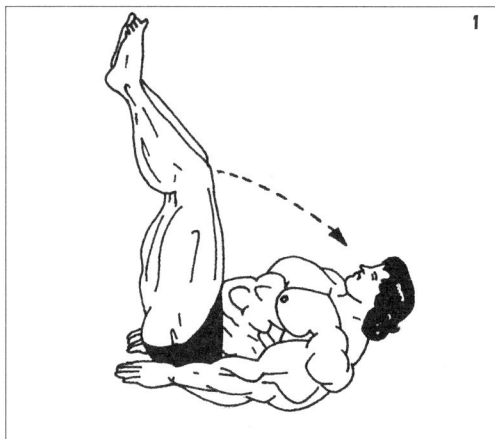

Ejercicio n° 1. Posición tendido supino, brazos a lo largo del cuerpo y piernas en la vertical. Partiendo de esta posición, el ejercicio consiste en acercar los muslos al pecho. 15 repeticiones.

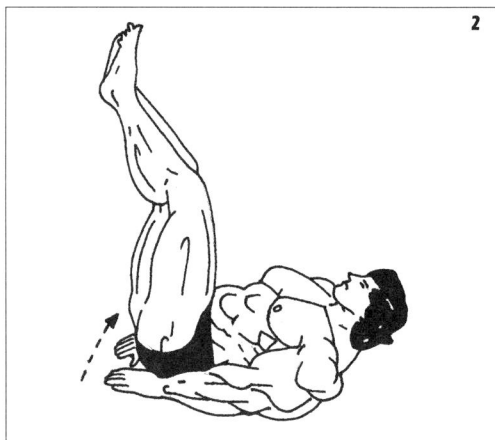

Ejercicio n° 2. Posición tendido supino, brazos a lo largo del cuerpo y piernas en la vertical. Elevar las caderas del suelo sin llevar las piernas hacia el tronco. 12 repeticiones.

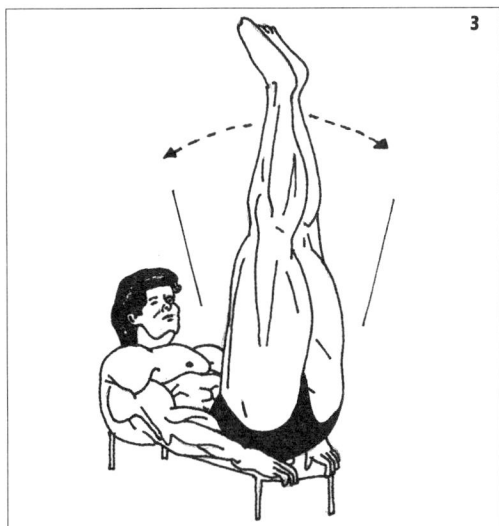

Ejercicio n° 3. Posición tendido supino sobre un banco plano, manos sujetas al borde del banco, piernas elevadas a la vertical. Balancear las piernas rectas a derecha e izquierda aproximadamente unos 45 grados. 12 repeticiones.

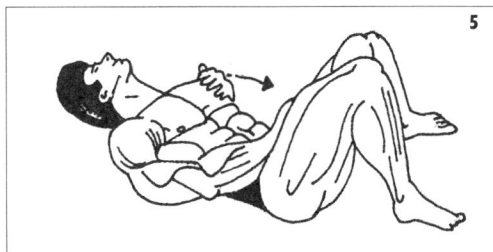

Ejercicio n° 4. Posición tendido supino, una pierna ligeramente flexionada elevada a la vertical, la otra pierna cruza sobre ésta, tobillo apoyado sobre la rodilla contraria, las manos están sujetas en la zona poplítea (detrás de las rodillas). Partiendo de esta posición acercaremos el tronco hacia las piernas. 12 repeticiones con cada pierna.

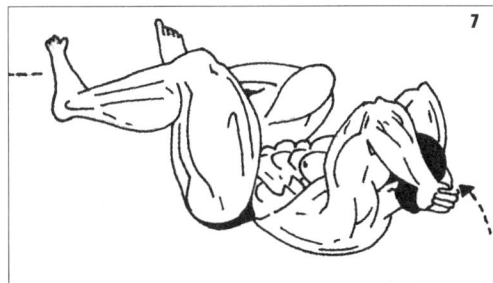

Ejercicio n° 5. Posición tendido supino, piernas flexionadas, pies apoyados en el suelo; una mano sobre el pecho, la otra sobre el muslo del mismo lado. Acercar el pecho hacia los muslos. 50 repeticiones con cada pierna.

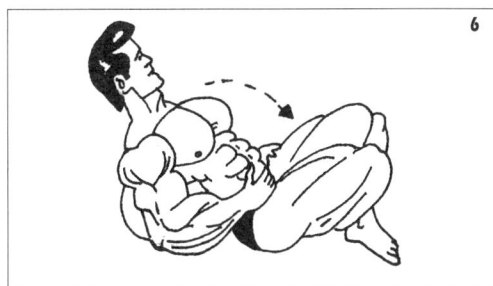

Ejercicio n° 6. Posición tendido supino, piernas flexionadas y cruzadas, manos apoyadas en la parte baja abdominal. Acercar el tronco hacia los muslos. 30 repeticiones con cada pierna.

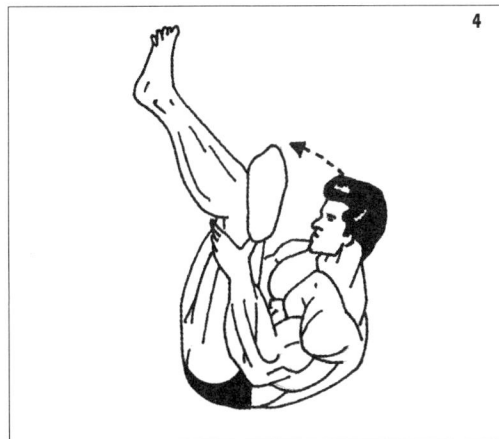

Ejercicio n° 7. Posición tendido supino, piernas flexionadas sin que los pies se apoyen en el suelo y manos en la nuca con los codos hacia adelante. Acercar de forma simultánea el codo derecho a la rodilla izquierda y viceversa. 40 repeticiones con cada pierna.

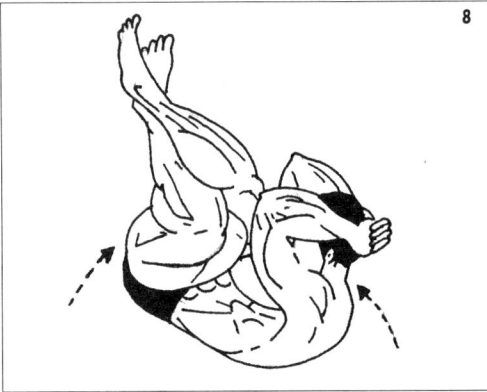

Ejercicio n° 8. Posición tendido supino, piernas flexionadas sin que los pies toquen el suelo y manos en la nuca con los codos hacia adelante. Acercar simultáneamente pecho y muslos para tocar codos con rodillas. 12 repeticiones con cada pierna.

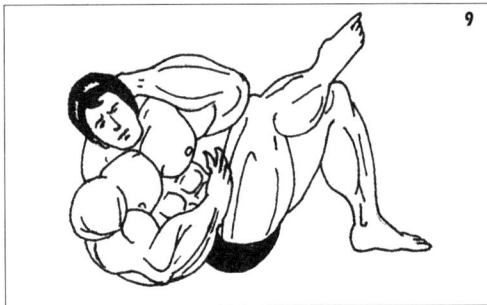

Ejercicio n° 9. Posición tendido supino, una pierna flexionada, pie apoyado en el suelo, la otra pierna también flexionada se apoya sobre ésta (tobillo sobre rodilla), la mano correspondiente al lado del pie apoyado en el suelo se sitúa en la nuca, la otra mano sobre la región abdominal. Acercar el codo correspondiente a la mano que hemos colocado en la nuca hacia la rodilla opuesta.12 repeticiones con cada pierna.

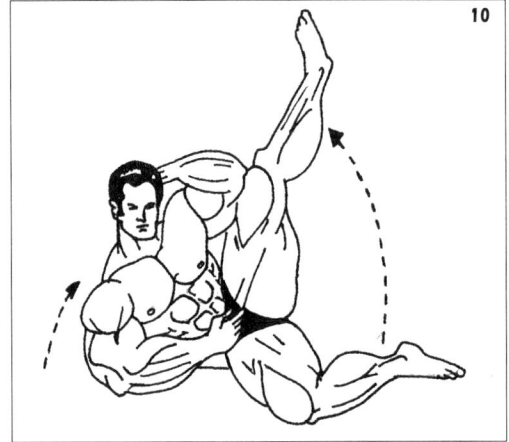

Ejercicio n° 10. Posición acostado de lado, colocaremos la mano del lado externo en la nuca y elevaremos la pierna del lado externo hacia la vertical. Acercar simultáneamente codo a rodilla. 12 repeticiones con cada pierna.

UNA CINTURA ESTRECHA

Existe la creencia generalizada por parte de la inmensa mayoría de alumnos, de creer que «haciendo abdominales» lograrán una cintura estrecha.

En primer lugar, el perímetro de la cintura dependerá de la constitución física, en segundo lugar, los músculos que debemos trabajar si pretendemos obtener una cintura estrecha, son los músculos transversos, llamados también «la faja humana». Dichos músculos forman la primera capa muscular de la cintura, la dirección de sus fibras es horizontal.

La segunda capa muscular de la cintura la forman las fibras del gran oblicuo u oblicuo mayor, como su nombre indica la dirección de sus fibras son oblicuas, así como las fibras del oblicuo menor y en último y cuarto lugar las fibras de los grandes rectos (abdominales) cuyas fibras son verticales.

Al dibujar la dirección de las fibras musculares esquemáticamente observamos que el conjunto de las cuatro capas musculares forman un perfecto encofrado, capaz de resistir las más grandes presiones del estómago, lo cual nos invita a pensar que el creador sabía que íbamos a desmadrarnos comiendo con exceso.

Si entrenamos de forma racional al establecer la rutina de la sección media deberíamos realizar, por cada cuatro series de los músculos transversos, dos series para los oblicuos y una serie para los abdominales. El número de series totales para alumnos adelantados serían las siguientes:

24 series para los transversos,

12 series para los oblicuos,

6 series para los abdominales.

Al entrenar los oblicuos efectuar una sola serie de giros de cintura con barra y las 11 series restantes de flexiones laterales de busto con una mancuerna en una mano.

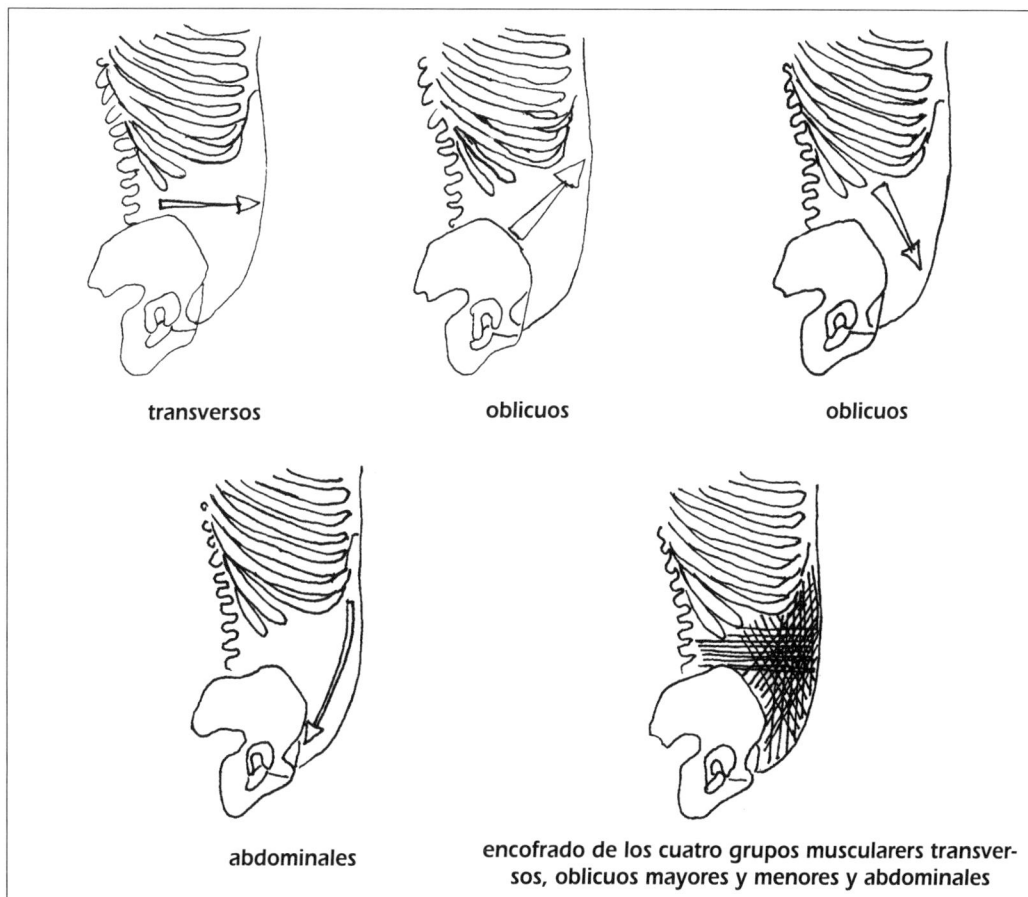

transversos

oblicuos

oblicuos

abdominales

encofrado de los cuatro grupos musculares transversos, oblicuos mayores y menores y abdominales

Como ejercicio básico para abdominales realizaréis las elevaciones de busto (Sit-ups) con un peso de 10 kg detrás de la nuca.

¿Cómo se trabajan los transversos?

Los transversos son músculos expiradores y no es posible trabajarlos con resistencias (pesos). El doctor Madeuf llamaba a los transversos el «diafragma respiratorio», en consecuencia «lo importante» si queremos tonificar los músculos transversos consiste en realizar exploraciones forzadas con el vientre «entrado» al máximo, es decir debemos empezar las espiraciones con el estómago entrado y acabar tratando de que el cuerpo en el momento de la espiración esté en una posición fisiológica.

Los movimientos básicos para trabajar los transversos son los siguientes:

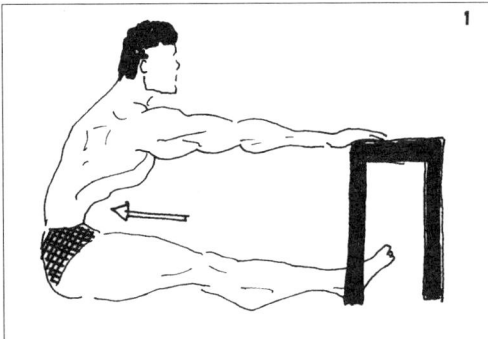

Ejercicio n° 2. Tomaros la medida de la cintura con el estómago entrado, intentando obtener la medida mínima. Hacerlo 10 veces.

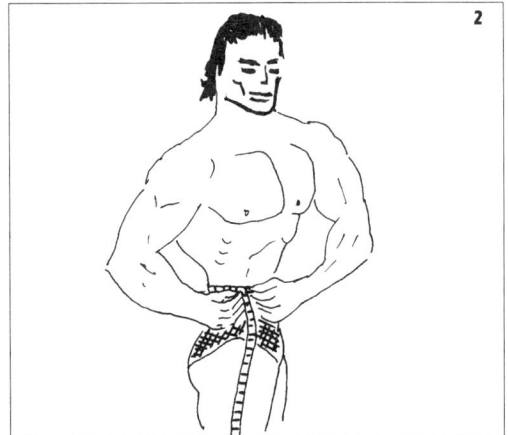

Ejercicio n° 1. Sentado en el suelo, con los brazos estirados y apoyados encima de un banco, efectuar una inspiración forzada y seguidamente con el estómago entrado realizar una espiración profunda de unos 20-30 segundos.

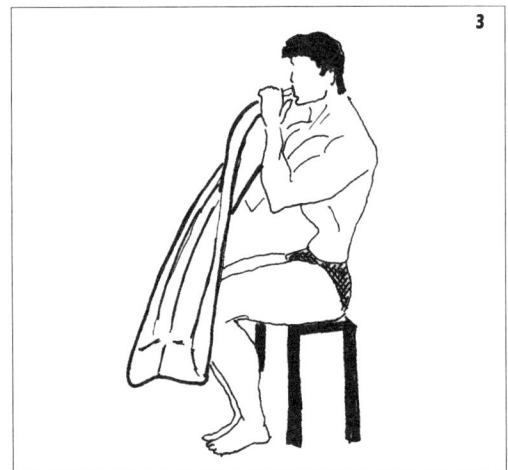

Ejercicio n° 3. Hinchar una colchoneta de playa con el estómago entrado, en vuestra casa. En el gimnasio el ejercicio más racional consistiría en efectuar espiraciones estirados en el suelo y con las piernas dobladas encima de un banco (como si quisiérais hacer sit-ups con apoyo de piernas).

En el trabajo abdominal uno de los muchos errores que cometen los alumnos, al hacer elevaciones de busto o de piernas en la tabla inclinada es la de forzar el estómago.

Al realizar el ejercicio debéis primeramente hacer una espiración profunda y seguidamente efectuar el ejercicio con el estómago entrado, sin respirar. Cuando tengáis necesidad de inspirar dejáis de hacer el ejercicio. Podréis hacer aproximadamente unas diez repeticiones en apnea.

En el entrenamiento para los oblicuos os he aconsejado que utilicéis una mancuerna, nunca debéis hacerlo con una mancuerna en cada mano ya que en este caso compensaríais el peso del lado contrario. (Si en una báscula romana ponemos 5 kg en un lado y 5 kg en el lado contrario el peso es igual a 0).

EL CAMBIO DE LA MORFOLOGÍA

La morfología es un «legado» de nuestros padres (herencia), por esta razón insistimos en la responsabilidad que tienen los padres en no dejarse degenerar

Citemos el caso de un Mister Olimpia, Franco Colombo, que tenía las piernas arqueadas. Localizando el entrenamiento en la parte interna del muslo (vasto interno), particularmente con el leg-extensión con los pies abiertos (rotación externa) logró disimular su defecto.

Si un culturista posee excesivos trapecios o los hombros caídos procurará no efectuar ejercicios de press para hombros, press tras nuca, press militar así como los encogimientos y remos de pie.

Si un culturista tiene las piernas en valgo posturales procurará hacer la sentadilla con los pies abiertos hacia el exterior (rotación externa) y las piernas separadas.

Si un culturista tiene las piernas (rodillas) en hiperextensión, deberá entrenar

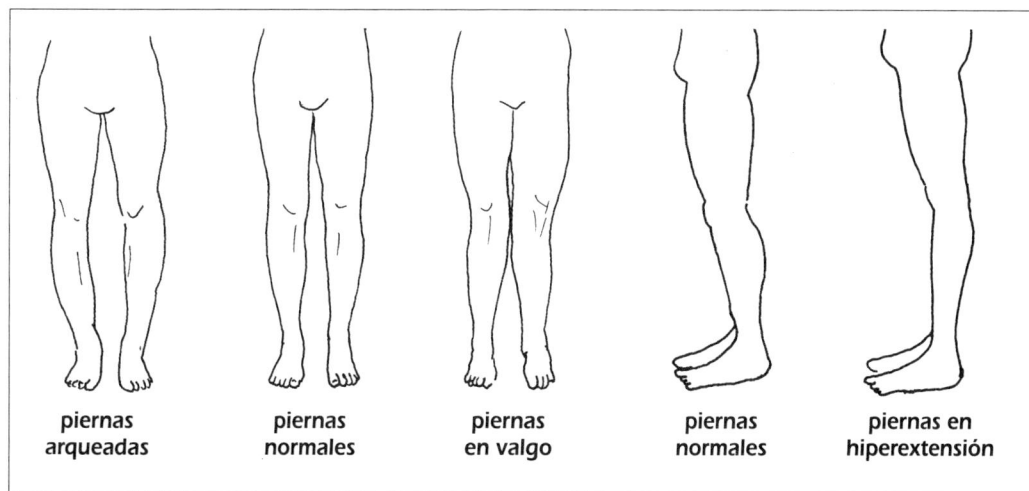

piernas arqueadas | piernas normales | piernas en valgo | piernas normales | piernas en hiperextensión

físicamente si desean tener descendencia.

Lo que podemos hacer si nuestra morfología tiene algún defecto es tratar de corregir los defectos constitucionales anatómicos seleccionando los ejercicios adecuados.

los muslos en media sentadilla para tonificar los cuádriceps y entrenar intensamente los isquiotobiales (femorales), así como los gemelos y sóleos en recorrido hipertónico (corto) con la intención de tonificarlos y compensar la hiperextensión.

Los ejemplos podríamos extenderlos hasta el infinito... todo dependerá del profesional que dirija el gimnasio y de que el alumno se deje aconsejar (lo cual es poco probable).

VOLUMEN O DEFINICIÓN

Existe la creencia generalizada de que los fisicoculturistas son una serie de personajes que lo único que persiguen es el volumen muscular lo cual es, como tantas otras cosas, un prejuicio.

Hemos establecido estadísticas entre los alumnos de tres gimnasios y el resultado ha sido el siguiente:

El 72 % de los alumnos prefieren la definición al volumen.

El 28 % prefieren el volumen a la definición.

Por definición los culturistas entienden por atleta a un individuo con 5, 6 o 7 kg por encima de su talla y completamente musculado.

El prototipo ideal sería el de un corredor de 100 metros lisos con un poco más de volumen.

Insistimos en que la definición se obtiene a través de un régimen alimenticio adecuado en un 80 % y al entrenamiento, en un 20 %.

PROFESIÓN Y CULTURISMO

Existen culturistas que están convencidos que si ejercieran una actividad que no fuera agotadora físicamente, los resultados serían muy superiores; sin embargo la experiencia nos demuestra lo contrario. Los mejores alumnos que he tenido siempre han ejercido trabajos «duros»: camareros, panaderos, albañiles, etc., pero nunca he tenido alumnos administrativos que destaquen, ni siquiera uno solo y ello es debido a que generalmente, cuanto menos ejercitamos el cuerpo, menos deseos tenemos de trabajarlo. Es lo que sucede con los alumnos que no acuden diariamente al gimnasio, con el tiempo pierden las ganas de entrenar debido justamente a que no entrenan diariamente.

Imponeros, por vuestro bien, la obligación moral de entrenar entre cuatro a cinco días a la semana.

ENTRENAMIENTO EN PERIODO DE VACACIONES

Hay personas que en vacaciones o por motivos de trabajo que les obliga a estar viajando constantemente, quieren seguir entrenando. Estas personas tienen razón en no querer dejar de entrenar ya que estudios realizados en Estados Unidos por la N.A.S.A demostraron que si permanecemos completamente inmóviles durante tres días, perdemos el 20 % de nuestra fuerza, es decir, la inactividad es fatal, particularmente para la fuerza, en primer lugar y para la resistencia en segundo lugar.

En 1955 conocí a un luchador profesional (catcher) que viajaba constantemente de Alemania a España y que entrenaba en los hoteles con dos trozos de goma pura (latex) de metro y medio a dos metros aproximadamente. Cada goma era de densidad distinta (la de mayor densidad para entrenar los grupos musculares más fuertes).

Dichas gomas las podéis adquirir en las tiendas especializadas en artículos de goma y son mucho más prácticas y efectivas que los clásicos tensores.

Con las citadas gomas y ejercicios a manos libres he confeccionado una rutina culturista.

Localizaciones musculares de cada ejercicio

Pecho	Ejercicios	1-2-3-4
Dorsales	Ejercicios	5-6-7-8
Hombros	Ejercicios	9-10-11 y 12
Oblicuos	Ejercicios	13 y 14
Gemelos	Ejercicio	15
Muslos	Ejercicios	16 y 17
Bíceps	Ejercicios	18 y 19
Tríceps	Ejercicios	20-21-22

Rutina

Lunes-Jueves.

Abdominales (ver entrenamiento de los abdominales).

Ejercicios del 1 al 5.

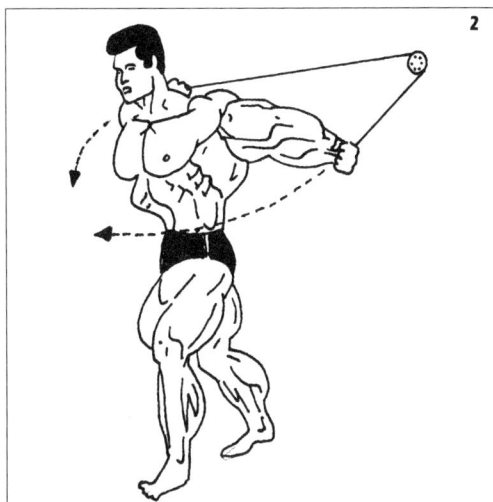

Ejercicio n° 2. 2 de 10

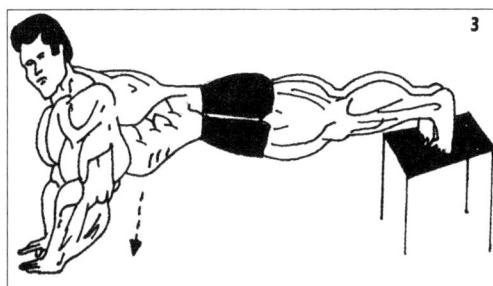

Ejercicio n° 3. 1 de 10

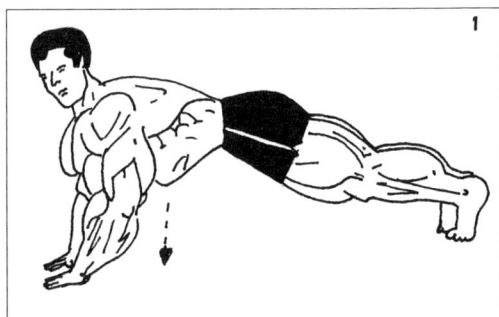

Ejercicio n° 1. 1 de 10

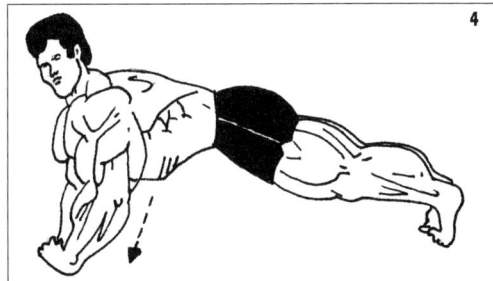

Ejercicio n° 4. 1 de 10

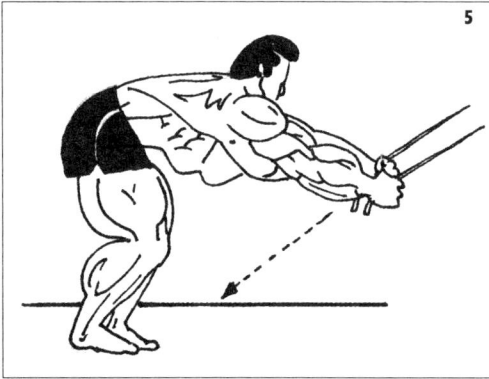

Ejercicio n° 5. 1 de 10

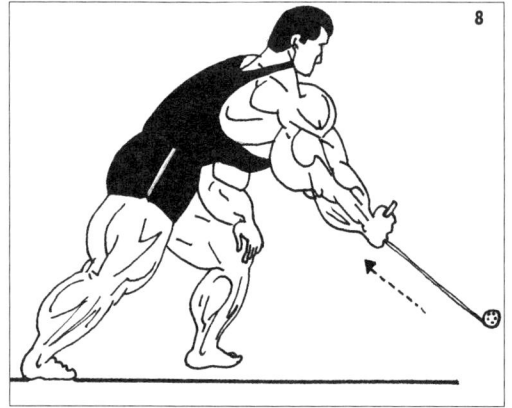

Ejercicio n° 6. 1 de 10

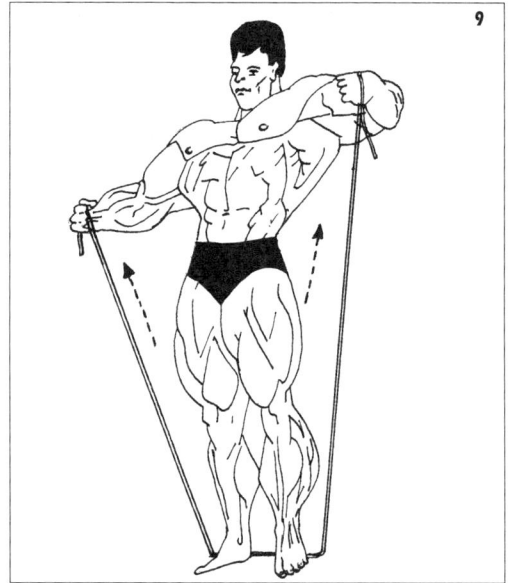

Ejercicio n° 7. 1 de 10

Ejercicio n° 8. 2 de 10

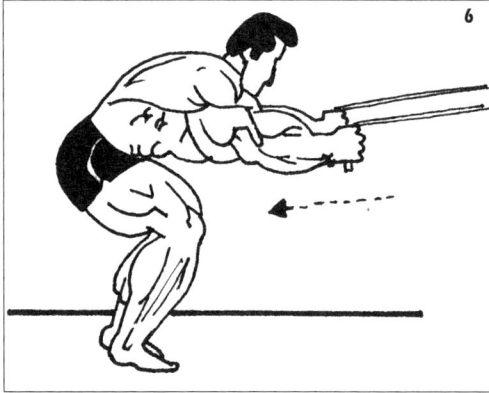

Ejercicio n° 9. 2 de 10

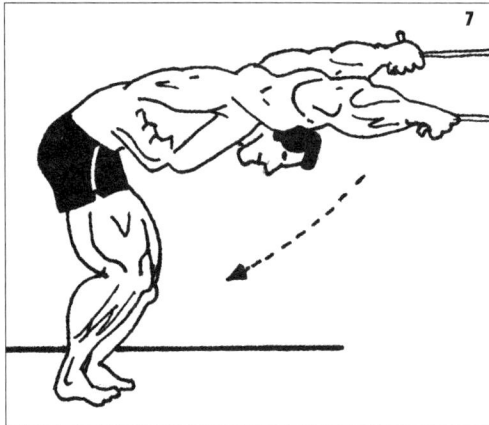

Martes-Viernes.
Abdominales (ver entrenamiento de los abdominales)
Ejercicio del 5 al 10

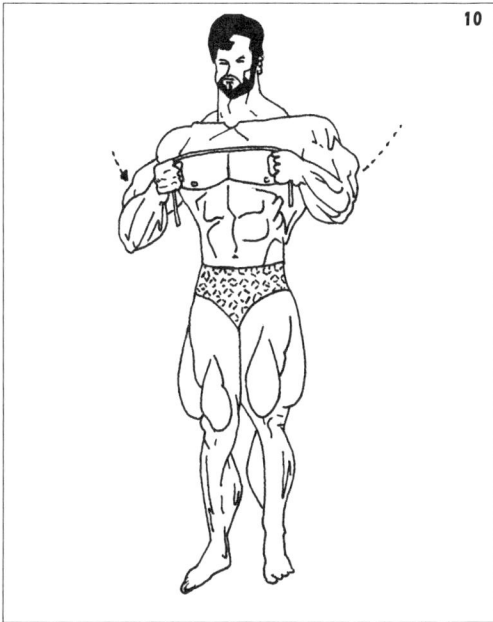

Ejercicio n° 10. 1 de 10

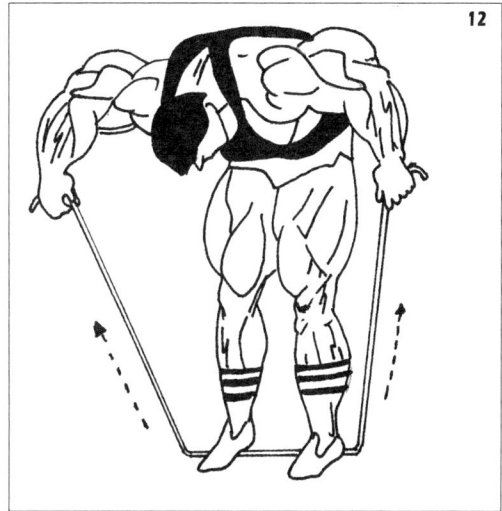

Ejercicio n° 12. 2 de 10

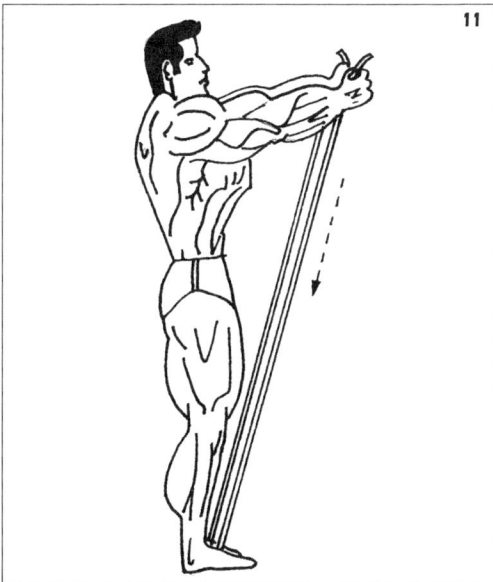

Ejercicio n° 11. 1 de 10

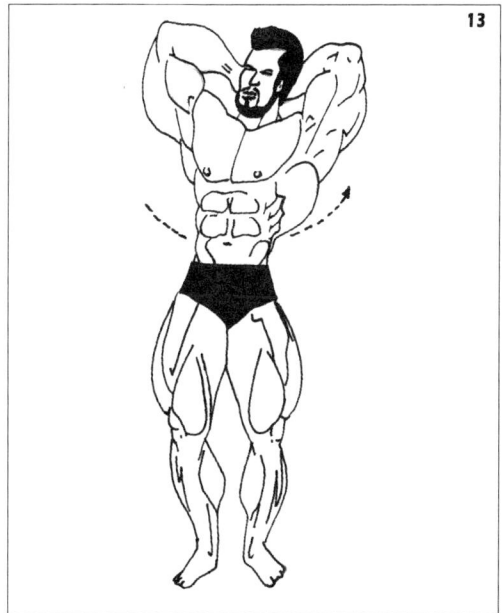

Ejercicio n° 13. 50 veces

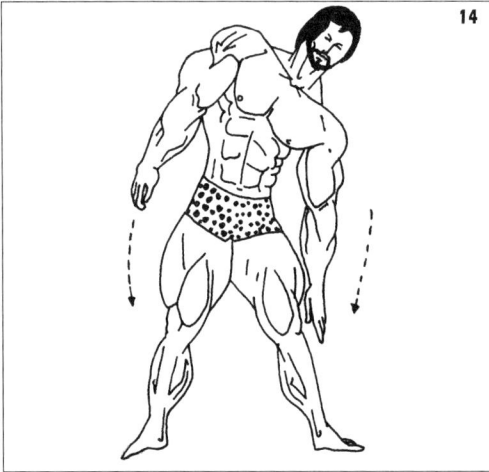

Ejercicio n° 14. 50 veces.

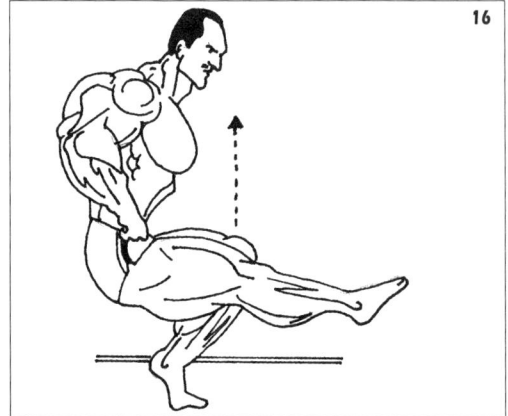

Ejercicio n° 16. 2 de 10 con cada pierna

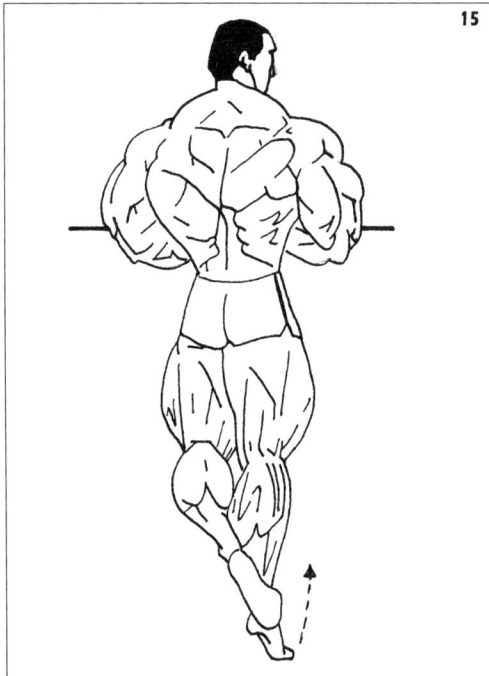

Ejercicio n° 15. 3 de 20 con cada pierna

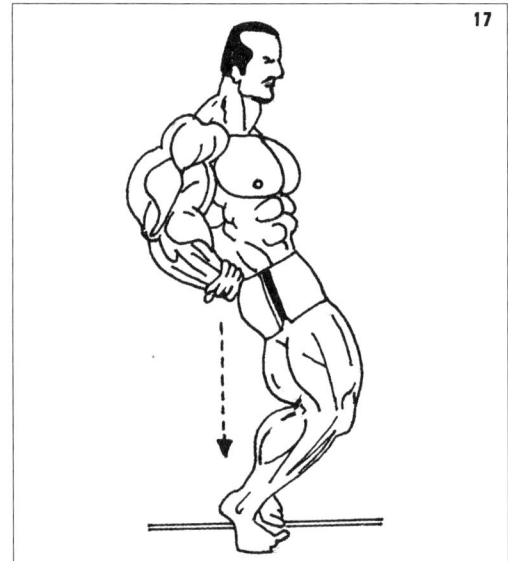

Ejercicio n° 17. 3 de 10

ENTRENAMIENTO DESPUÉS DE LAS VACACIONES

Determinados alumnos afirman que si están uno o dos meses sin entrenar apenas pierden «la forma». ¿Qué forma pueden

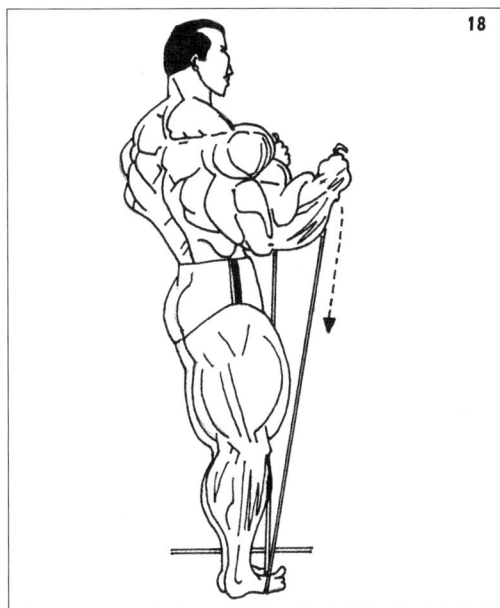

Ejercicio n° 18. 2 de 10

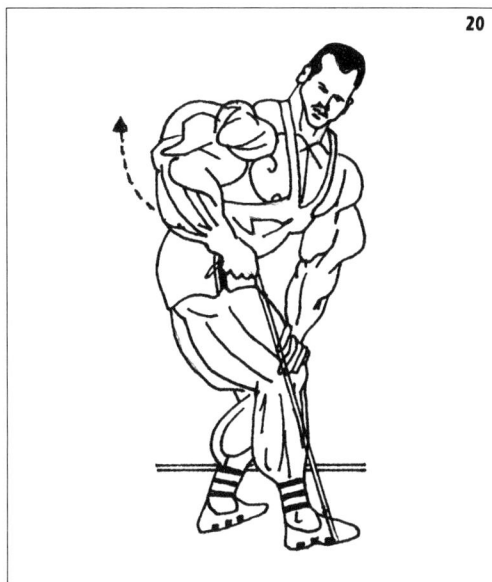

Ejercicio n° 20. 2 de 10

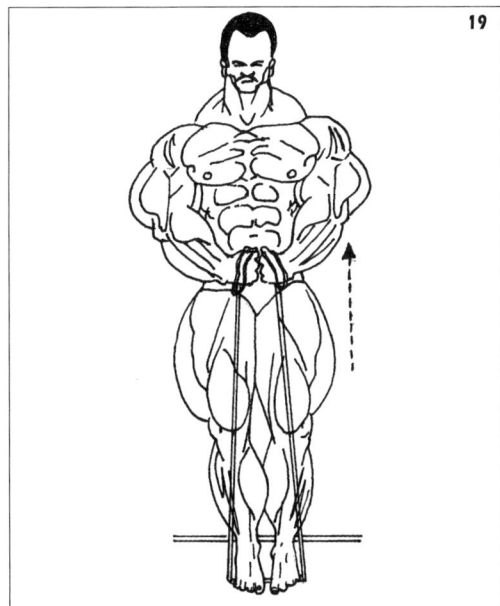

Ejercicio n° 19. 2 de 10

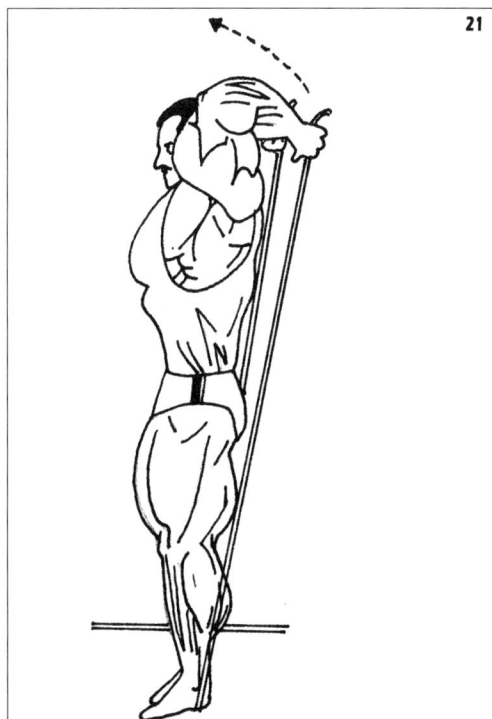

Ejercicio n° 21. 2 de 10

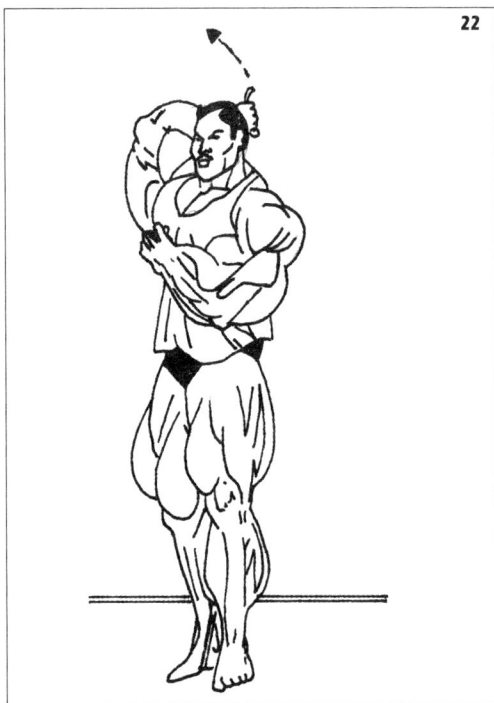

Ejercicio n° 22. 2 de 10

perder los que carecen de ella? Los que lo notan, son evidentemente, los alumnos de nivel medio o adelantado y lo notamos con tan sólo una semana que no entrenemos. Ésta es la razón por la cual acostumbro a cerrar por vacaciones una semana en junio, una semana en julio y aproximadamente quince días por Navidades.

Lo que los practicantes deben tener siempre presente es que las pérdidas musculares en caso de inactividad absoluta es de 1 % diariamente. Insisto en que sólo ocurre en el caso de inactividad absoluta, lo cual habréis constatado quienes hayan estado escayolados. Me acude a la memoria el caso de Franco Colombo, compañero de entrenamiento de Arnold y profesor de Stallone quien, des-

pués de un accidente, y al ser escayolado, la pierna perdió aproximadamente 16 cm de muslo en un mes. De todas maneras no debéis asustaros, ya que los músculos poseen memoria propia y si os encontrarais en esta situación en tan sólo dos o tres meses recuperíais las medidas anteriores.

Entrenamiento después de haber permanecido más de una semana sin entrenar para alumnos medios o adelantados.

1° día
Press de banca...................2 de 10
Polea alta...........................2 de 10
Elevaciones laterales..........2 de 10
Sentadilla...........................2 de 10
Curl bíceps con barra ....2 de 10
Tríceps a la polea ....2 de 10
Abdominales......................2 de 10

2° día
Idéntico entrenamiento del primer día, pero 3 series de cada ejercicio.

3° día
Cuatro series de cada ejercicio.

4° día
Press de banca...................5 de 10
Elevaciones laterales..........5 de 10
Curl bíceps con barra ....5 de 10
Tríceps acostado con barra 5 de 10
Abdominales......................5 de 10

5° día
Polea alta...........................5 de 10
Sentadilla...........................5 de 10
Curl bíceps con barra ....5 de 10
Abdominales......................5 de 10

6° y 7° día: Descanso

8° día

Press de banca...................5 de 10
Elevaciones laterales..........6 de 10
Curl bíceps con barra ....6 de 10
Tríceps acostado con barra 6 de 10

Día 9°

Leg-extensión ....2 de 10
Sentadilla...........................4 de 10
Leg-curl..............................2 de 10
Gemelos ....2 de 12
Abdominales.......................6 de 10

Día 10° Descanso

Día 11°

Press de banca...................5 de 10
Aberturas ....2 de 10
Press tras nuca...................3 de 10
Elevaciones laterales..........4 de 10
Curl bíceps barra ....6 de 10
Curl concentrado ....3 de 10
Tríceps a la polea ....3 de 12
Tríceps acostado barra.......6 de 12

Día 12°

Leg-extensión ....2 de 10
Sentadilla...........................5 de 10
Leg-curl..............................4 de 10
Gemelos ....4 de 12
Abdominales.......................6 de 10

EJERCICIOS DE OPOSICIÓN

Interés:

Como calentamiento en los campeonatos de culturismo, aunque personalmente
los practiqué durante mi permanencia en el
servivio militar.

Ejercicio n° 1..................Muslos
Ejercicio n° 2..................Gemelos
Ejercicio n° 3..................Gemelos
Ejercicio n° 4..................Femorales o
                                       isquiotibiales...
Ejercicio n° 5..................Pecho
Ejercicio n° 6..................Pecho
Ejercicio n° 7..................Dorsales
Ejercicio n° 8..................Dorsales
Ejercicio n° 9..................Deltoides
Ejercicio n° 10...............Deltoides
Ejercicio n° 11...............Bíceps
Ejercicio n° 12...............Bíceps
Ejercicio n° 13...............Tríceps
Ejercicio n° 14...............Tríceps
Ejercicio n° 15...............Cuello
Ejercicio n° 16...............Cuello
    Entrenamiento
    Rutina n° 1...............Muslos-Gemelos-
                                       Abdominales

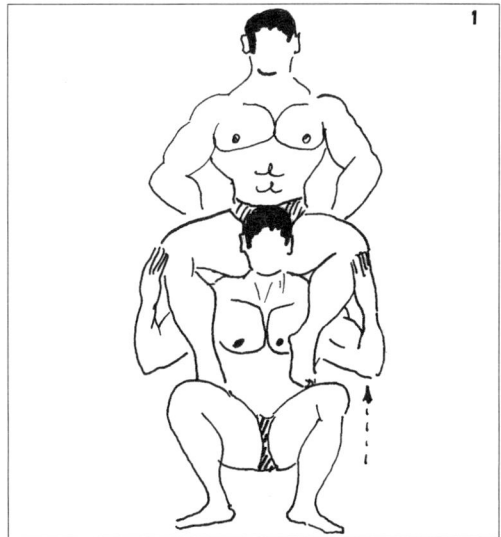

Ejercicio n° 1. 6 de 10

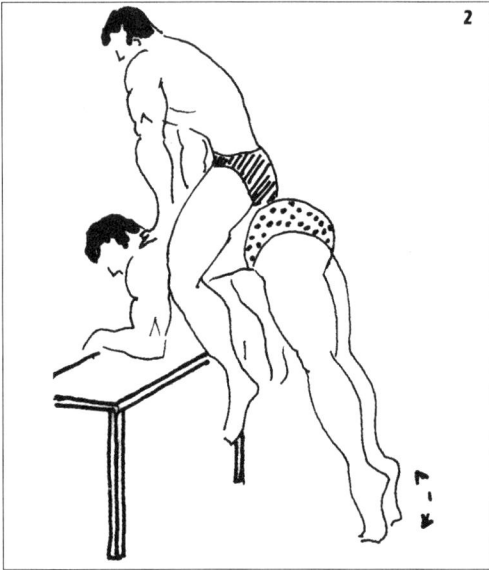

Ejercicio nº 2. 3 de 20.

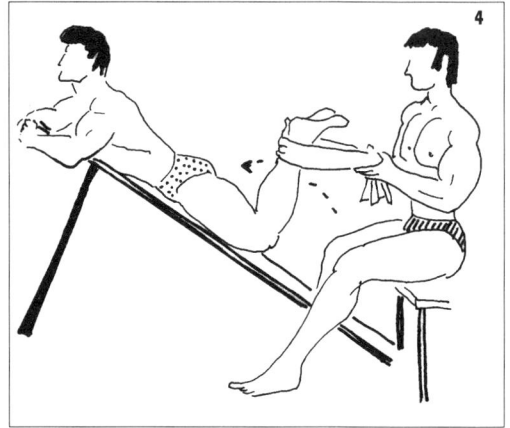

Ejercicio nº 4. 6 de 10.

Abdominales en el suelo 10 min.
Rutina nº 2 Pecho-Dorsal-Cuello

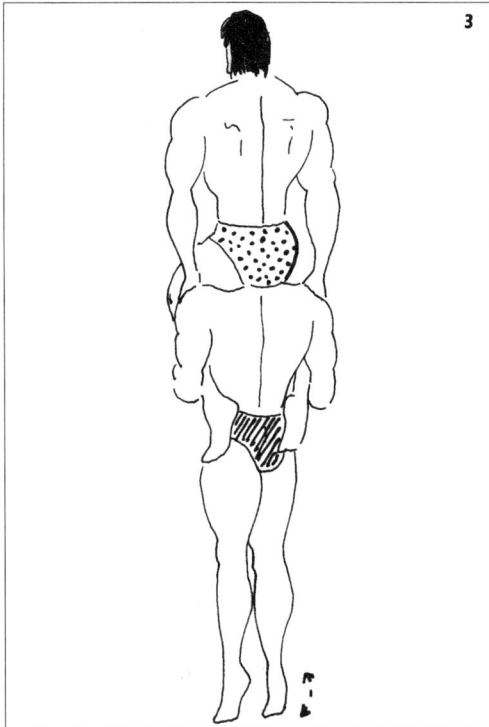

Ejercicio nº 3. 3 de 20.

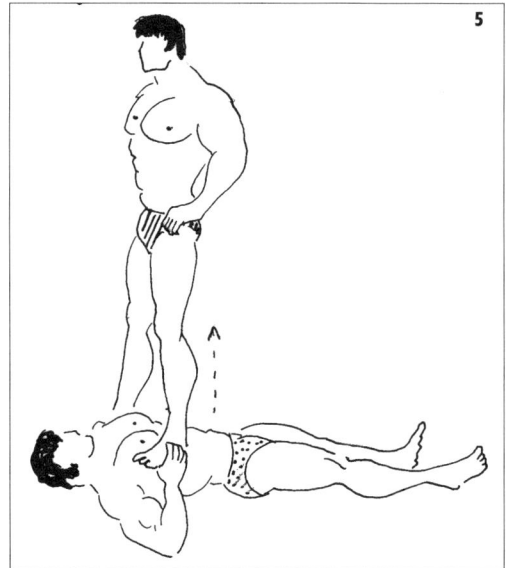

Ejercicio nº 5. 3 de 10.

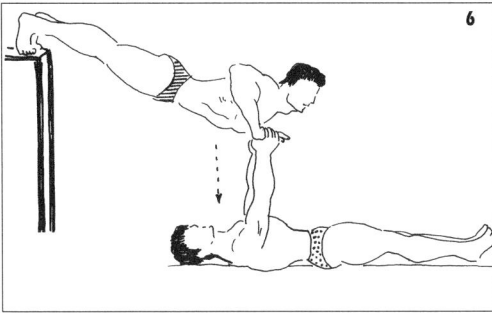

Ejercicio n° 6. 3 de 10.

Rutina n° 3 Hombros-Brazo

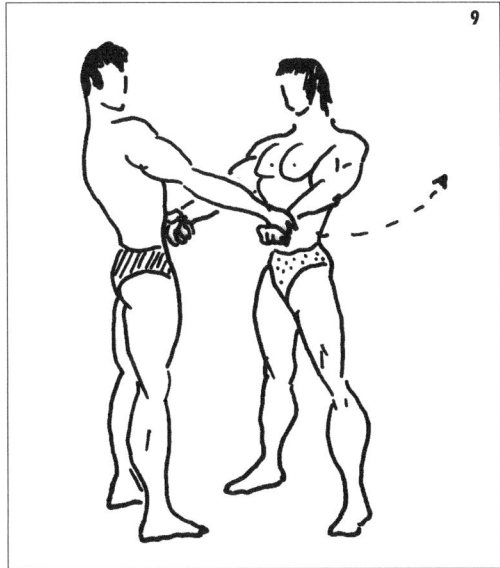

Ejercicio n° 9. 4 de 10.

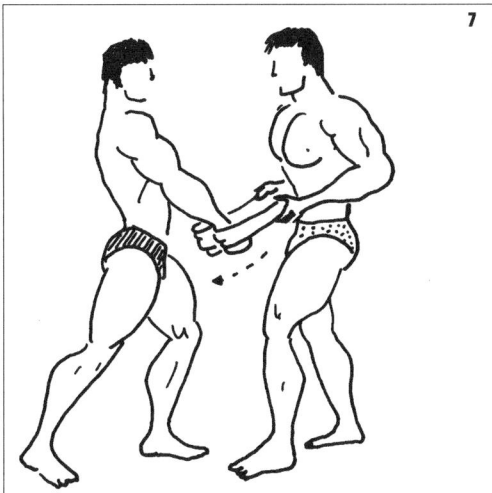

Ejercicio n° 7. 3 de 10.

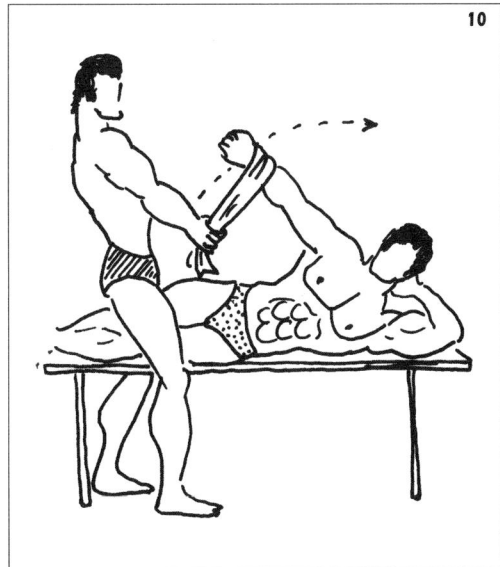

Ejercicio n° 8. 3 de 10.

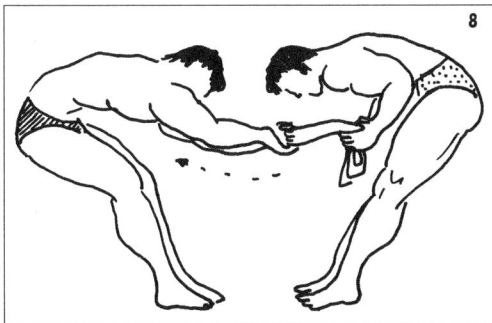

Ejercicio n° 10. 3 de 10.

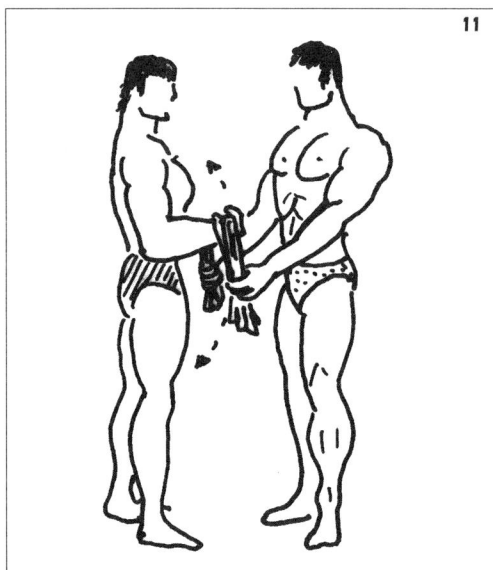

Ejercicio n° 11. 4 de 10.

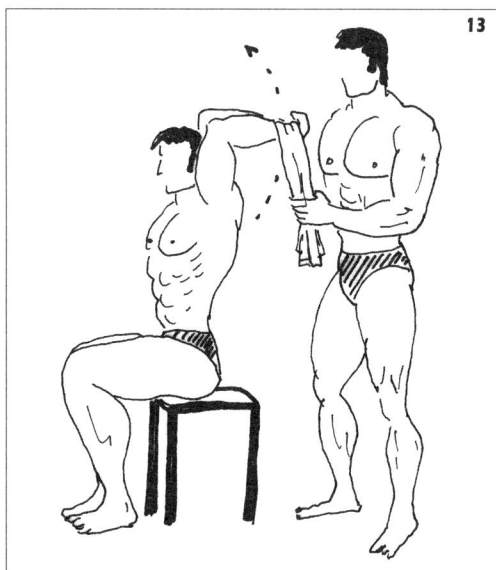

Ejercicio n° 13. 4 de 10.

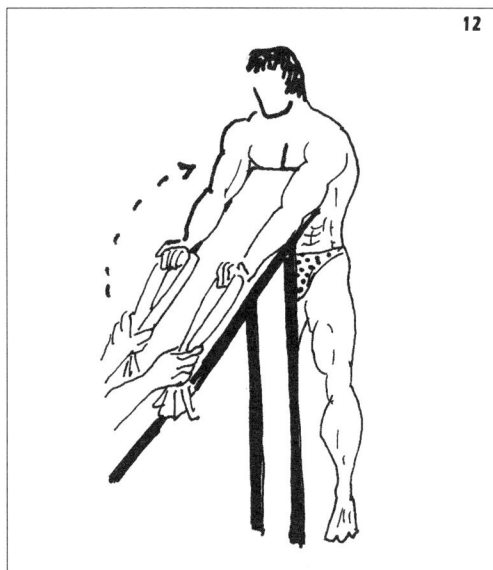

Ejercicio n° 12. 4 de 10.

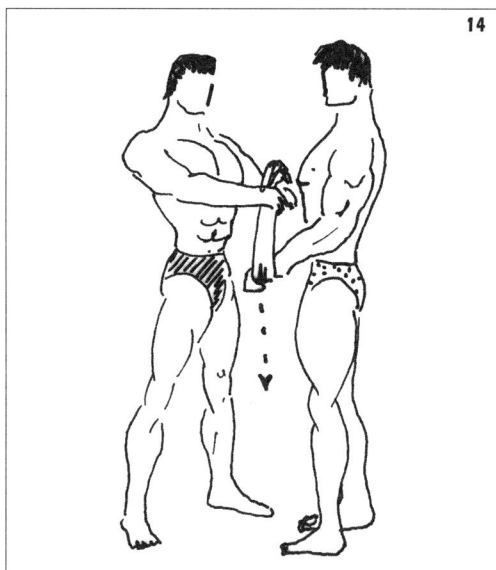

Ejercicio n° 14. 4 de 10.

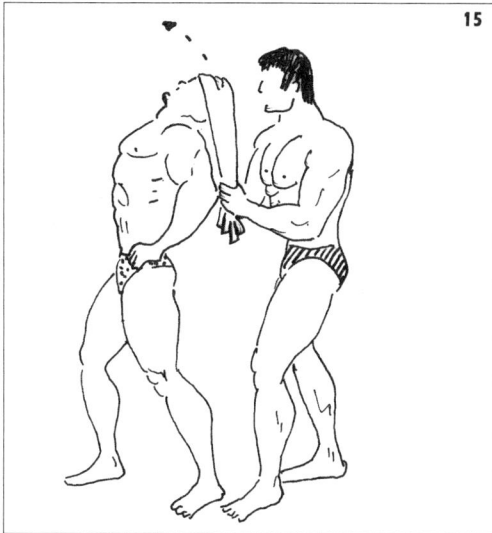

Ejercicio nº 15. 3 de 10.

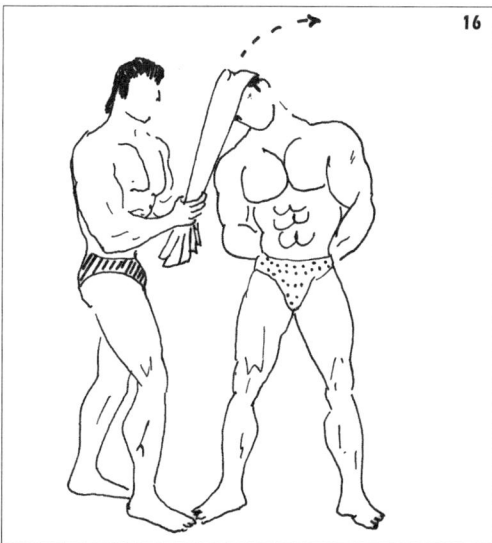

Ejercicio nº 16. 3 de 10.

Las rutinas se realizan en rotación.

ENTRENAMIENTO CASERO: MASTER-GYM

El Master-Gym no es un aparato de gimnasia casero, es un aparato creado y diseñado para progresar y está principalmente dirigido hacia personas que hayan entrenado o entrenen en gimnasios, pero que por motivos de tiempo no puedan acudir diariamente al gimnasio.

El mejor sistema de entreno para volumen consiste en entrenar diariamente un solo grupo muscular, sin embargo, dicho sistema nos obliga a entrenar los siete días de la semana, lo cual no es posible ya que la inmensa mayoría de gimnasios abren cinco días y algunos seis días, pero muy pocos gimnasios abren toda la semana. Con el Master-Gym podréis realizar el mejor entrenamiento para volumen compaginando el del gimnasio con el del hogar.

Por ejemplo:

Lunes.............................Muslos
Martes ....Pecho
Miércoles ....Dorsal
Jueves ....Hombro
Viernes ....Brazo

El sábado volveremos a empezar el ciclo con el entrenamiento del muslo, el domingo el pecho, etc.

Rutinas aconsejadas:
Principiantes
Muslos
Sentadilla.......................6 de 10
Pecho
Press de banca..............6 de 10
Dorsal
Polea alta.......................6 de 10

Hombro
Press tras nuca..............6 de 10
Brazo
Curl con barra................6 de 10
Tríceps acostado
con barra ....6 de 10
Culturistas medios
Muslos
Leg-extensión ....3 de 10
Sentadilla......................6 de 10
Leg-curl.........................4 de 10
Pecho
Press de banca..............6 de 10
Aberturas ....3 de 10
Dorsal
Polea alta......................6 de 10
Remo a un brazo...........3 de 10
Hombro
Elevaciones laterales.....3 de 10
Press tras nuca..............6 de 10
Pájaro ....3 de 10
Brazo
Curl con barra................6 de 10
Curl concentrado ....3 de 10
Tríceps acostado ....6 de 10
Tríceps a una mano.......3 de 10
Culturistas adelantados
Muslos
Leg-extensión ....4 de 10
Sentadilla......................7 de 10
Leg-curl.........................6 de 10
Gemelos de pie
con barra ....6 de 20
Pecho
Press de banca..............6 de 10
Aberturas ....4 de 10
Press superior ....4 de 10
Dorsal
Polea alta......................5 de 10

Polea baja.....................5 de 10
Remo a un brazo...........4 de 10
Hombro
Elevaciones laterales.....4 de 10
Press tras nuca..............5 de 10
Pájaro ....4 de 10
Remo de pie ....4 de 10
Brazo
Curl con barra................6 de 10
Curl concentrado ....4 de 10
Tríceps acostado ....6 de 10
Tríceps a una mano.......4 de 10

Si el culturista entrena en un gimnasio, el Master-Gym le permitirá trabajar un solo músculo por sesión con lo que el progreso será superior así como la recuperación muscular.

Por ejemplo:

Lunes............................Hombros
Martes...........................Pecho
Miércoles ....Muslo
Jueves ....Dorsal
Viernes ....Brazo
Sabado ....Con el
Master-Gym
Hombros
(press tras
nuca 8 de 10)
Domingo ....Con el Master-
Gym Pectora-
les (press de
banca 8 de 10)

Personalmente, los sábados y domingos, cuando entreno en mi domicilio, según los grupos musculares que me tocan, ejecuto los siguientes entrenos:

Hombros.

Press tras nuca sacando la barra desde el soporte de sentadilla 8 de 10.

Pectorales
Press de banca..............8 de 10.
Muslo
Sentadilla.......................8 de 10
Dorsal
Polea alta.......................8 de 10
Brazo
Curl de bíceps
con barra ....8 de 10

Master Gym

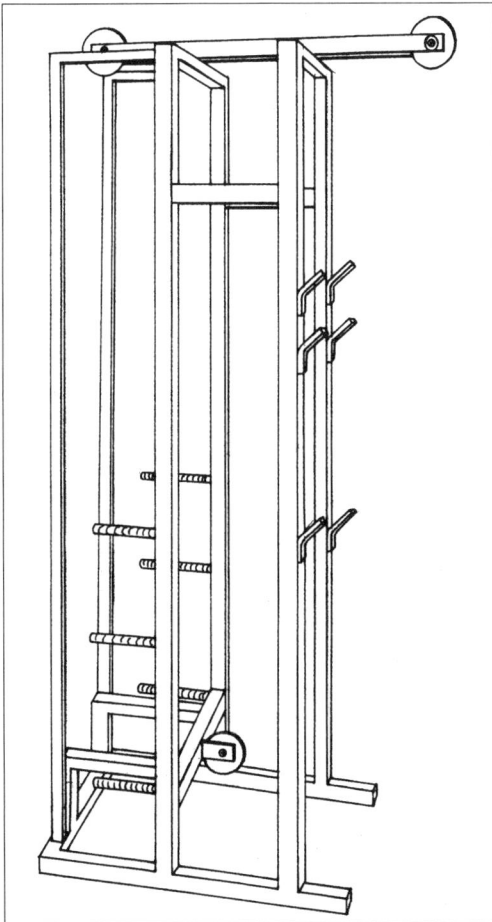

Tríceps a la polea alta ...8 de 10
o
Curl de bíceps de pie
desde la polea baja ....8 de 10
Tríceps a la polea alta ...8 de 10

Principales ejercicios que se pueden realizar con y sin el aparato:

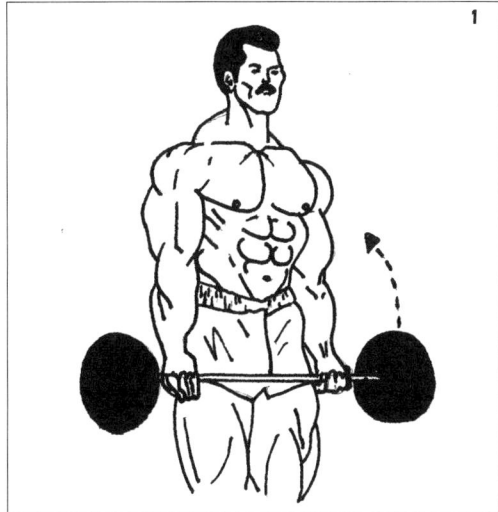

Ejercicio n° 1. Curl bíceps con barra.

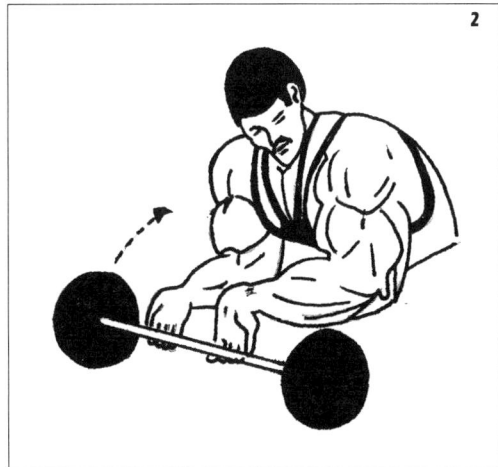

Ejercicio n° 2. Antebrazo supinación.

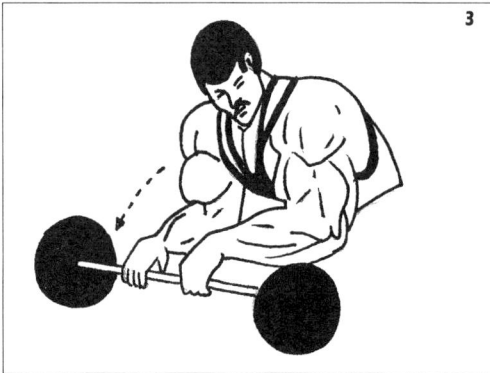

Ejercicio nº 3. Antebrazo pronación.

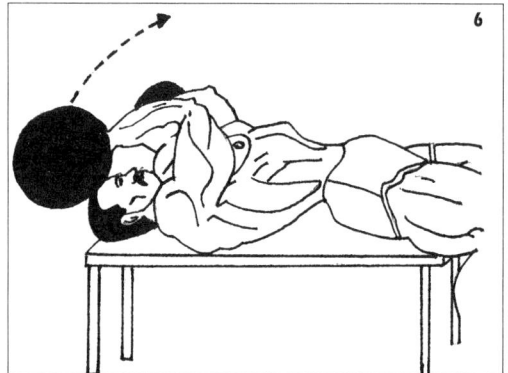

Ejercicio nº 6. Tríceps acostado con barra.

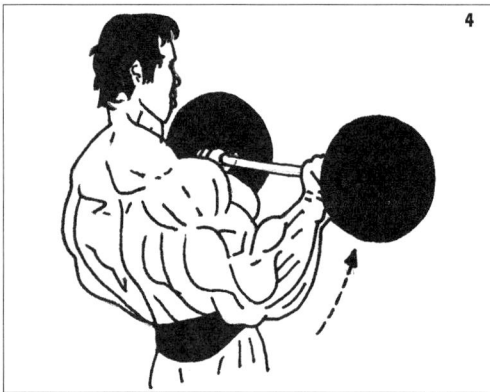

Ejercicio nº 4. Curl barra manos en pronación.

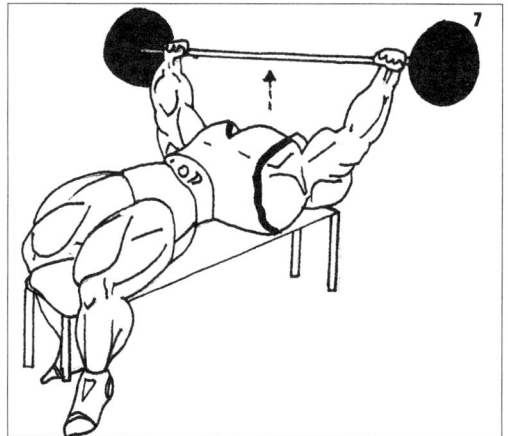

Ejercicio nº 7. Press de banca.

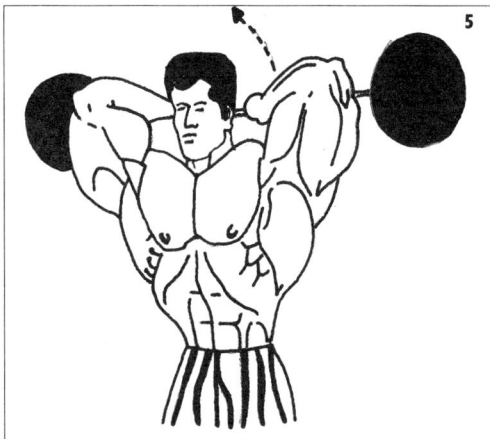

Ejercicio nº 5. Tríceps de pie con barra.

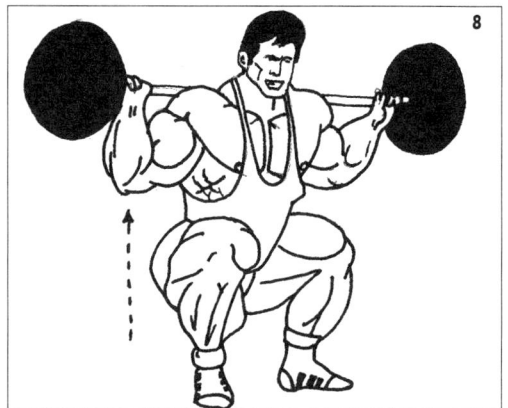

Ejercicio nº 8. Sentadilla.

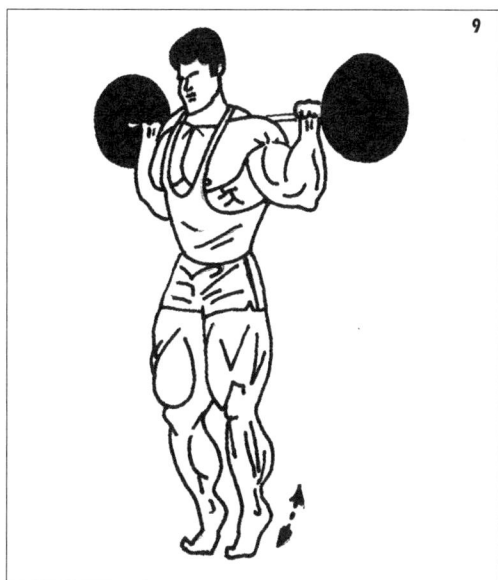

Ejercicio nº 9. Gemelos.

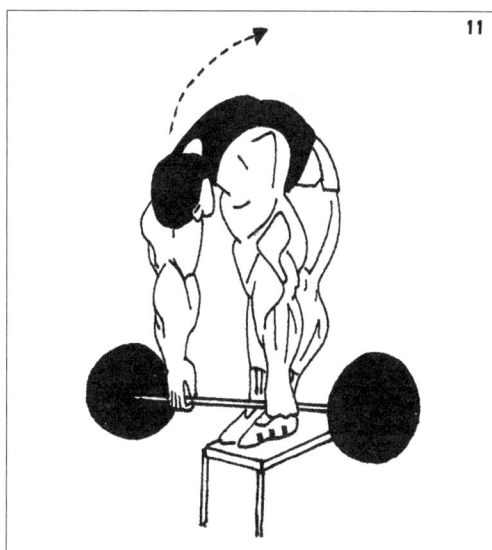

Ejercicio nº 11. Peso muerto con las piernas estiradas (femoral).

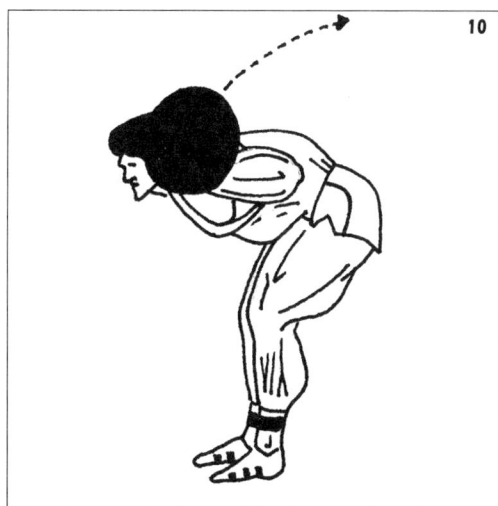

Ejercicio nº 10. Buenos días.

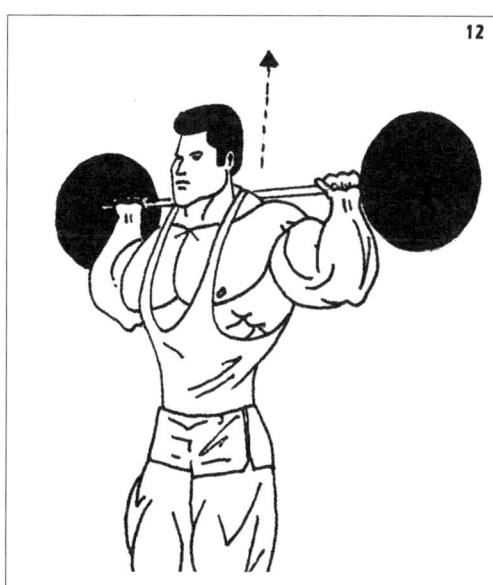

Ejercicio nº 12. Press tras nuca.

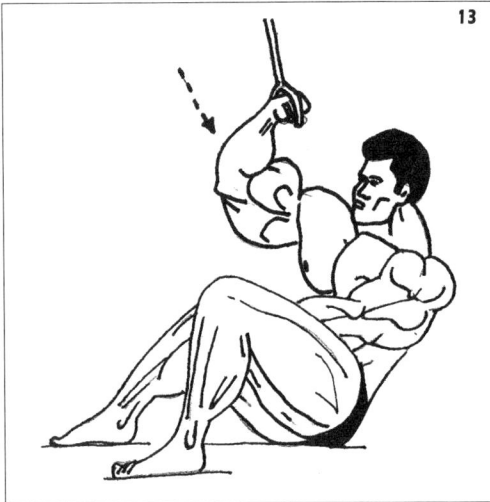

Ejercicio n° 13. Curl de bíceps desde la polea alta.

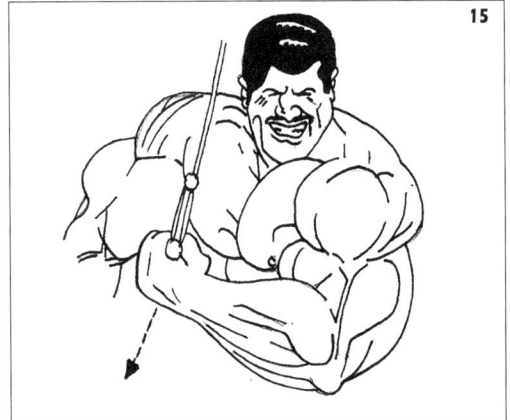

Ejercicio n° 15. Extensión de un brazo desde la polea alta (tríceps).

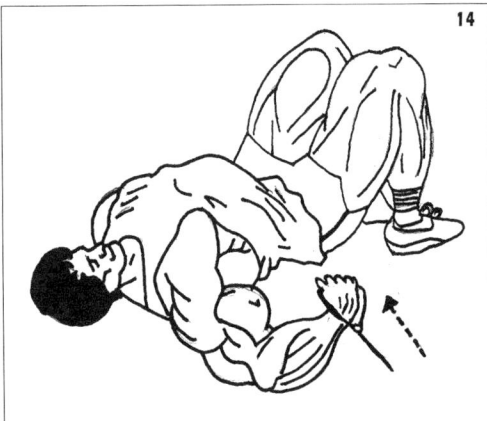

Ejercicio n° 14. Curl de bíceps desde la polea baja.

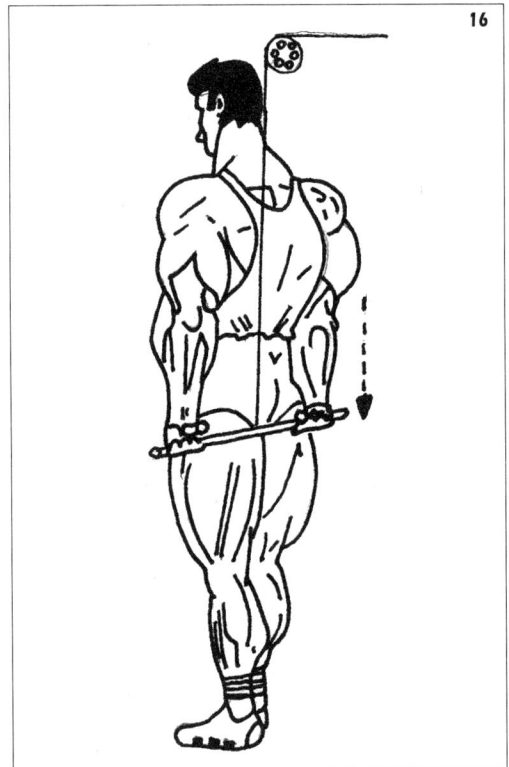

Ejercicio n° 16. Tríceps de espalda a la polea.

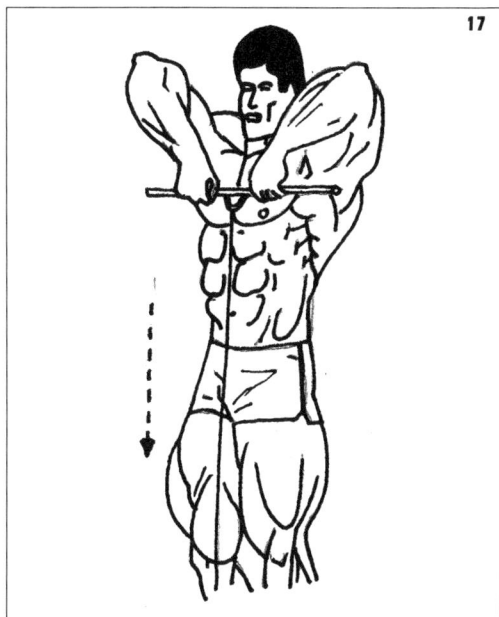

Ejercicio n° 17. Remo de pie (trapecio) desde la polea baja.

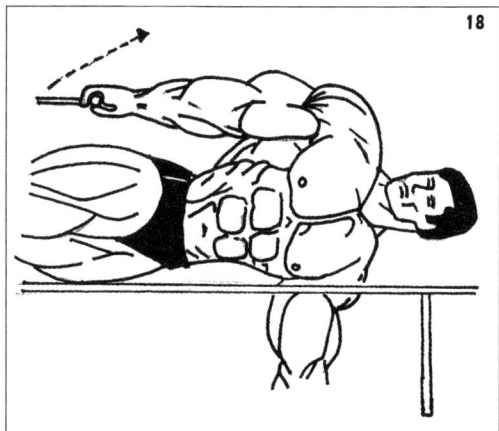

Ejercicio n° 19. Remo a la cintura desde la polea baja (dorsales).

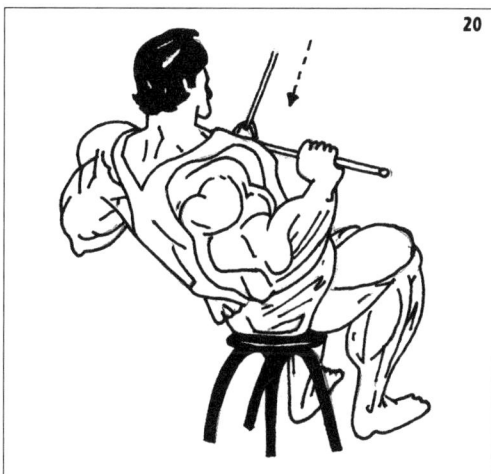

Ejercicio n° 18. Elevación lateral a un brazo (deltoides) desde la polea baja.

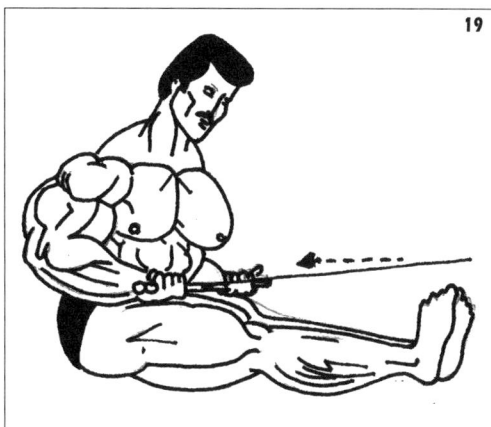

Ejercicio n° 20. Tirón al pecho desde la polea alta (dorsales).

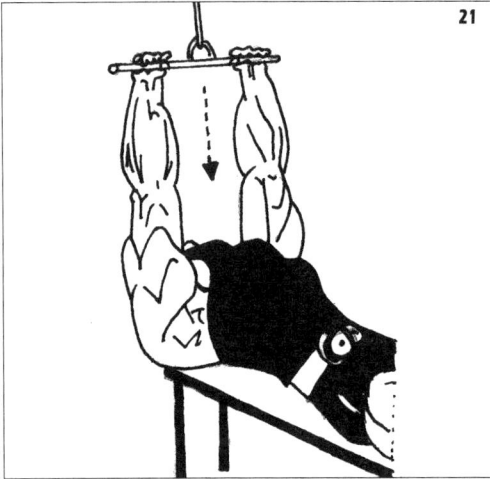

Ejercicio n° 21. Tracción al pecho desde la polea alta (dorsales).

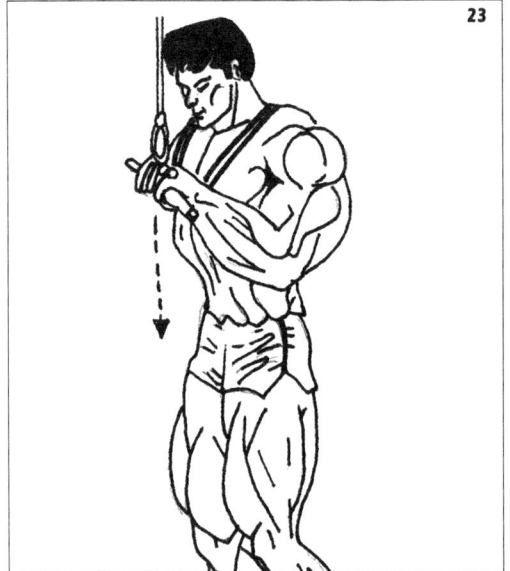

Ejercicio n° 23. Tríceps a la polea.

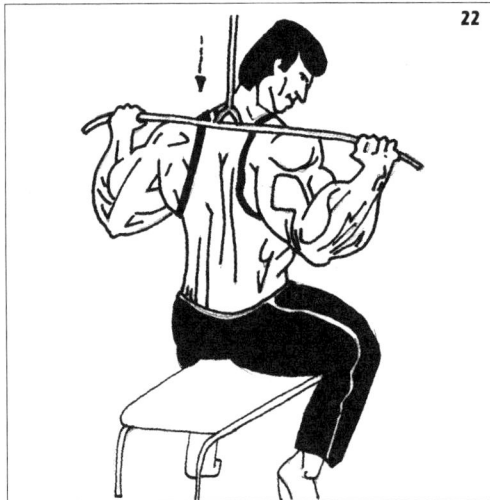

Ejercicio n° 22. Tirón polea tras nuca (dorsales).

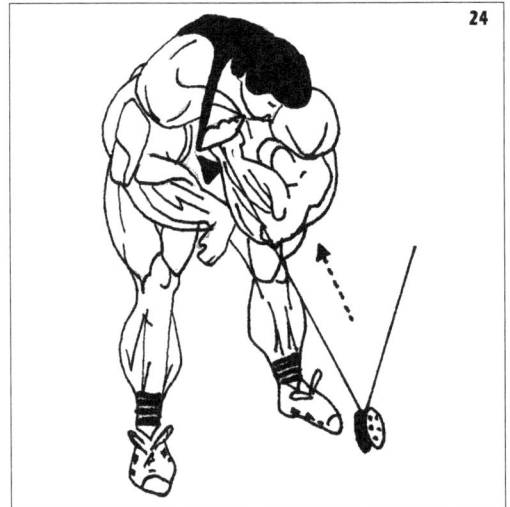

Ejercicio n° 24. Bíceps concentrado desde la polea baja.

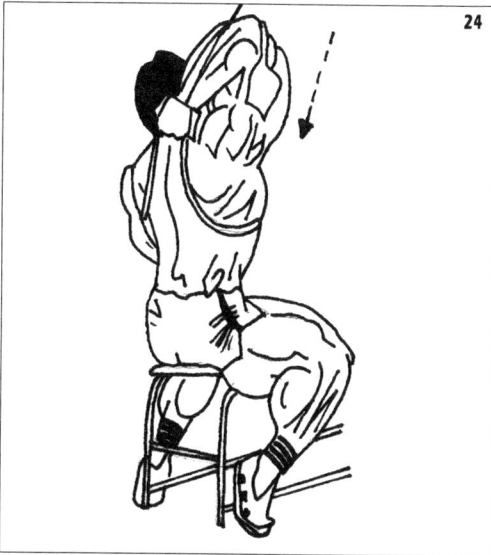

Ejercicio nº 25. Bíceps concentrado desde la polea alta.

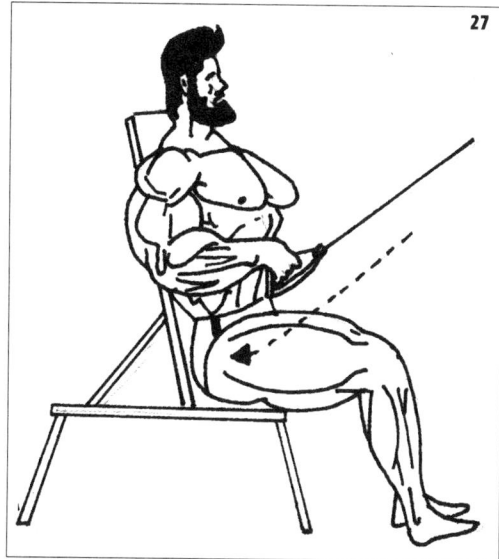

Ejercicio nº 27. Extensión a un brazo (tríceps) desde la polea alta.

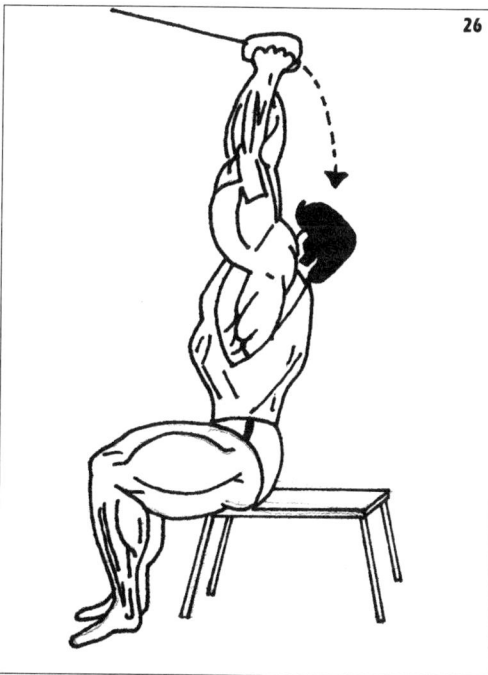

Ejercicio nº 28. Bíceps desde la polea alta acostado en un banco.

Ejercicio nº 26. Bíceps concentrado a dos manos desde la polea alta.

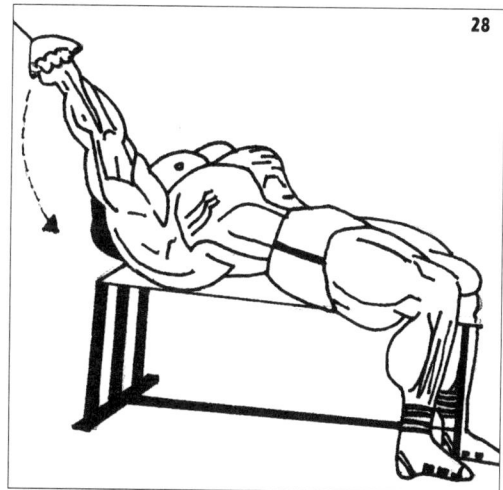

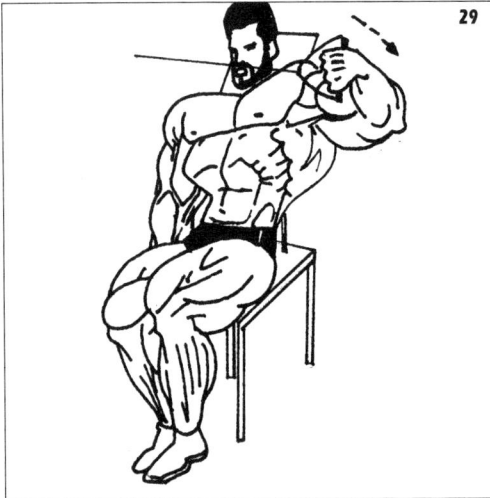

Ejercicio n° 29. Pájaro (deltoides) desde la polea alta.

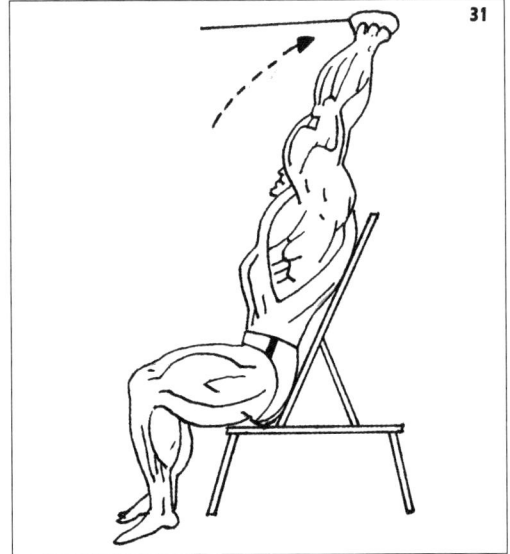

Ejercicio n° 30. Pájaro desde la polea alta (posición frontal).

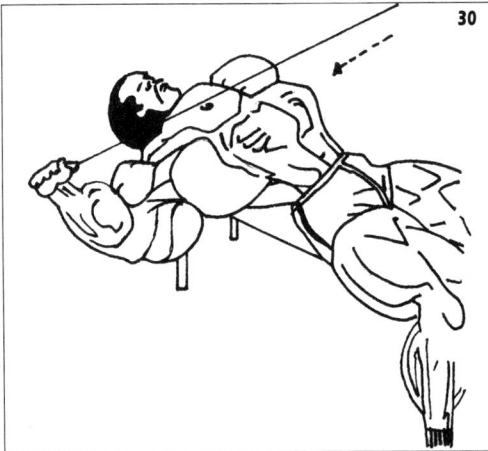

Ejercicio n° 31. Pull-over desde la polea alta (posición frontal).

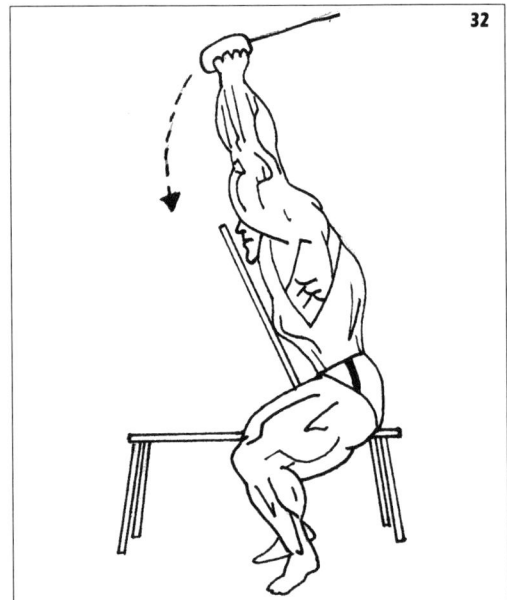

Ejercicio n° 32. Pull-over de espalda al aparato desde la polea alta.

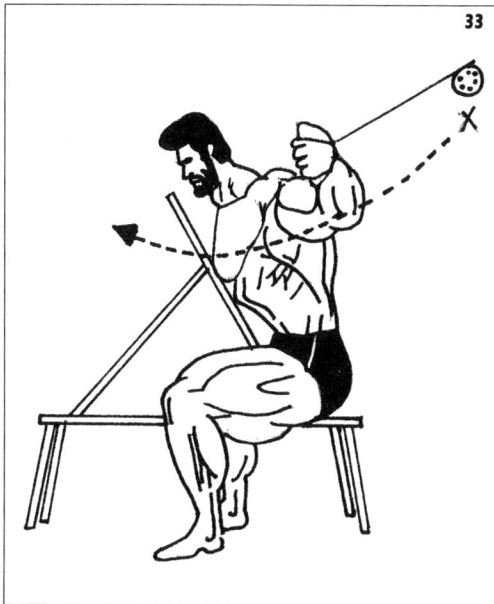

Ejercicio n° 33. Aberturas desde la polea alta.

Las posibilidades del aparato son enormes, sólo hemos indicado aquellos ejercicios más usuales; sin embargo el aparato nos permite realizar muchos más ejercicios, como por ejemplo el remo a un brazo desde la polea baja, etc.

METODOLOGÍA DE UNA RUTINA PARA PRINCIPIANTES

Se debe tener presente, ante todo, la experiencia del profesional. En la mayoría de casos, quienes se inician en el entrenamiento fisicoculturista son jóvenes y vehementes. Al compararse con los cuerpos viriles y de morfología admirable que ven en los concursos o campeonatos (como se califican hoy en día), revistas y lugares al aire libre, acarician la esperanza de mejorar sus facultades físicas en cuanto a tales comparaciones de inferioridad respecto a los campeones o de superioridad en cuanto a las personas de su medio ambiente.

Así nace la ilusión de conseguir en pocos meses el fruto de muchos años de perseverancia y de condiciones personales favorables de los culturistas más notables. Tiende a pesar en su balanza de propósitos solamente el éxito de la meta y no quiere pesar las dificultades previas que pudieran desanimarlo. No obstante confía y está dispuesto, en teoría, a merecer el galardón de un cuerpo armónico de excepción sin regatear esfuerzo, tiempo, paciencia y disciplina constante. Pero al llegar a la práctica se encuentra con que la rutina le resulta cada vez menos grata, y sus esperanzas se debilitan a la vez, de modo que a los tres, seis meses o un año se decepciona de comprobar que los resultados son muy inferiores a los que imaginó y la monotonía del trabajo es muy superior a sus cálculos iniciales.

Por esto, la rutina para principiantes debe tener presente, ante todo, el factor psicológico, el mantenimiento de la fe que favorece el entusiasmo en vez de permitir la decepción, el hastío, y el cambio de objetivo, aunque éste sea inevitable en los que tienen extremada debilidad psíquica (psicastenia), superficiales, volubles, tenorios de la novedad y la moda en todos los aspectos de su existencia. A los otros, a los mejor dotados de voluntad, entendimiento y discreción es a quienes hay que liberar de la «deserción» para que el culturismo eche profundas raíces.

La rutina, para que no pueda fallar el mencionado factor psicológico, ha de tener variedad de ejercicios para evitar el riesgo de la monotonía, ha de cambiar ejercicios de mucho esfuerzo muscular con otros de gran exigencia respiratoria y cardiaca; ejercicios flexores alternados con los extensores; los de volumen ritmados con los de fuerza. También sería aconsejable los ejercicios de estiramiento que inhiben el reflejo miotático de cada músculo o grupo sinérgico para conseguir una sensación de ligereza, flexibilidad, hasta la sesión siguiente, haciendo que el cansancio no reste euforia ni abata con agotamiento o duda aprensiva el beneficio orgánico que corresponde a la gimnasia cumplida.

BIBLIOGRAFÍA

FALLON, M. *Cultura Física de Fuerza.* Editorial Hispano Europea- Barcelona.

FERNER y STAUBESANDA. *Sobotta Atlas de Anatomía* (2 volúmenes). Panamericana- Madrid.

FORT, J.A. *Anatomía descriptiva.* Gustavo Gili- Barcelona.

FREIXAS, E. *Anatomía Artística.* Meseguer- Barcelona.

HANEY, L. *Culturismo Total.* Editorial Hispano Europea- Barcelona.

KAPANDJI, I.A. *Cuadernos de Fisiología Articular* (3 volúmenes). Masson- Barcelona.

KENNEDY, R. *Técnicas básicas de fisicoculturismo.* Diana - México.

LAMBERT, G. *La Musculation.* Vigot.- París.

LATARJET, A. *Manual de Anatomía aplicada a la Educación Física y a la Quinesiterapia* (En francés). Doin- París.

MC. MINN, R.M & H. y HUTCHINGS, R.T. (92 tomos) *Gran Atlas de Anatomía Humana* (En fotografías). Interamericana- México.

MOREAUX, A. *Anatomía Artística.* Ediciones Norma- Madrid.

MUEDRA, V. *Atlas de Anatomía Humana.* Llobet Arnal- Barcelona.

PARRAMÓN, J. M. *Cómo dibujar la Anatomía.* Parramón- Barcelona.

PAUCHET y DUPRET. *Atlas de Anatomía.* Gustavo Gili- México-Barcelona-Madrid.

PEARCE, E. *Manual de Anatomía y Fisiología.* Editorial Jims- Barcelona.

PUIG SISCAR. *Método de Perfección Muscular.* Alas- Barcelona.

RENAULT, A. *Principes de Musculation et Force Musculaire.* Amphora- París.

ROUET, M. *Dictionnaire de la Culture Physique.* Casterman-París.

ROUET, M. *Fuerza, Agilidad y Belleza Atlética.* Editorial Hispano Europea-Barcelona.

ROUET, M. *Cultura Física.* Editorial Hispano Europea- Barcelona.

ROUET, M. *Santé el beauté plastique.* Éditions Oliven- París.

TEXIER, J. *Devenez champions du Monde.* Jibena- París.

TEXIER, J. *Guide practique de body building.* Jibena- París.

VARIOS AUTORES. *Atlas de Anatomía.* Ediciones Omega- Barcelona.

VARIOS AUTORES. *Músculos, pruebas y funciones.* Editorial Jims- Barcelona.

WEINECK, J. *Anatomie fonctionnelle du sportif.* Masson- París.

WIRHED, R. *Anatomie et Science du geste sportif.* Vigot- París.

3

EL CARÁCTER

El carácter es la manera de ser, de sentir y de reaccionar de un individuo o de un grupo, por lo tanto es nuestra manera de responder a las circunstancias de la vida. Nuestro carácter determina nuestro comportamiento en las relaciones sociales, nuestra disposición sentimental y nuestro humor dominante. Los psicólogos, para analizar los caracteres utilizan los datos biográficos, la observación directa y los tests de personalidad; sin embargo todavía desconocemos las leyes psicológicas que rigen el carácter y no disponemos de una caracterología segura. A pesar de ello poseemos suficientes datos y trabajos estadísticos para establecer una aproximación caracterológica aun conociendo las limitaciones de esta ciencia.

Es importante conocer el carácter para evitar errores como los siguientes:

No admitir que los demás sean distintos a nosotros, considerando como virtudes algunas de nuestras maneras de ser caracterológicas y defectos las de los demás.

Comparar la vida psíquica de los demás con la nuestra.

Emitir juicios y apreciaciones superficiales debido a nuestra falta de madurez.

Transmitir a los demás nuestros estados de ánimo.

Para desarrollar la capacidad de comprender, hay que vivir una vida profundamente íntima y ejerciendo el control y la reflexión sobre sí mismo.

El conocimiento del carácter es importante para conocernos mejor y para tratar de comprender a los demás.

Conocernos es el primer paso que debemos dar si deseamos perfeccionarnos o lo que es lo mismo: evolucionar.

Los seres humanos le conceden mucha importancia al carácter y así lo demuestran las estadísticas en las que la mayoría de españoles lo consideran como la cualidad más importante para vivir en pareja.

LOS TRES FACTORES ELEMENTALES DEL CARÁCTER

Los elementos simples de los que se compone todo carácter son tres:
- La emotividad.
- La actividad.
- El modo de reacción (resonancia).

La emotividad

Consiste en el modo de ser por el cual la persona se conmueve por algún suceso. Llamamos emotivos a los que se conmueven bastante por motivos de poca monta y se consideran no emotivos a los que lo hacen escasamente.

El grado de emotividad lo marca la intensidad de la reacción y sus características son los cambios de humor, el obrar por súbitos impulsos, el sentimentalismo, el entusiasmo o depresión, la variabilidad, las reacciones desproporcionadas.

La actividad

Es según Le Senne, la «disposición para obrar». Es la necesidad que algunos sienten de actuar. El activo suele estar siempre ocupado, es dinámico; el no activo se deja llevar más bien por su fantasía y prefiere la vida contemplativa. El activo es obstinado, decidido, metódico y pasa fácilmente de la decisión a la acción; el obstáculo no hace más que excitar su actividad, es optimista y tiene el sentido de la independencia.

La resonancia

Se refiere al modo rápido o tardío con que el sujeto reacciona a las impresiones recibidas. Las clases de repercusión son:

– Primaria cuando se reacciona inmediatamente.
– Secundaria cuando se reacciona al cabo del tiempo.

Los primarios viven de la impresión del momento, son vivaces e impulsivos. Los secundarios, en cambio, son lentos y reflexivos.

El primario es un hombre que vive el presente; el pasado no ha dejado en él huella profunda; es improvisador, temerario, cambiante. El secundario es más metódico, más fiel y más inflexible, es previsor y prudente, y resulta difícil de consolar.

Estos tres principios constitutivos del carácter dan lugar, en realidad, a los distintos factores del carácter.

Emotivos-Activos-Primarios: Coléricos.
Emotivos-Activos-Secundarios: Apasionados.
Emotivos-No activos-Primarios: Nerviosos.
Emotivos-No activos-Secundarios: Sentimentales.
No emotivos-Activos-Primarios: Sanguíneos.
No emotivos-Activos-Secundarios: Flemáticos.
No emotivos-No activos-Primarios: Amorfos.
No emotivos-No activos-Secundarios: Apáticos.

En un estudio realizado entre los años 1970 y 1996 con 6.000 alumnos en tres gimnasios se dieron los siguientes resultados:
Caracteres dominantes:
– Flemáticos
No emotivos-Activos-Secundarios
60 % del total de los alumnos.
– Apasionados
Emotivos-Activos-Secundarios
26 % del total de los alumnos.
– Sanguíneos
No emotivos-Activos-Primarios
11 % del total de los alumnos.
– Nerviosos
Emotivos-No activos-Primarios
3 % del total de los alumnos.

Observamos, como es natural, que la

mayoría de alumnos son personas activas, generalmente secundarias (lo cual también es positivo) y pueden ser emotivas o no emotivas.

Nos preguntamos dónde están los:

– Coléricos.
Emotivos-Activos-Primarios.
– Sentimentales.
Emotivos-No activos-Secundarios.
– Amorfos.
No emotivos-No activos-Primarios.
– Apáticos.
No emotivos-No activos-Secundarios

También observamos que apenas existen alumnos con estas características psicológicas.

DESCRIPCIÓN DE LOS OCHO CARACTERES

Los coléricos

Son coléricos los individuos dispuestos a la acción rápida (pensemos en los buenos ejecutivos). Poseen exuberancia de energía: son activos, espontáneos, impulsivos y decididos; extrovertidos, generosos, optimistas, cordiales y sociables. Pero también son inconstantes y propenden a la vida alegre. Se distinguen por su impaciencia: pueden ser personas violentas y osadas.

Los apasionados

A este grupo pertenecen los hombres de acción sostenida (entre ellos se encuentran los buenos dirigentes). Tienen un modo de ser psicológicamente muy ricos: son hombres de acción como el colérico, pero tienen sobre él la ventaja de la continuidad y la constancia. Por eso han sido apasionados los que han llevado a término las grandes empresas.

Los nerviosos

El carácter nervioso es lo que podríamos llamar el temperamento «romántico». Es primario y vive de las impresiones del momento. Es sentimental, es decir, impulsivo y versátil, tal proceder le queda aún más acentuado. Es poco constante, tiene arranques de entusiasmo a los que sucede un pronto e invencible desaliento. Es incoherente, no tiene previsión, es irregular en su vida, en su profesión y en su moralidad. Le falta disciplina y control de sí mismo (es poco puntual y mal cumplidor) y necesita emociones siempre nuevas y profundas (juego, bebidas, drogas). Son incapaces de sentarse a trabajos impuestos y rutinarios y buscan ser admirados.

Los sentimentales

Son lo mismo que los anteriores, pero con función secundaria en su resonancia: resultan igualmente impresionables (por su emotividad), y su falta de actividad los hace soñadores pero son constantes en sus actitudes. Sufren por pequeñas cosas. A menudo son introvertidos y tímidos, gustan de escribir su diario íntimo.

Al pasar ahora a los caracteres «no emotivos» notaremos una profunda diferencia con respecto a los anteriores. Los individuos de que vamos a ocuparnos a continuación se desinteresan de los problemas «humanos» ganando, como contrapartida, en objetividad, en eficiencia o en rigor lógico

Los sanguíneos

Son sanguíneos muchos de los que nosotros llamaremos más adelante individuos atléticos de carácter «activo». Son extravertidos, tranquilos y no muy afectuosos. Se dedican a cosas prácticas y objetivas. Son calculadores, fríos y tienen una inteligencia rápida, con mucho sentido de la realidad. Es un carácter muy apropiado para un político, diplomático o financiero. Los sanguíneos son personas educadas, cuidadosas y, a veces, vanidosas.

Los flemáticos

El carácter flemático viene a ser el más apropiado para dedicarse a la vida intelectual. Propio de grandes pensadores. Suele ser introvertido, sobrio, poco afectuoso o efusivo, discreto y ponderado. No es brillante, apenas gesticula, habla en voz baja y poco sociable. Es un individuo puntual y conservador, con humor estable y reflexivo. Está siempre ocupado, y procede de un modo ordenado y sistemático. Es paciente ante la adversidad.

Los amorfos

La ausencia de emotividad seca en los amorfos la fuente de intereses que suelen impulsar a la acción, el individuo nos aparece como algo pasivo y embotado, en relación con los casos anteriores. Son versátiles y descuidados en casos egoístas, despilfarradores o con poca iniciativa, influidos por la opinión pública y por las actitudes de las personas que les rodean. No hay personajes con este carácter que hayan descollado en la historia.

Los apáticos

Se distinguen de los anteriores porque su pasividad es habitual, son taciturnos, huyen de las relaciones sociales y gustan de la soledad. Si el apático habla poco es, sencillamente porque no tiene nada que decir. Es rutinario, da una impresión general de inercia y hasta casi de pereza. Suelen ser personas tranquilas, fieles, puntuales, amigas del orden y de la limpieza. Tampoco hay apáticos que se hayan hecho ilustres.

EL CARÁCTER «PERFECTO»

Debido a que cada carácter posee las cualidades y los defectos propios, los seres humanos deberíamos potenciar nuestras cualidades y tratar de «suavizar» nuestros defectos. Sin embargo, según Luigi M. Rossetti, el carácter perfecto debería tener como fuerza-base la emotividad, como fuerza motriz la actividad, como armadura la secundariedad. Lo cual nos daría como resultado el carácter apasionado: E.A.S.

Los E.A.S poseen una sensibilidad profunda, una amabilidad dulce, acogida fácil y cordial. Todos se acercan a él porque encuentran un corazón abierto dispuesto a comprender y a socorrer. Posee además el sentido de lo bello y de la naturaleza. Es reflexivo, amante de la soledad, serio y grave así como un pensador profundo, sin embargo los defectos del emotivo pueden ser la inconstancia, impresionabilidad, irritabilidad, vanidad, pesimismo y la tristeza.

No queremos con ello afirmar que los no emotivos carezcan de cualidades, por ejemplo los no emotivos poseen un gran sentido de la realidad, prudencia, calma, serenidad y objetividad y los defectos de los no emotivos son la lentitud, la indiferencia, el egoísmo y la frialdad.

Otro ejemplo: los activos poseen como cualidades principales el dinamismo prodigioso, la audacia, la certeza del éxito y la seguridad del triunfo total, sin embargo sus defectos son la inconstancia y perplejidad ante una acción, la altivez, el orgullo, la violencia y la venganza.

A tenor de lo enunciado por Rossetti podríamos considerar al amorfo (nE.nA.P.) como el peor carácter de todos, porque es perezoso por naturaleza, que se complace egoístamente en su vida vacía de sentimientos y de actividad. Como no emotivo no vibra por ningún ideal ni se esfuerza ante una acción noble; no experimenta ningún sentimiento porque tiene un verdadero

vacío interior. Se consuela pensando que todo en la vida es cuestión de saberse acomodar.

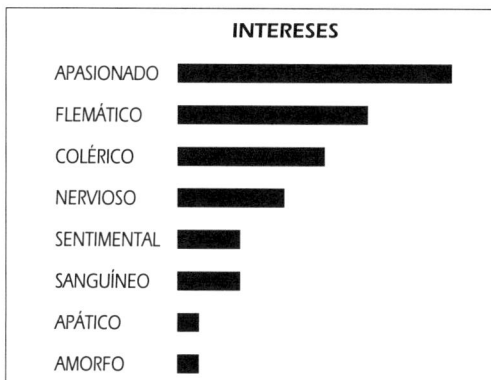

INTERESES: APASIONADO, FLEMÁTICO, COLÉRICO, NERVIOSO, SENTIMENTAL, SANGUÍNEO, APÁTICO, AMORFO

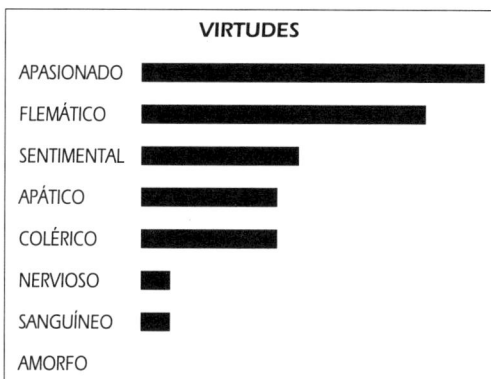

VIRTUDES: APASIONADO, FLEMÁTICO, SENTIMENTAL, APÁTICO, COLÉRICO, NERVIOSO, SANGUÍNEO, AMORFO

AUTOTEST

Consecuentes con lo enunciado, nos centraremos en el conocimiento de nosotros mismos a través de los tres factores fundamentales descritos por partes iguales, entre la emotividad, la actividad y la resonancia para calibrar el grado en que cada uno de estos factores integra nuestro carácter.

Cada una de estas preguntas se contesta con una puntuación que oscila entre 0, que es el no absoluto y el 10, que es el sí total, y califica a cada uno desde 0 puntos hasta 100 en la suma final de las preguntas de cada factor.

Si obtuviese 40 puntos, equivaldría a estar perfectamente equilibrado en esa tendencia y todo lo que pasase de ahí sería emotividad, actividad o primariedad y lo que resultase por debajo de los 50 puntos equivaldría a escasa emotividad, inactividad o resonancia (o secundariedad).

Estos resultados le ayudarán a determinar a qué nivel está en cada tendencia o factor fundamental y, sabrá cuáles son sus virtudes y sus defectos, cómo aumentar las primeras y corregir los segundos, para qué tipo de ocupación está temperamentalmente predispuesto, etc.

Sólo falta que este autotest lo haga sin prisa, a solas, en silencio y... ¡téngalo bien presente!... siendo totalmente sincero consigo mismo, porque lo contrario sería engañarse y no querer aceptarse.

A ser posible, para una mayor sinceridad, procure que nadie se entere del resultado, a no ser que sea un profesional.

NORMAS PARA REALIZAR EL CUESTIONARIO

En cada número hay varias preguntas sobre el mismo tema y usted, después de meditarlas, debe contestar con una puntuación del 0, no absoluto, al 10, sí total.

Al sumar los puntos de las preguntas se obtiene, en tanto por ciento, la puntuación de cada tendencia.

Cuestionario para conocer su emotividad	Puntuación
1. ¿Toma usted muy en serio las pequeñeces, aun sabiendo que carecen de importancia? ¿Se emociona, a veces, o sale de quicio sin motivo? ¿O no pierde usted la calma, sino por causas graves?	
2. ¿Se entusiasma o se indigna fácilmente? O ...¿acepta las cosas tal como son, según vienen?	
3. ¿Es usted susceptible?¿Se siente herido, fácil y profundamente, por una crítica un poco dura, una advertencia descortés, una observación desagradable o burlona?	
4. ¿Se sobrecoge fácilmente, ante un acontecimiento imprevisto? ¿Se sobresalta cuando le llaman bruscamente? ¿Tartamudea, llora, tiembla, enrojece o empalidece con facilidad? ¿Resulta difícil desconcertarle?	
5. ¿Se acalora hablando o levanta la voz durante una conversación? ¿Siente usted la necesidad de emplear términos violentos y palabras muy expresivas? ¿O habla usted sin prisa, de forma tranquila y reposada?	

6. ¿Se angustia ante un trabajo nuevo o un cambio de vida? ¿O aborda usted la situación con serenidad?	
7. ¿Pasa usted, alternativamente, de la exaltación al abatimiento o de la alegría a la tristeza y viceversa, sin que exista una razón aparente? ¿O conserva usted un humor siempre igual?	
8. ¿Tiene usted el espíritu frecuentemente asaltado por las dudas o los escrúpulos, por causa de actos sin importancia? ¿Conserva usted con frecuencia, un pensamiento en su mente, que sea completamente inútil y que le distraiga o moleste? ¿O no conoce, sino excepcionalmente, ese penoso estado de despreocupación?	
	Puntuación total ... %
Cuestionario para conocer su actividad	Puntuación
1. ¿Suele ocuparse, durante sus horas libres, en estudios, actividades sociales, culturales, recreativas, deportivas, artísticas, artesanales o cualquier otra no impuesta? ¿Aprovecha estos momentos para expansionarse a su gusto yendo al cine, con la novia, los amigos, etc.? ¿O se pasa ratos sin hacer nada o, a lo sumo, leyendo, viendo televisión, escuchando la radio, etc.?	
2. ¿Le exige un gran esfuerzo el pasar de la idea al acto, de la decisión a la ejecución? ¿O lleva a cabo lo que ha decidido hacer, inmediatamente y sin dificultad?	
3. ¿Se descorazona fácilmente ante las dificultades o ante una tarea que se le presenta muy fatigosa? ¿O por el contrario, se siente estimulado por las dificultades y excitado por la idea del esfuerzo a realizar?	
4. ¿Le gusta soñar «despierto» o meditar sobre el pasado que se ha ido, sobre cosas puramente imaginarias? ¿O prefiere actuar concretamente forjando, al menos, proyectos precisos que preparen, realmente el porvenir?	
5. ¿Realiza lo que tiene que hacer, en seguida y sin que le cueste mucho esfuerzo? (por ejemplo, escribir una carta, solucionar un asunto, etc.,) ¿O por el contrario, se siente inclinado a diferir las cosas y a darles largas?	
6. ¿Toma decisiones inmediatas aun en los casos difíciles? ¿O es indeciso y mantiene las dudas durante largo tiempo?	
7. ¿Es usted vivaz, inquieto, sin una previa emoción fuerte? (Gesticula, se levanta con presteza de su silla, va y viene por la ha-	

bitación, etc.) ¿O está, generalmente, quieto si es que una emoción no le intranquiliza?	
8. ¿No duda jamás en emprender una reforma útil, aun sabiendo que requerirá un gran esfuerzo? ¿O retrocede ante el trabajo a realizar y prefiere contentarse, por dicha causa, con el estado en que están las cosas?	
	Puntuación total %
Cuestionario para conocer su resonancia	Puntuación
1. ¿Está, a menudo, guiado en su acción, por la idea de un porvenir lejano (ahorrar para la vejez, acumular materiales, conocimientos o datos para un trabajo de larga gestación, etc.) o por las consecuencias futuras que puedan acarrear sus actos? ¿O se interesa, sobre todo, por los resultados inmediatos?	
2. ¿Tiene usted en cuenta «todo lo que puede suceder» y se prepara en cada caso cuidadosamente? (Por ejemplo, en ocasión de un viaje, hacer equipajes minuciosos, estudiar los itinerarios detalladamente, prever los posibles incidentes, etcétera? ¿O prefiere atenerse a la inspiración del momento?	
3. ¿Tiene usted principios estrictos a los que trata de atenerse? ¿O prefiere adaptarse a las circunstancias con docilidad?	
4. ¿Es constante en sus intentos, llevando a cabo, siempre, todo lo que comienza? ¿O abandona, frecuentemente, una tarea antes de terminarla, comenzándolo todo sin teminar nada?	
5. ¿Hay constancia en sus simpatías, frecuentando regularmente los mismos círculos, idénticas personas, manteniendo las amistades de la infancia?¿O cambia a menudo de amigos, dejando de ver, sin que medien razones graves, a personas que antes frecuentaba?	
6. ¿Después de una ofensa, o un acceso de cólera, se reconcilia inmediatamente con su circunstancial enemigo, quedando su espíritu, a este respecto, como si nada hubiera pasado? ¿O permanece de mal humor durante cierto tiempo? ¿O, más aun, persiste en su encono difícil de reconciliar?	
7. ¿Tiene usted hábitos sumamente estrictos, a los que es muy afecto, sintiéndose atraído por el entorno regular de ciertos hechos? ¿O siente horror por todo lo que es habitual y previsto con anterioridad, siendo para usted la sorpresa un elemento esencial del placer?	
	Puntuación total %

LOS TRES COMPONENTES DE LA CONSTITUCIÓN FÍSICA

Sheldon puso en evidencia, en sujetos de dieciséis a veinte años, tres componentes de la constitución física que llama:

Endomorfismo.
Mesomorfismo.
Ectomorfismo.

Para comprender estas denominaciones, hay que remontarse hasta los albores de la vida. En el séptimo o en el octavo día después de la concepción, el huevo humano mide apenas un milímetro de diámetro, pero las células que lo componen se diferencian ya, formando las dos primeras «hojas embrionarias». La capa superior, compuesta de altas células se llama ectodermo. Tapiza la cavidad amniótica, frente a la que está situada. La capa inferior, compuesta por células planas, se llama endodermo. A partir del octavo día, entre estas dos hojas, interior y exterior, aparece una tercera hoja intermedia o mesodermo.

Estas hojas se diferencian cada vez más, a lo largo del desarrollo del organismo.

El ectodermo produce el nacimiento de todos los órganos relativos al sistema nervioso –el cerebro, la médula espinal, los nervios motores y sensitivos–, el revestimiento cutáneo del cuerpo, el pelo y los cabellos. Forma igualmente, los órganos de los sentidos y la más importante de las glándulas endocrinas: la hipófisis.

El endodermo está en el origen de todo tubo digestivo y de las glándulas anexas, como el hígado y el páncreas, del revestimiento respiratorio de la tráquea, de los bronquios y de los pulmones y, por fin, de ciertas glándulas endocrinas, como la tiroides.

El mesodermo forma todos los tejidos de relleno o de sostén del organismo: los huesos, los cartílagos, los músculos estriados y el corazón, los tejidos de la sangre y, también, los riñones y las glándulas sexuales.

Así, según el desarrrollo más o menos activo de una u otra de estas partes, la morfología de los individuos será diferente. Desde el nacimiento, la constitución física está determinada.

Ectomorfo

Características físicas

Fragilidad y delicadeza del cuerpo. Tronco corto, costillas delicadas y prominentes. Hombros muy hacia adelante. Abdomen y brazos extremadamente débiles, dedos de las manos y pies largos y frágiles. La cara demasiado pequeña con relación a la masa craneal, aspecto triangular con mentón delicadamente puntiagudo, nariz delgada y puntiaguda como una proa. Labios delicados y finos; cuello largo y muy delgado proyectado hacia adelante, formando ángulo con la línea de la espalda. Parte superior de las orejas proyectada de lado y más desarrollada que los lóbulos; perfil: mentón algo retraído, frente despejada, derecha, bulbosa.

Músculos ligeros, finos, filiformes, ni

agrupación ni bombeamiento de músculos en ninguna parte del cuerpo.

Huesos pequeños, delicados, articulaciones pequeñas y no prominentes.

El fisicoculturista ectomorfo tiene facilidad para desarrollar una musculatura bien definida, aunque le cueste desarrollar masa muscular; presenta menor proporción de grasa comparado con los otros biotipos.

Mesomorfo

Características físicas

Aspecto cuadrado y dureza del cuerpo: de perfil, línea de la espalda derecha, talla media o baja. Tórax más desarrollado que el abdomen, ancho y musculoso, los hombros parecen bajos por excesivo desarrollo de los trapecios. Las caderas son anchas, robustas y poderosas.

Los brazos son macizos, los antebrazos son casi tan gruesos como los brazos; puños y dedos macizos.

Cara ancha y cuadrada. Relativamente grande en relación con el cráneo; gran nariz en su base; labios espesos y compactos. Cuello largo y musculoso. La musculatura es prominente, labrada y saliente.

El fisicoculturista mesomorfo es fuerte y musculado, pero para aprovechar sus posibilidades ha de ser trabajador y constante igual que los otros dos biotipos.

Endomorfo

Características físicas

Redondez y blandura en el aspecto general del cuerpo. Altos hombros que esconden el cuello. Acumulaciones de grasa en el tórax. Abdomen voluminoso. Miembros cortos, de aspecto puntiagudo. Poco relieve muscular. Piel suave y estirada por depósitos de grasa. Tendencia a la calvicie.

El fisicoculturista endomorfo tiene tendencia a acumular grasa, lo que le exige ser muy disciplinado para conseguir definición.

COMPORTAMIENTOS PSICOLÓGICOS DE LOS BIOTIPOS

En terminos generales se pueden establecer unos comportamientos bien diferenciados en cada uno de los biotipos.

Endomorfos

Buscan siempre la comodidad y el confort, habladores y predispuestos a imponer su criterio; se siente a gusto en el bullicio, con facilidad para el sueño y el despertar, con palabras de alegría para todos, predispuesto a la buena mesa compartida con amigos y tiende a la ligereza cuando siente presión de las circunstancias que le rodean.

Mesomorfo

Está siempre dispuesto a la actividad física o deportiva o a irse de un lugar con decisión y sin violencia, fogoso en las discusiones pero conciliador y abierto a las decisiones de grupo; persistente en lo que hace aunque el ambiente sea bullicioso, sin prisas para la cama, cuando comparte reuniones con amigos compensándolo retrasando el levantarse o con siestas; ríe con los suyos pero le cuesta hacer amistades y decide rápidamente sin volver nunca atrás.

Ectomorfos

Se manifiesta nervioso en situaciones de espera y busca los lugares salvajes y solitarios; conversa a la defensiva, se cree atacado cuando hablan de él y replica ásperamente; le molestan e irritan los ruidos y el bullicio y suele sufrir de insomnio; en grupo le cuesta hablar espontáneamente, le distrae la lectura tranquila; rumía las desgracias, las guarda y ello le hace sentir más deprimido; piensa demasiado y le cuesta decidirse.

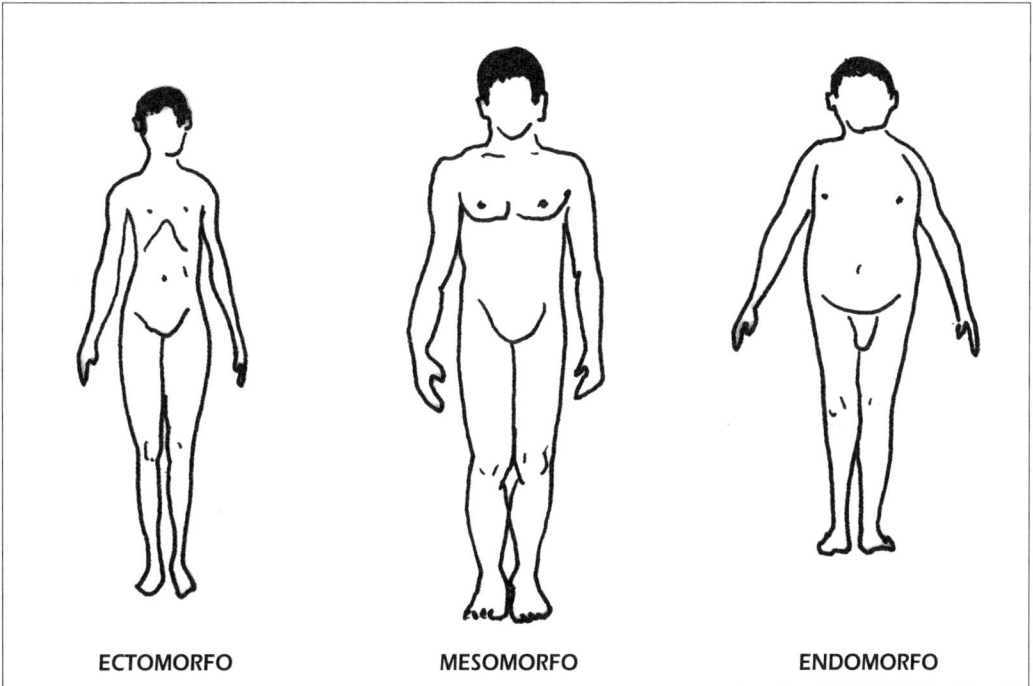

ECTOMORFO   MESOMORFO   ENDOMORFO

Hombres

Ectomorfos
Ectomorfos extremos .... 10 kg por debajo de la talla (altura)
Ectomorfos acusados .... 8 kg por debajo de la talla (altura)
Ectomorfos moderados .... 6 kg por debajo de la talla (altura)
Ectomorfos normales .... 4 kg por debajo de la talla (altura)
Ectomorfos-mesomorfos .... 2 kg por debajo de la talla (altura)

Mesomorfos
Mesomorfos normales .... 2 kg más que la talla
Mesomorfos moderados .... 4 kg más que la talla
Mesomorfos acusados .... 6 kg más que la talla
Mesomorfos extremos .... 8 kg más que la talla

Endomorfos
Endomorfos-mesomorfos .... 10 Kg más que la talla
Endomorfos moderados .... 12 kg más que la talla
Endomorfos acusados .... 14 kg más que la talla
Endomorfos extremos .... 16 kg más que la talla

Mujeres

Ectomorfos extremos .... 15 kg por debajo de la talla
Ectomorfos acusados .... 13 kg por debajo de la talla
Ectomorfos moderados .... 11 kg por debajo de la talla
Ectomorfos .... 9 kg por debajo de la talla
Ectomorfos-mesomorfos .... 7 kg por debajo de la talla

Mesomorfos .... 5 kg por debajo de la talla
Mesomorfos moderados .... Peso corporal igual a la talla
Mesomorfos acusados .... 2 kg por encima de la talla
Mesomorfos extremos .... 4 kg por encima de la talla

Endomorfos-mesomorfos .... 6 kg por encima de la talla
Endomorfos moderados .... 8 kg por encima de la talla
Endomorfos acusados .... 10 kg por encima de la talla
Endomorfos extremos .... 12 kg por encima de la talla

RUTINAS ACONSEJADAS SEGÚN LA MORFOLOGÍA

	Ectomorfos	Mesomorfos	Endomorfos
Rutinas de 3 días	SÍ	NO	NO
Rutinas de 4 días	SÍ	SÍ	NO
Rutinas de 5 días	SÍ	SÍ	SÍ
Rutinas de 6 días	SÍ	SÍ	SÍ
Rutinas de 7 días	SÍ	SÍ	SÍ

ECTOMORFOS

Rutinas de tres días
Ectomorfo extremo.......................rutina nº 1
Ectomorfo acusado ....rutina nº 2
Ectomorfo moderado....................rutina nº 3
Ectomorfo................................rutina nº 4
Ectomorfo-mesomorfo...................rutina nº 5

Rutinas de cuatro días
Ectomorfo extremo.......................rutina nº 6
Ectomorfo acusado ....rutina nº 7
Ectomorfo moderado....................rutina nº 8
Ectomorfo................................rutina nº 9
Ectomorfo-mesomorfo...................rutina nº 10

Rutinas de cinco días
Ectomorfo extremo.......................rutina nº 11
Ectomorfo acusado ....rutina nº 12
Ectomorfo moderado....................rutina nº 13
Ectomorfo................................rutina nº 14
Ectomorfo-mesomorfo...................rutina nº 15

Rutinas de seis días
Ectomorfo extremo.......................rutina nº 16
Ectomorfo acusado ....rutina nº 17
Ectomorfo moderado....................rutina nº 18
Ectomorfo................................rutina nº 19
Ectomorfo-mesomorfo...................rutina nº 20

Rutinas de siete días
Ectomorfo extremo.......................rutina nº 21
Ectomorfo acusado ....rutina nº 21
Ectomorfo moderado....................rutina nº 22
Ectomorfo................................rutina nº 22

ECTOMORFO-MESOMORFO ....rutina nº 23

MESOMORFOS

Rutinas de cuatro días
Mesomorfos ....rutina nº 24
Mesomorfos moderados ....rutina nº 24
Mesomorfos acusados................rutina nº 25
Mesomorfos extremos ....rutina nº 25

Rutinas de cinco días
Mesomorfos ....rutina nº 26
Mesomorfos moderados ....rutina nº 26
Mesomorfos acusados................rutina nº 27
Mesomorfos extremos ....rutina nº 27

Rutinas de seis días
Mesomorfos ....rutina nº 28
Mesomorfos moderados ....rutina nº 28
Mesomorfos acusados................rutina nº 29
Mesomorfos extremos ....rutina nº 29

Rutinas de siete días
Mesomorfos y mesomorfos
moderados ....rutina nº 30
Mesomorfos acusados
y mesomorfos extremos..............rutina nº 31

ENDOMORFOS

Rutinas de cinco días
Endomorfos-mesomorfos.............rutina nº 32
Endomorfos moderados...............rutina nº 32
Endomorfos acusados ....rutina nº 33
Endomorfos extremos.................rutina nº 33

Rutinas de seis días
Endomorfos-mesomorfos ....rutina n° 34
Endomorfos moderados ....rutina n° 34
Endomorfos acusados ....rutina n° 35
Endomorfos extremos ....rutina n° 35

Rutinas de siete días
Endomorfos-mesomorfos ....rutina n° 36
Endomorfos moderados ....rutina n° 36
Endomorfos acusados ....rutina n° 37
Endomorfos extremos ....rutina n° 37

Rutina n° 1

ECTOMORFO EXTREMO (-10 kg)
Rutina de tres días (lunes-miércoles-viernes)

Lunes
Pull-over 12-12-12
Press de banca 10-8-6-4
Aberturas superiores 10-10-10
Tríceps acostado barra 10-10-10

Miércoles
Elevaciones laterales 12-12-12
Pájaro 10-10
Press tras nuca 10-8-6-4
Remo de pie 12-10-8
Bíceps barra 12-10-8-6

Viernes
Sentadilla 12-10-8-6-4
Polea alta 12-10-8
Abdominales ....5 minutos

Rutina n° 2

ECTOMORFO ACUSADO (- 8 kg)
Rutina de tres días (lunes-miércoles-viernes)

Lunes
Pull-over 12-12-12
Press de banca 10-8-6-4-10
Aberturas superiores 10-10-10
Tríceps acostado barra 10-10-10

Miércoles
Elevaciones laterales 12-12-12
Pájaro 10-10
Press tras nuca 10-8-6-4-10
Remo de pie 12-10-8
Bíceps barra 12-10-8-6-10

Viernes
Sentadilla 12-10-8-6-4
Polea alta..12-10-8
Abdominales..................................5 minutos

Rutina n° 3

ECTOMORFO MODERADO (-6 kg)
Rutina de tres días (lunes-miércoles-viernes)

Lunes
Pull-over 12-12-12
Press de banca 10-8-6-4-10
Aberturas superiores 10-10-10
Tríceps acostado barra 12-10-8-6-10

Miércoles
Elevaciones laterales 12-12-12
Pájaro 10-10
Press tras nuca 10-8-6-4-10
Remo de pie 12-10-8
Bíceps barra 12-10-8-6-10

Viernes
Sentadilla 12-10-8-6-4-10
Polea alta..12-10-8
Abdominales..................................5 minutos

Rutina n° 4

ECTOMORFO (- 4 kg)
Rutina de tres días (lunes-miércoles-viernes)

Lunes
Pull-over 12-12-12
Press de banca 10-8-6-4-10
Aberturas superiores 12-12-12
Tríceps a la polea 20-12-10
Tríceps acostado barra 12-10-8-6

Miércoles
Elevaciones laterales 12-12-12
Pájaro 10-10
Press tras nuca...........................10-8-6-4-10
Remo de pie................................12-10-8-10
Bíceps barra..................................12-10-8-6
Bíceps concentrado 10-10-10

Viernes
Leg-extensión.......................................20-20
Leg-curl 12-12
Sentadilla.............................12-10-8-6-4-10
Polea alta 12-10-8
Remo sentado..................................12-10-8
Abdominales ....5 minutos

Rutina nº 5
ECTOMORFO MESOMORFO (- 2 kg)
Rutina de tres días (lunes-miércoles-viernes)

Lunes
Pull-over...12-12-12
Press de banca............................10-8-6-4-10
Aberturas superiores........................12-12-12
Tríceps a la polea............................20-12-10

Miércoles
Elevaciones laterales 12-12-12
Pájaro 10-10-10
Press tras nuca...........................10-8-6-4-10
Remo de pie................................12-10-8-10
Bíceps barra..................................12-10-8-6
Bíceps concentrado 10-10-10

Viernes
Leg-extensión.................................20-15-12
Leg-curl 20-15-12
Sentadilla.............................12-10-8-6-4-10
Polea alta 12-10-8
Remo sentado..................................12-10-8
Abdominales ....5 minutos

Rutina nº 6
ECTOMORFO EXTREMO (-10 kg)
Rutina de cuatro días

Lunes-jueves
Press de banca 12-10-8-6
Fondos 12-10-8-6

Martes-viernes
Sentadilla 12-10-8-6
Polea alta 12-10-8-6
Abdominales ....5 minutos

Rutina nº 7
ECTOMORFO ACUSADO (-8 kg)
Rutina de cuatro días

Lunes-jueves
Pull-over 12-12
Press de banca 12-10-8-6
Fondos 12-10-8-6

Martes-viernes
Pull-over 12-12
Sentadilla 12-10-8-6
Polea alta 12-10-8-6
Abdominales ....5 minutos

Rutina nº 8
ECTOMORFO MODERADO (-6 kg)
Rutina de cuatro días

Lunes-jueves
Pull-over 12-12
Press de banca 12-10-8-6
Fondos 12-10-8
Tríceps acostado barra 12-10-8

Martes-viernes
Pull-over 12-12
Sentadilla 12-10-8-6
Polea alta 12-10-8-6
Bíceps barra.....................................12-10-8
Abdominales ....5 minutos

Rutina nº 9
ECTOMORFO (-4 kg)
Rutina de cuatro días

Lunes-jueves
Pull-over 12-12

Press de banca 12-10-8-6
Fondos 12-10-8-6-10
Tríceps acostado barra 12-10-8-10
Abdominales ....5 minutos

Martes-viernes
Pull-over 12-12
Sentadilla 12-10-8-6
Leg-curl 12-12
Polea alta 12-10-8-6
Bíceps barra 12-10-8

Rutina nº 10
ECTOMORFO MESOMORFO (-2 kg)
Rutina de cuatro días

Lunes-jueves
Pull-over 12-12
Press de banca 12-10-8-6-10
Fondos 12-10-8-10
Tríceps acostado barra 12-10-8-6-10
Abdominales ....5 minutos

Martes-viernes
Pull-over 12-12
Sentadilla 12-10-8-6-10
Leg-curl 12-12
Polea alta 12-10-8-6
Bíceps barra 12-10-8-6

Rutina nº 11
ECTOMORFO EXTREMO (-10 kg)
Rutina de cinco días (de lunes a viernes)

Lunes
Press de banca 10-8-6-4-10
Polea alta 10-8-6-4-2
Abdominales ....5 minutos

Martes
Sentadilla 10-8-6-4-2
Bíceps barra 10-8-6-10
Fondos 10-8-6-10

Miércoles
Elevaciones laterales 20-20

Press tras nuca 10-8-6-10
Remo de pie 10-10
Remo sentado 12-10-8-6-10

Jueves
Pull-over 12-12
Press de banca 12-10-8-6
Bíceps barra 12-10-8-6
Tríceps acostado barra 12-10-8-6

Viernes
Sentadilla 12-10-8-6
Pájaro 20-20
Press tras nuca 12-10-8-6
Remo de pie 10-10

Rutina nº 12
ECTOMORFO ACUSADO (-8 kg)
Rutina de cinco días (de lunes a viernes)

Lunes
Press de banca 10-8-6-4-10
Polea alta 10-8-6-4-10
Abdominales ....5 minutos

Martes
Sentadilla 10-8-6-4-2-10
Bíceps barra 10-8-8-6-10
Fondos 10-8-6-10

Miércoles
Elevaciones laterales 12-10-8
Press tras nuca 10-8-6-10
Remo de pie 10-10
Remo sentado 12-10-8-6-10

Jueves
Pull-over 12-12
Press de banca 12-10-8-6-10
Bíceps barra 12-10-8-6
Tríceps acostado barra 12-10-8-6

Viernes
Sentadilla 12-10-8-6-10
Pájaro 20-20
Press tras nuca 12-10-8-6

Remo de pie 10-10

Rutina nº 13
ECTOMORFO MODERADO (-6 kg)
Rutina de cinco días (de lunes a viernes)

Lunes
Press de banca..........................10-8-6-10-10
Polea alta................................10-8-6-4-10-10
Abdominales ....5 minutos

Martes
Sentadilla................................10-8-6-4-2-10
Bíceps barra 10-8-6-6-6-10
Fondos 10-8-6-10

Miércoles
Elevaciones laterales 12-10-10-8
Press tras nuca 10-8-6-10
Remo de pie...................................10-10-10
Remo sentado 12-10-8-6-10

Jueves
Pull-over 12-12-12
Press de banca..........................12-10-8-6-10
Bíceps barra...................................12-10-8-6
Tríceps acostado barra.............12-10-8-6-10

Viernes
Sentadilla 12-10-8-6-10
Pájaro...20-15-10
Press tras nuca 12-10-8-6
Remo de pie...................................10-10-10

Rutina nº 14
ECTOMORFO (-4 kg)
Rutina de cinco días a la semana (de lunes a viernes)

Lunes
Press de banca..........................12-10-8-6-10
Aberturas...10-10
Polea alta 12-10-8-6
Remo a un brazo..................................10-10
Abdominales ....5 minutos

Martes
Leg-extensión.....................................20-12
Sentadilla 12-10-8-6-10
Bíceps barra.......................................12-10-8
Bíceps concentrado 10-10-10
Tríceps acostado barra 12-10-8-6
Tríceps a una mano de pie 10-10-10

Miércoles
Elevaciones laterales 10-10-10
Press tras nuca 12-10-8-6
Remo de pie...................................10-10-10
Dominadas.....................................12-10-8-6
Remo a un brazo.............................. 10-10-10

Jueves
Pull-over 12-12
Press de banca 12-10-8-6
Aberturas...10-10
Bíceps barra.....................................12-10-8-6
Bíceps concentrado 10-10-10
Tríceps acostado barra 12-10-8-6
Tríceps a una mano de pie 10-10-10

Viernes
Leg-extensión.....................................12-10
Sentadilla 12-10-8-6-10
Elevaciones laterales 12-10-10
Pájaro..12-10-10
Press tras nuca 12-10-8-6
Remo de pie...................................10-10-10

Rutina nº 15
ECTOMORFO-MESOMORFO (-2 kg)
Rutina de cinco días a la semana (de lunes a viernes)

Lunes
Press de banca..........................12-10-8-6-10
Aberturas..10-10-10
Polea alta 12-10-8-6
Remo a un brazo 10-10-10-10
Abdominales ....5 minutos

Martes
Leg-extensión....................................20-12-10

Leg-curl 20-12-10
Sentadilla 12-10-8-6-10
Bíceps barra...............................12-10-8
Bíceps concentrado 10-10-10
Tríceps polea 12-12-12
Tríceps acostado barra 12-10-8-6
Tríceps a una mano de pie 12-10-8

Miércoles
Elevaciones laterales 12-10-8
Pájaro...12-12-12
Press tras nuca.............................12-10-8-6
Remo de pie.................................10-10-10
Polea alta....................................12-10-8-6
Remo a un brazo 10-10-10-10

Jueves
Press de banca.........................12-10-8-6-10
Aberturas.....................................10-10-10
Bíceps barra...............................12-10-8
Bíceps concentrado 10-10-10
Tríceps polea 12-12-12
Tríceps acostado barra 12-10-8-6
Tríceps a una mano de pie 12-10-8

Viernes
Leg-extensión.................................20-12-10
Leg-curl 20-12-10
Sentadilla 12-10-8-6-10
Elevaciones laterales 12-10-8
Pájaro...12-12-12
Press tras nuca.............................12-10-8-6
Remo de pie.................................10-10-10

Rutina nº 16
ECTOMORFO EXTREMO (-10 kg)
Rutina de seis días a la semana (de lunes a sábado)

División por tres:
Lunes-jueves ....Pecho-Dorsal
Martes-viernes ....Muslo
Miércoles-sábado....................Hombro-Brazo

Lunes-jueves
Press de banca....................12-10-8-6-10-10

Polea alta..............................12-10-8-6-10-10

Martes-viernes
Sentadilla............................12-10-8-6-10-10
Abdominales ....5 minutos

Miércoles-sábado
Press tras nuca.........................12-10-8-6-10
Bíceps barra 12-10-8-6-10
Tríceps acostado barra..............12-10-8-6-10

Rutina nº 17
ECTOMORFO ACUSADO (-8 kg)
Rutina de seis días a la semana (de lunes a sábado)

Lunes-jueves
Pull-over 12-12
Press de banca....................12-10-8-6-10-10
Polea alta..................................12-10-8-6-10

Martes-viernes
Pull-over 12-12
Sentadilla............................12-10-8-6-10-10
Abdominales ....5 minutos

Miércoles-sábado
Press tras nuca.........................12-10-8-6-10
Bíceps barra 12-10-8-6-10
Tríceps acostado barra..............12-10-8-6-10

Rutina 18
ECTOMORFO MODERADO (-6 kg)
Rutina de seis días a la semana (de lunes a sábado)

Lunes-jueves
Pull-over 12-12-12
Press de banca 12-10-8-6
Aberturas.....................................10-10-10
Polea alta 12-10-8-6
Remo sentado..............................12-10-8-6

Martes-viernes
Leg-extensión.....................................20-12
Sentadilla 12-10-8-6-10

Abdominales ....5 minutos

Miércoles-sábado
Press tras nuca.........................12-10-8-6-10
Bíceps barra 12-10-8-6-10
Tríceps acostado barra 12-10-8-6-10

Rutina 19
ECTOMORFO (-4 kg)
Rutina de seis días a la semana (de lunes a sábado)

Lunes-jueves
Pull-over..................................12-12-12
Press de banca............................12-10-8-6
Aberturas.....................................10-10-10
Polea alta 12-10-8-6
Remo sentado...............................12-10-8-6

Martes-viernes
Leg-extensión.....................................20-12
Leg-cur 20-12
Sentadilla 12-10-8-6-10
Abdominales ....5 minutos

Miércoles-sábado
Elevaciones laterales 20-12-10
Press tras nuca 12-10-8-6
Bíceps barra..............................12 10-8-6-10
Tríceps acostado barra 12-10-8-6-10

Rutina n° 20
ECTOMORFO-MESOMORFO (-2 kg)
Rutina de seis días a la semana (de lunes a sábado)

Lunes-jueves
Pull-over..................................12-12-12
Press de banca............................12-10-8-6
Aberturas.....................................10-10-10
Polea alta 12-10-8
Remo sentado...............................12-10-8
Remo a un brazo..............................12-10-8

Martes-viernes
Leg-extensión.....................................20-12-10

Leg-curl 20-12-10
Sentadilla 12-10-8-6-10
Abdominales ....5 minutos

Miércoles-sábado
Elevaciones laterales 20-12-10
Press tras nuca 12-10-8-6
Bíceps barra.................................12-10-8-6
Bíceps concentrado 12-12-12
Tríceps polea 20-12-10
Tríceps acostado barra 12-10-8-6

Rutina n° 21
ECTOMORFO EXTREMO (-10 kg)
Y ECTOMORFO ACUSADO (-8 kg)
Rutina de siete días a la semana (en rotación)

Muslo
Pecho
Dorsal
Brazo
Hombro

1er día
Leg-extensión..................................10-10-10
Leg-curl 10-10-10
Sentadilla 12-10-8-6-10

2° día
Pull-over 12-12-12
Press de banca.........................12-10-8-6-10
Aberturas superiores........................12-12-12

3er día
Polea alta 12-10-8
Remo sentado................................12-10-8
Remo a un brazo..............................12-10-8

4° día
Bíceps barra 12-10-8-6-10
Tríceps acostado barra 12-10-8-6-10
Abdominales ....5 minutos

5° día
Elevaciones laterales 12-10-8

Pájaro..12-10-8
Press tras nuca...............................12-10-8-6
Remo de pie....................................12-10-8-6

El sexto día se vuelve a empezar el ciclo con el entreno del primer día.

Rutina nº 22
ECTOMORFO MODERADO (-6 kg)
Y ECTOMORFO (-4 kg)
Rutina de siete días a la semana (en rotación)

1er día
Leg-extensión..................................10-10-10
Leg-curl..................................10-10-10-10-10
Sentadilla 12-10-8-6-10

2º día
Pull-over 12-12-12
Press de banca..........................12-10-8-6-10
Aberturas...12-12-12

3er día
Polea alta......................................12-10-8-6
Remo sentado..................................12-10-8
Remo a un brazo...............................12-10-8
Abdominales ....5 minutos

4º día
Bíceps barra...................................12-10-8-6
Bíceps concentrado 12-12-12
Tríceps polea 12-10-8
Tríceps acostado barra..............12-10-8-6-10

5º día
Elevaciones laterales 12-10-8
Pájaro..12-10-8
Press tras nuca...............................12-10-8-6
Remo de pie....................................12-10-8-6

El sexto día se vuelve a empezar el ciclo con el entreno del primer día.

Rutina nº 23
ECTOMORFO-MESOMORFO (-2 kg)
Rutina de siete días a la semana (en rotación)

1er día
Leg-extensión..................................12-10-8
Leg-curl..................................10-10-10-10-10-10
Sentadilla 12-10-8-6-10

2º día
Pull-over 12-12-12
Press de banca..........................12-10-8-6-10
Aberturas...12-12-12

3er día
Polea alta......................................12-10-8-6
Remo sentado................................12-10-8-6
Remo a un brazo 12-10-8-6
Abdominales ....5 minutos

4º día
Bíceps barra...................................12-10-8-6
Bíceps concentrado 12-12-12
Tríceps polea 12-10-8
Tríceps acostado barra 12-10-8-6
Tríceps a una mano de pie 12-10-8

5º día
Elevaciones laterales 12-10-8-10
Pájaro 12-10-8-6-10
Press tras nuca...............................12-10-8-6
Remo de pie 12-10-8-6-10

El sexto día se vuelve a empezar el ciclo con el entreno del primer día.

Rutina nº 24
MESOMORFO (+2 kg) Y MESOMORFO MODERADO (+4 kg)
Rutina de cuatro días.
División por dos:
Pecho-Hombro-Tríceps
Muslo-Dorsal-Bíceps

1ª rutina lunes-jueves
Press de banca............................10-8-6-4-10

Aberturas...10-10
Pull-over 12-12
Elevaciones laterales............................12-12
Pájaro..12-12
Press tras nuca.......................12-10-8-6-4-10
Remo de pie.....................................10-10-10
Tríceps polea.....................................20-12-10
Tríceps acostado barra 10-8-6-10

2ª rutina martes-viernes
Leg-extensión...................................20-12-10
Leg-curl 10-10-10
Sentadilla 10-8-6-4-10
Polea alta 12-10-8-6
Remo sentado...................................12-10-8-6
Bíceps barra......................................12-10-8-6
Bíceps concentrado 10-10-10
Abdominales ....5 minutos.

Rutina nº 25
MESOMORFO ACUSADO (+6 kg) Y MESO-
MORFO EXTREMO (+8 kg)
Rutina de cuatro días.
División por dos:
Pecho-Hombro-Tríceps
Muslo-Dorsal-Bíceps

1ª rutina lunes-jueves
Press de banca 10-8-6
Pull-over 12-10-8
Press superior...................................10-8-6
Aberturas 12-12-12
Elevaciones laterales 20-12-10
Pájaro..20-12-10
Press tras nuca 10-8-6
Remo de pie.....................................10-10-10
Tríceps polea.....................................20-12-10
Tríceps acostado barra 12-10-8-6-10

2ª rutina martes-viernes
Leg-extensión...................................20-12-10
Leg-curl...........................10-10-10-10-10-10
Sentadilla 10-8-6-4-10
Polea alta 12-10-8-6
Remo sentado...................................12-10-8-6
Bíceps barra 12-10-8-6-10

Bíceps concentrado 10-10-10
Abdominales ....10 minutos.

Rutina 26
MESOMORFO (+2 kg) Y MESOMORFO
MODERADO (+4 kg)
Rutina de cinco días (de lunes a viernes)
División por tres:
Pecho-Tríceps
Muslo-Dorsal
Hombro-Brazo

1ª rutina
Press de banca.......................12-10-8-6-4-10
Aberturas 10-10-10
Pull-over 10-10-10
Tríceps polea.....................................15-12-10
Tríceps acostado barra 10-8-6-10
Tríceps a una mano de pie................12-10-8

2ª rutina martes-viernes
Leg-extensión...................................20-15-12
Leg-curl 20-15-12
Sentadilla 10-8-6-4-10
Polea alta 12-10-8-6
Remo sentado...................................12-10-8-6
Remo a un brazo...............................10-10-10

3ª rutina
Elevaciones laterales 20-12-10
Pájaro..20-12-10
Press tras nuca.................................10-8-6-4-10
Bíceps barra 12-10-8-6-10
Bíceps concentrado 10-10-10
Abdominales ....10 minutos.

Al acabar la rutina nº 3 volveremos a realizar
la rutina nº 1.

Rutina 27
MESOMORFO ACUSADO (+6 kg) Y MESO-
MORFO EXTREMO (+8 kg)
Rutina de cinco días (de lunes a viernes)
División por tres:
Pecho-Tríceps
Muslo-Dorsal
Hombro-Tríceps

1ª rutina

Press de banca 10-10-10-10
Aberturas 10-10-10-10
Press superior............................10-10-10-10
Tríceps polea 15-12-10
Tríceps acostado barra 10-10-10-10
Tríceps a una mano de pie 10-10-10-10

2ª rutina martes-viernes

Leg-extensión.................................20-15-12
Leg-curl.............................20-15-12-10-10-10
Sentadilla 10-8-6-10-10
Polea alta.................................12-10-10-10
Remo sentado............................10-10-10-10
Remo a un brazo.............................10-10-10

3ª rutina

Elevaciones laterales 20-12-10
Pájaro..20-12-10
Press tras nuca.....................12-10-10-10-10
Bíceps barra............................12-10-10-10
Bíceps concentrado 10-10-10-10
Abdominales ....10 minutos.

Al acabar la rutina n° 3 volveremos a realizar la rutina n° 1, en rotación.

Rutina n° 28

MESOMORFO (+2 kg) Y MESOMORFO MODERADO (+4 kg)
Rutina de seis días (de lunes a sábado)
División por cuatro:
Pecho
Hombro-Tríceps
Muslo-Gemelos
Dorsal-Bíceps

1ª rutina

Press de banca 10-10-10-10
Aberturas..10-10-10
Press superior............................10-10-10-10
Pull-over...10-10-10
Abdominales ....5 minutos

2ª rutina

Elevaciones laterales 12-10-8
Press tras nuca 12-10-8-6

Pájaro...12-10-10
Remo de pie....................................12-12-12
Tríceps polea 20-15-12
Tríceps acostado barra 12-10-8-10

3ª rutina

Leg-extensión..................................20-12-10
Leg-curl 10-10-10-10
Sentadilla 12-10-10-10
Gemelos de pie..........................20-15-12-10
Sóleo sentado 20-15-12-10

4ª rutina

Dominadas 10-10-10
Remo sentado 10-10-10
Polea alta 10-10-10
Remo a un brazo.............................10-10-10
Bíceps barra...............................10-10-10-10
Bíceps concentrado 10--10-10

Al finalizar la rutina n° 4 volveremos a empezar por la n° 1.

Rutina n° 29

MESOMORFO ACUSADO (+6 kg) Y MESOMORFO EXTREMO (+8 kg)
Rutina de seis días (de lunes a sábado)
1ª Rutina Pecho
2ª Rutina Hombro-Tríceps
3ª Rutina Muslo-Gemelos
4ª Rutina Dorsal-Bíceps

1ª rutina

Press de banca 10-10-10-10
Aberturas 10-10-10-10
Press superior............................10-10-10-10
Pull-over....................................10-10-10-10
Abdominales ....10 minutos

2ª rutina

Elevaciones laterales 10-10-10-10
Press tras nuca 12-10-8-10
Pájaro.......................................12-10-10-10
Remo de pie..............................10-10-10-10
Tríceps polea 12-10-8
Tríceps de pie barra....................12-10-10-10
Tríceps a una mano 12-10-10

3ª rutina
Leg-extensión.....................................12-10-8
Leg-curl 12-10-8-10
Sentadilla 12-10-10-10
Leg-press oblicuo........................20-12-10-10
Gemelos de pie 20-15-10
Burro 20-15-10
Sóleo sentado 20-15-10-10

4ª rutina
Dominadas 10-10-10
Remo sentado...............................10-10-10
Polea alta 10-10-10
Remo a un brazo...........................10-10-10
Bíceps barra..............................10-10-10-10
Bíceps concentrado 10-10-10-10
Antebrazo pronación 20-20-20
Antebrazo supinación......................20-20-20

Al finalizar la rutina nº 4 volveremos a empezar por la nº 1.

Rutina nº 30
MESOMORFO (+2 kg) Y MESOMORFO MODERADO (+4 kg)
Rutina de siete días sin descanso.
División por cinco:
Muslo
Pecho
Dorsal
Brazo
Hombro

1ª rutina
Leg-extensión...................................20-12-10
Leg-curl 20-12-10-10
Sentadilla 12-10-8-6-10
Gemelos.....................................20-12-10-10

2ª rutina
Press de banca..........................10-8-6-4-10
Aberturas......................................10-10-10
Pull-over 10-10-10
Abdominales ....5 minutos

3ª rutina
Polea alta 12-10-8-6

Remo sentado............................12-10-10-10
Remo a un brazo 10-10-10-10

4ª rutina
Bíceps barra..................................12-10-8-6
Tríceps polea 20-12-10-10
Bíceps concentrado 12-10-10-10
Tríceps acostado barra 12-10-10-10

5º rutina
Elevaciones laterales 20-12-10
Pájaro...20-12-10
Press tras nuca..........................10-8-6-4-10
Remo de pie....................................10-10-10

Al finalizar la rutina nº 5 volveremos a empezar por la rutina nº 1.

Rutina nº 31
MESOMORFO ACUSADO (+6 kg) Y MESOMORFO EXTREMO (+8 kg)
Rutina de siete días sin descanso.
División por cinco:
Muslo
Pecho
Dorsal
Brazo
Hombro

1ª rutina
Leg-extensión...................................20-12-10
Leg-curl...........................20-12-10-10-10-10
Sentadilla 10-10-10-10
Leg-press oblicuo........................20-12-10-10
Gemelos..20-12-10-10
Sóleo...20-12-10-10

2ª rutina
Press de banca..........................10-8-6-10-10
Aberturas......................................10-10-10
Press superior...............................10-8-6-10
Aberturas superiores.....................10-10-10
Abdominales ....10 minutos

3ª rutina
Pull-over.......................................12-10-10
Polea alta................................12-10-10-10

Remo sentado...........................10-10-10-10
Remo a un brazo 10-10-10-10

4ª rutina
Bíceps barra..................................12-10-8-6
Tríceps polea 20-12-10
Bíceps concentrado 12-10-10-10
Tríceps acostado barra..........12-10-10-10-10
Antebrazo pronación......................20-20-20
Antebrazo supinación.....................20-20-20

5ª rutina
Elevaciones laterales.................20-12-10-10
Pájaro...20-12-10-10
Press tras nuca..........................10-8-6-10-10
Remo de pie...............................12-10-10-10
Abdominales ....10 minutos

Al finalizar la rutina nº 5 volveremos a empezar el ciclo por la rutina nº 1.

Rutina nº 32
ENDOMORFO MESOMORFO (+10 kg) Y ENDOMORFO MODERADO (+12 kg)
Rutina de cinco días (de lunes a viernes)
División por tres:
Pecho-Hombro
Dorsal-Brazo
Muslo-Gemelos-Abdominales

1ª rutina
Bicicleta estática ....20 minutos
Press de banca...........................10-10-10-10
Aberturas horizontales................12-12-12-12
Press superior............................20-10-10-10
Lagartijas 12-12-12-12
Elevaciones laterales.................20-12-10-10
Press tras nuca...........................20-12-10-10
Pájaro...20-12-10-10
Remo de pie................................20-12-10-10
Abdominales ....10 minutos

2ª rutina
Bicicleta estática ....20 minutos
Polea alta....................................12-10-10-10
Remo sentado.............................12-10-10-10
Curl barra Gironda 12-10-10

Tríceps acostado barra 10-10-10
Curl alterno con mancuernas...........10-10-10
Tríceps de pie barra 10-10-10
Bíceps a una mano de pie 10-10-10
Antebrazo pronación.......................20-20-20
Antebrazo supinación 20-20-20

3ª rutina
Bicicleta estática ....20 minutos
Leg-extensión 12-10-8
Leg-curl 12-10-10-10-10-10
Sentadilla 20-12-10-10
Leg-press oblicuo 20-12-10-10
Gemelos de pie 20-15-10-10-10
Sóleo sentado......................20-15-10-10-10
Abdominales ....10 minutos.

Al finalizar la rutina nº 3 volveremos a realizar la rutina nº 1.

Rutina nº 33
ENDOMORFO ACUSADO (+14 kg) Y ENDOMORFO EXTREMO (+16 kg)
Rutina de cinco días (de lunes a viernes)
División por tres:
Pecho-Hombro
Dorsal-Brazo
Muslo-Gemelos-Abdominales

1ª rutina
Bicicleta estática ....30 minutos
Press de banca...........................10-10-10-10
Aberturas horizontales................12-12-12-12
Press superior............................20-10-10-20
Lagartijas 12-12-12-12
Elevaciones laterales.................20-12-10-20
Press tras nuca...........................20-12-10-20
Pájaro 20-12-10-20
Remo de pie 20-12-10-20
Abdominales ....10 minutos

2ª rutina
Bicicleta estática ....30 minutos
Polea alta tras nuca 20-12-12-20
Remo sentado 20-10-10-20
Polea alta al pecho 10-10-10-10
Remo a un brazo 12-10-10-10

Curl barra Gironda 12-10-10-10
Curl alterno con mancuernas......10-10-10-10
Antebrazo pronación 20-20-20
Antebrazo supinación......................20-20-20

3ª rutina
Bicicleta estática ....30 minutos
Leg-extensión..................................12-12-12
Leg-curl 20-12-12-12-10-10-10-20
Sentadilla 20-12-10-10
Leg-press oblicuo........................20-12-10-20
Caída frontal 20-12-10-20
Gemelos de pie...........................20-15-10-10
Burro 20-15-10-10
Sóleo sentado 30-15-10-10
Abdominales ....10 minutos.

Al finalizar la rutina nº 3 volveremos a realizar la rutina nº 1 en rotación.

Rutina nº 34
ENDOMORFO-MESOMORFO (+10 kg) Y
ENDOMORFO MODERADO (+12 kg)
Rutina de seis días (de lunes a sábado)
División por cuatro:
Pecho-Oblicuos-Antebrazo-Abdominales
Hombro-Brazo
Muslo-Gemelos

1ª rutina
Bicicleta estática ....20 minutos
Press de banca 10-10-10-10
Aberturas horizontales...............12-12-12-12
Press superior con mancuernas .12-10-10-10
Aberturas superiores...................12-12-12-12
Lagartijas 12-12-12-12
Antebrazo pronación 20-20-20
Antebrazo supinación......................20-20-20
Oblicuos con una mancuerna ....5 minutos
Abdominales ....10 minutos

2ª rutina
Bicicleta estática ....20 minutos
Polea alta tras nuca 12-10-10-10
Remo sentado.............................10-10-10-10
Polea alta al pecho 10-10-10-10
Remo a un brazo...........................10-10-10

Extensiones en banco oblicuo 12-12-12
Peso muerto piernas estiradas 12-12-12
Abdominales ....10 minutos

3ª rutina
Bicicleta estática ....20 minutos
Elevaciones laterales 20-12-12-12
Pájaro...12-10-10-10
Remo de pie................................12-10-10-10
Encogimientos 20-12-12-12
Curl barra Gironda 20-12-12-12
Tríceps de pie barra 10-10-10-10
Curl concentrado..........................12-10-10
Tríceps a una mano de pie 10-10-10-10

4ª rutina
Bicicleta estática ....20 minutos
Leg-extensión 20-12-10-10
Leg-curl.......................................20-12-10-10
Sentadilla frontal 12-10-10
Leg-press oblicuo........................20-10-10-10
Caída frontal...................................20-15-12
Leg-curl.......................................20-12-10-10
Gemelos de pie...........................20-15-12-10
Gemelos burro 20-15-12-10
Sóleo sentado 20-15-12-10
Abdominales ....10 minutos.

Al finalizar la rutina nº 4 volver a empezar por la nº 1.

Rutina 35
ENDOMORFO ACUSADO (+14 kg) Y ENDOMORFO EXTREMO (+16 kg)
Rutina de seis días (de lunes a sábado)

1ª rutina
Bicicleta estática ....30 minutos
Press de banca 10-10-10
Aberturas horizontales 10-10-10
Press superior 10-10-10
Aberturas superiores........................10-10-10
Fondos 10-10-10
Press inferior 10-10-10
Lagartijas...10-10-10
Antebrazo pronación 20-20-20
Antebrazo supinación......................20-20-20

Oblicuos con una mancuerna ....5 minutos
Abdominales ....10 minutos

2ª rutina
Polea alta tras nuca 12-10-10
Remo sentado....................................12-10-10
Polea alta al pecho............................10-10-10
Remo inclinado barra 10-10-10
Remo a un brazo 10-10-10-10-10-10
Extensiones en banco oblicuo 12-12-12
Peso muerto piernas estiradas 12-12-12
Abdominales ....10 minutos

3ª rutina
Bicicleta estática ....30 minutos
Elevaciones laterales 20-12-12-12
Press tras nuca 12-10-10
Pájaro 20-12-10-10-10-10
Press con mancuernas 10-10-10
Remo de pie.................................12-10-10-10
Encogimientos 20-20-20-20
Curl barra Gironda 12-10-10
Tríceps acostado barra 12-10-10
Curl alterno mancuernas..................10-10-10
Tríceps de pie barra 10-10-10-10
Curl concentrado........................12-10-10-10
Tríceps de pie a una mano 10-10-10-10

4ª rutina
Leg-extensión 20-12-10-10
Leg-curl.......................................20-12-12-12
Sentadilla frontal 20-15-10
Leg-press oblicuo.............................20-15-10
Caída frontal....................................20-15-10
Leg-curl.......................................20-12-12-12
Gemelos de pie...........................20-20-20-20
Gemelos burro 20-20-20-20
Sóleo sentado 20-20-20-20
Abdominales ....10 minutos.

Al finalizar la rutina nº 4 volver a empezar
por la nº 1.

Rutina nº 36
ENDOMORFO-MESOMORFO (+ 10 kg) Y
ENDOMORFO MODERADO (+12 kg)

Rutina de siete días
División por cinco.
Muslo-Pecho-Dorsal-Hombro-Brazo.

1ª rutina
Leg-extensión...................................20-12-10
Leg-curl.......................................20-12-10-10
Sentadilla 12-10-10-10
Leg-press oblicuo........................20-15-10-10
Caída frontal 20-15-10-10
Leg-curl.......................................10-10-10-10
Gemelos.......................................20-15-10-10
Sóleo..20-15-10-10

2ª rutina
Press banca.................................10-8-6-4-10
Aberturas..10-10-10
Press superior 10-10-10
Aberturas inferiores...........................10-10-10
Press inferior.....................................10-10-10
Fondos 10-10-10

3ª rutina
Dominadas...10-10-10
Remo sentado............................20-15-10-10
Polea alta 10-10-10-10
Remo inclinado 10-10-10-10
Remo a un brazo 10-10-10-10
Extensiones lumbares.....................20-20-20
Peso muerto piernas estiradas 20-20-20
Abdominales ....10 minutos

4ª rutina
Elevaciones laterales 20-15-10-10
Press tras nuca 10-10-10-10
Pájaro...20-15-10-10
Press con mancuernas 10-10-10
Remo de pie.................................20-15-10-10
Encogimientos..................................20-20-20

5ª rutina
Bíceps barra Gironda.................12-10-10-10
Tríceps acostado barra 20-15-10-10
Bíceps alterno mancuernas 10-10-10
Tríceps de pie barra 10-10-10
Bíceps concentrado 10-10-10
Tríceps a una mano de pie 10-10-10-10

Antebrazo pronación 20-20-20
Antebrazo supinación.......................20-20-20
Abdominales ....10 minutos.

Al finalizar la rutina nº 5 volver a empezar por la nº 1.

Rutina nº 37
ENDOMORFO ACUSADO (+14 kg) Y EN-DOMORFO EXTREMO (+ 16 kg)
Rutina de siete días
Muslo-Pecho-Dorsal-Hombro-Brazo.

1ª rutina
Leg-extensión....................................20-12-10
Leg-curl 20-12-10-10
Sentadilla piernas separadas..........20-12-10
Leg-press oblicuo...........................20-15-10
Caída frontal....................................20-15-10
Sentadilla piernas juntas.................20-15-10
Silla romana 10-10-10-10
Leg-curl 10-10-10-10
Gemelos.....................................20-15-10-10
Sóleo..20-15-10-10
Gemelos.....................................20-15-10-10

2ª rutina
Press banca separación media ...10-8-6-4-10
Aberturas horizontales 20-15-10
Press superior.................................20-15-10
Aberturas superiores.......................20-15-10
Press inferior 20-15-10
Fondos 20-15-10
Lagartijas...10-10-10

Press de banca manos juntas..........20-15-10

3ª rutina
Pull-over..20-20-20
Polea alta tras nuca 20-15-10-10
Remo sentado.............................15-10-10-10
Polea alta al pecho..........................20-15-10
Remo inclinado con barra 20-15-10
Remo a un brazo..............................20-20-20
Extensiones lumbares......................20-20-20
Peso muerto piernas estiradas 20-20-20
Abdominales ....10 minutos

4ª rutina
Elevaciones laterales 20-15-10-10
Press tras nuca 12-10-8-10
Pájaro..20-15-10-10
Press con mancuernas 20-15-10-10
Remo de pie.....................................20-15-10
Encogimientos.................................20-20-20

5ª rutina
Bíceps barra Gironda.................13-10-10-10
Tríceps acostado barra 20-15-10-10
Bíceps mancuernas en
banco inclinado 10-10-10-10
Tríceps de pie barra 10-10-10
Bíceps concentrado 10-10-10-10-10
Tríceps a una mano de pie 10-10-10-10-10
Antebrazo pronación 20-20-20
Antebrazo supinación.......................20-20-20
Abdominales ....10 minutos.

Al finalizar la rutina nº 5 volver a empezar por la nº 1

BIBLIOGRAFÍA

BAUDET, S. - Pean, M.C. - Gauguelin, F. *Conocer a los demás por el cuerpo.* Mensajero- Bilbao.

CORMAN, L. *Nouveau Manuel de Morpho-Psychologie.* Stock- París.

GRIEGER. P. *Le diagnostic caractérologique.* Ligel- París.

LORENZINI, G. *Caracterología y tipología.* Editorial Marfil- Alcoy (Alicante).

ROSETTI, L. M. *Práctica de Caracterología.* Editorial Marfil- Alcoy (Alicante).

4

EL ENTRENAMIENTO DEL DEPORTISTA

Cuando se establecen rutinas para deportistas es necesario conocer las causas determinantes (o sistemas de entrenamiento) del desarrollo muscular para no aplicarlas a los deportistas, que generalmente no desean adquirir mayor desarrollo muscular pero sí entrenar en «musculación».

La base del desarrollo muscular reside en los siguientes aspectos:

a) Las resistencias han de ser del orden del 70 % del máximo.

b) La alimentación es hiperproteica.

c) El entrenamiento se divide en tres días.

d) El número de repeticiones por serie oscila entre 8 y 12.

f) Las repeticiones se efectúan lentamente.

g) El descanso entre cada serie es de 2 minutos aproximadamente.

h) El culturista entrena con el sistema flushing.

Los deportistas deberán entrenar con resistencias nunca superiores al 60 %, particularmente entre el 40 al 50 %

El entrenamiento a ser posible deberá ser generalizado (trabajar todos los músculos el mismo día) o a lo sumo dividirlo por dos (un día la parte superior y al día siguiente la parte inferior).

El número de series nunca será superior a 6.

El número de repeticiones deberá ser inferior a 6 cuando se desee aumentar la fuerza o la potencia, y superior a 12 cuando nuestra meta sea la resistencia muscular.

Las repeticiones se efectuarán rápidamente.

El descanso entre cada serie no sobrepasará el minuto (con resistencia entre el 40 al 50 %) y de tres o cuatro minutos cuando se trabajan con resistencias del orden del 80 % (series de 5 repeticiones) El deportista no deberá nunca entrenar en flushing.

El flushing es el encadenamiento racional de los ejercicios en busca de la mayor congestión muscular.

Sistema flushing:

Entrenamiento de Pecho-Tríceps.

Press de banca-Aberturas-Pull-over.

Tríceps polea-Tríceps francés-Tríceps de pie a una mano.

Sistema anti-flushing:

Press de banca.

Gemelos.

Polea alta.

Sentadilla.

Bíceps con barra.

Abdominales.

Etcétera.

Lo que buscamos con el sistema anti-flushing es trabajar los músculos sin congestionarlos evitando así su desarrollo.

Sobre la alimentación, el deportista, a menos que practique un deporte de fuerza (lanzadores, jugadores de rugby, judokas) deberá sobre todo seguir una dieta hiperglúcida sin sobrepasar el gramo y medio de proteínas por kilo de peso corporal.

RUTINAS PARA DEPORTISTAS

Baloncesto

Lunes
Flexibilidad femoral-Flexibilidad gemelos-Flexibilidad oblicuos
Salto a la cuerda ....10 minutos
Press de banca...1 de 15
Polea tras nuca...1 de 15
Pájaro encima de un banco ....1 de 15
Leg-extensión ....1 de 15
Leg-curl..1 de 15
Tríceps polea ....1 de 15
Gemelos ....1 de 20
Abdominales rodillas al pecho ....1 de 25
Abdominales codo rodilla contraria...1 de 25
Elevaciones de piernas en paralelas ....1 de 12
Carrera..3 km

Miércoles
Flexibilidad femoral-Flexibilidad gemelos-Flexibilidad oblicuos
Press de banca...1 de 15
Polea tras nuca...1 de 15
Pájaro encima de un banco ....1 de 15
Sentadilla con salto (un saco en la espalda) ....1 de 10
Leg-curl..1 de 20
Tríceps polea ....1 de 15
Gemelos ....1 de 20
Abdominales rodillas al pecho ....1 de 25
Abdominales codo rodilla contraria...1 de 15
Elevaciones de piernas en paralelas ....1 de 10
Carrera..3 km

Viernes

Flexibilidad femoral-Flexibilidad gemelos-Flexibilidad oblicuos

Salto a la cuerda ....10 minutos
Press de banca..1 de 15
Polea tras nuca..1 de 15
Pájaro encima de un banco ....1 de 15
Leg-extensión ....1 de 15
Leg-curl..1 de 15
Tríceps polea ....1 de 15
Gemelos con mancuernas..1 de 20
Abdominales rodillas al pecho ....1 de 25
Abdominales codo rodilla contraria...1 de 25
Elevaciones de piernas en paralelas ....1 de 10
Carrera...3 km

Boxeo

Lunes y jueves, o martes y viernes

Press de banca...3 de 8
Estiramiento deltoides anterior. Polea horizontal...3 de 12
Pull-over respiratorio..4 de 20
Abdominales ....20 minutos
Ejercicios para cuello sin peso...10 minutos
Oblicuos, flexión lateral con máximo peso ....5 de 10
Transversos ....5 minutos

Natación (Braza)

Lunes

Press banca manos junt ....3 de 10
Estiramiento deltoides anterior. Polea brazos rectos.....................................5 de 10
Press tras nuca..3 de 20
Salto longitud pies juntos ....10 saltos
Sentadilla pies juntos, rodillas separadas ....50 rept.
Bíceps mancuernas, semipronación...4 de 12
Tríceps a dos manos ....3 de 10
Hiperextensiones ....3 de 10

Abdominales superiores recorrido largo ....3 de 20
Abdominales inferiores recorrido largo ....3 de 20
Oblicuos flexión lateral..2 de 50
Oblicuos giros barra madera ....200 rept.

Miércoles
Aberturas semipronación...2 de 10
Estiramiento deltoides anterior. Polea brazos rectos...4 de 10
Press tras nuca..2 de 10
Salto longitud pies juntos ....8 saltos
Sentadilla pies juntos, rodillas separadas ....40 rept.
Bíceps mancuernas, semipronación..3 de 12
Tríceps a dos manos ....2 de 12
Hiperextensiones ....2 de 30
Abdominales superiores recorrido largo ....2 de 20
Abdominales inferiores recorrido largo ....2 de 20
Oblicuos flexión lateral..2 de 40
Oblicuos giros barra madera ....100 rept.

Viernes
Pull-over...2 de 15
Estiramiento deltoides anterior. Polea brazos rectos...3 de 10
Press tras nuca..1 de 10
Salto longitud pies juntos ....6 saltos
Sentadilla pies juntos, rodillas separadas ....30 rept.
Bíceps mancuernas, semipronación..1 de 12
Tríceps a dos manos ....1 de 15
Hiperextensiones ....1 de 30
Abdominales superiores ....1 de 20
Abdominales inferiores ....1 de 20
Oblicuos flexión lateral..2 de 30
Oblicuos giros barra madera ....100 rept.

Ciclismo (carretera)

Lunes
Pull-over...2 de 15
Polea horizontal ....2 de 12

Polea tras nuca...2 de 12
Bíceps barra manos pronación...2 de 12
Silla romana sin bajar ....2 de 10
Abdominales, elevaciones rodillas en espaldera................................2 de 12
Estiramiento psoas..3 minutos
Oblicuos con mancuerna alta ....2 de 40

Miércoles
Aberturas ....2 de 12
Pájaro ....2 de 10
Dominadas..2 de 8
Bíceps mancuernas manos semipronación...2 de 10
Silla romana sin bajar ....3 de 30
Estiramiento psoas..3 minutos
Abdominales, elevaciones de busto ....3 de 12
Oblicuos con una mancuerna en mano ....2 de 50

Viernes
Pull-over...1 de 15
Press tras nuca con poco peso ....1 de 12
Polea tras nuca...1 de 12
Bíceps barra manos pronación...1 de 12
Silla romana sin bajar ....2 de 20
Abdominales, elevaciones rodillas en espaldera................................2 de 12
Estiramiento psoas..3 minutos
Oblicuos con mancuerna alta ....2 de 40

Natación (Crol)

Lunes
Pull-over...3 de 12
Tirón polea de pie ....3 de 12
Mancuernas atrás manos pronación ....3 de 10
Mancuernas atrás manos supinación..3 de 10
Elevaciones laterales manos supinación...3 de 10
Salto longitud pies juntos ....10 saltos
Hiperextensiones..3 de 30
Abdominales superiores recorrido largo ....3 de 15

Abdominales inferiores recorrido largo ....3 de 15
Oblicuos giros barra madera ....200 rept.
Oblicuos flexión lateral...4 de 50

Jueves
Pull-over...3 de 12
Tirón polea de pie ....3 de 12
Mancuernas atrás manos pronación ....2 de 10
Mancuernas atrás manos supinación ....2 de 10
Elevaciones laterales manos supinación..2 de 10
Salto longitud pies juntos ....8 saltos
Hiperextensiones...2 de 30
Abdominales superiores recorrido largo ....2 de 15
Abdominales inferiores recorrido largo ....2 de 15
Oblicuos giros barra madera ....100 rept.
Oblicuos flexión lateral...2 de 50

Decatlón

Lunes
Press de banca..2 de 3 (pecho)
Sentadilla ....2 de 6 (muslos)
Press militar...2 de 6 (hombros)
Leg-curl ....1 de 12 (femoral)
Press alterno con mancuernas...1 de 10 (hombros)
Squat a una pierna con mancuerna..1 de 10 (muslos)

Martes
Pull-over con barra en plano recto ....1 de 10 (pecho)
Pantorrilla con barra tras nuca ....1 de 15 (pantorrilla)
Bíceps con barra..2 de 10 (bíceps)
Buenos días...1 de 12 (lumbares)
Press tras nuca ....1 de 10 (hombros)
Pull-over con mancuerna...1 de 10 (pecho)

Miércoles
Saltos laterales con barra tras nuca ....2 de 15 (muslos)
Elevaciones frontales acostado...1 de 10 (pecho)

Elevaciones de muslos con barra, saltando ....1 de 12 (muslos)
Elevaciones laterales ....2 de 10 (hombros)
Lanzamiento lateral de la pierna ....1 de 20 (caderas)
Arrancadas con barra..2 de 6 (hombros)

Jueves
Oblicuos con mancuernas..2 de 20 (oblicuos)
Subir con barra detrás de la nuca..1 de 10 (muslos)
Remo de pie ....2 de 10 (hombros)
Lanzamiento mancuernas inclinado ....1 de 10 (dorsales)
Flexión de piernas abiertas con mano ....2 de 12 (muslos)
Arrancada con mancuernas ....1 de 12 (hombros)

Viernes
Oblicuos con barra sentado ....1 de 10 (oblicuos)
Elevación lateral de la pierna con peso...1 de 15 (caderas)
Remo inclinado con barra..1 de 10 (dorsales)
Elevaciones frontales ....1 de 10 (hombros)
Oblicuos con barra lateral ....1 de 20 (oblicuos)

Lanzamiento de disco

Lunes
Banca manos separadas 10-8-6-4
Polea tras nuca 12-10-8-6
Pájaro ....2 de 10
Bíceps de pie ....3 de 12
Tríceps polea ....3 de 10
Tríceps de pie ....3 de 10
Sentadilla completa...12-10-8-6
Peso muerto piernas estiradas 12-10-8-6
Gemelos de pie..4 de 8
Oblicuos barra madera..200 rept.
Oblicuos flexión lateral..4 de 40
Abdominales superiores ....3 de 15
Abdominales inferiores ....3 de 15

Miércoles
Aberturas ....4 de 10

Polea tras nuca ....3 de 10
Pájaro ....2 de 10
Bíceps inclinado ....3 de 6
Tríceps polea ....3 de 10
Tríceps acostado ....3 de 10
Media sentadilla 20-18-16-14
Hiperextensiones ....3 de 20
Gemelos de pie ....4 de 20
Oblicuos barra madera ....200 rept.
Oblicuos flexión lateral ....4 de 50
Abdominales superiores ....2 de 15
Abdominales inferiores ....2 de 15

Viernes
Banca manos separadas 14-12-10-8
Polea tras nuca 20-18-16-14
Bíceps acostado ....3 de 8
Tríceps polea ....3 de 10
1/3 Sentadilla ....4 de 12
Peso muerto piernas estiradas ....4 de 12
Gemelos de pie ....4 de 40
Oblicuos barra madera ....100 rept.
Oblicuos flexión lateral ....2 de 50
Abdominales superiores ....2 de 15
Abdominales inferiores ....2 de 15

Natación (Espalda)

Lunes
Estiramiento deltoides anterior ....20 veces
Pull-over brazos estirados ....1 de 15
Elevaciones frontales estirado en banco plano ....1 de 30
Estiramiento deltoides anterior ....20 veces
Peso muerto piernas estiradas ....1 de 30
Abdominales, elevaciones de piernas en el suelo ....1 de 40
Estiramiento psoas ....2 minutos
Salto de longitud pies juntos ....8 saltos

Miércoles

Estiramiento deltoides anterior	20 veces
Pull-over barra brazos estirados	1 de 15
Elevaciones frontales estirado en banco plano	1 de 30
Estiramiento deltoides anterior	20 veces
Peso muerto piernas estiradas	1 de 30
Abdominales, tijeras en el suelo	1 de 40
Estiramiento psoas	2 minutos
Salto de longitud pies juntos	8 saltos

Viernes

Estiramiento deltoides anterior	20 veces
Pull-over brazos estirados	1 de 15
Elevaciones frontales estirado en banco plano	1 de 30
Estiramiento deltoides anterior	20 veces
Peso muerto piernas estiradas	1 de 30
Abdominales, elevaciones de piernas en el suelo	1 de 40
Estiramiento psoas	2 minutos
Salto de longitud pies juntos	8 saltos

Fútbol

Lunes

Estiramiento femoral	100 veces
Estiramiento gemelos	50 veces
Press de banca	1 de 10
Polea tras nuca	1 de 12
Pájaro encima de un banco	1 de 15
Sentadilla trasera	1 de 15
Tríceps a la polea	1 de 12
Gemelos, máximo de peso	1 de 15
Antebrazo pronación	1 de 12
Abdominales, rodillas al pecho, con movimiento brazos	1 de 25
Oblicuos con una mancuerna en cada mano	1 de 50
Sentadilla frontal	1 de 15
Estiramiento psoas	3 minutos
Estiramiento recto anterior	2 minutos
Estiramiento femoral	100 veces

Miércoles

Estiramiento femoral ....100 veces
Pull-over...1 de 15
Polea horizontal ....1 de 12
Pájaro encima de un banco ....1 de 15
Leg-extensión ....1 de 15
Leg-curl...1 de 15
Tríceps a la polea ....1 de 12
Gemelos, máximo de peso ....1 de 20
Antebrazo supinación ....1 de 15
Abdominales, codo rodilla contraria..1 de 12
Oblicuos flexión lateral en el suelo ....1 de 25
Estiramiento psoas...3 minutos
Estiramiento recto anterior ....2 minutos
Estiramiento femoral ....100 veces

Viernes

Estiramiento femoral ....100 veces
Polea horizontal ....1 de 15
Pájaro sentado..1 de 12
Leg-extensión ....1 de 25
Leg-curl...1 de 25
Gemelos ....1 de 20
Antebrazo pronación..1 de 12
Abdominales, rodillas al pecho, con movimiento brazos ....1 de 25
Oblicuos con una mancuerna en cada mano ....1 de 50
Patada lateral...1 de 20
Estiramiento femoral ....100 veces
Abdominales, rodillas al pecho, con movimiento brazos ....1 de 25
Oblicuos con una mancuerna en cada mano ....1 de 50

Golf

Lunes

Aberturas ....4 de 10
Polea horizontal...3 de 20
Elevaciones frontales acostado supino ....3 de 12
Flexiones de piernas sin peso ....3 de 30

Peso muerto piernas sin peso ....3 de 30
Hiperextensiones ....3 de 30
Oblicuos, mancuerna a una mano...4 de 50
Bíceps alterno mancuernas..2 de 10
Tríceps a dos manos de pie ....3 de 12
Abdominales superiores ....2 de 20
Abdominales inferiores ....2 de 20

Miércoles
Aberturas ....3 de 12
Polea horizontal..3 de 15
Elevaciones frontales acostado supino ....3 de 10
Flexiones de piernas sin peso ....3 de 20
Peso muerto piernas sin peso ....3 de 15
Hiperextensiones ....2 de 30
Oblicuos, mancuerna a una mano...2 de 50
Bíceps alterno mancuernas..2 de 10
Tríceps a dos manos de pie ....3 de 10
Abdominales superiores ....2 de 15
Abdominales inferiores ....2 de 15

Viernes
Aberturas ....2 de 15
Polea horizontal..3 de 10
Elevaciones frontales acostado supino ....2 de 10
Flexiones de piernas sin peso ....3 de 15
Peso muerto piernas sin peso ....3 de 20
Hiperextensiones ....2 de 20
Oblicuos, giros con barra...100 giros
Oblicuos, mancuerna a una mano...2 de 50
Bíceps alterno mancuernas..2 de 10
Tríceps a dos manos de pie ....3 de 10
Abdominales superiores ....2 de 10
Abdominales inferiores ....2 de 10

Hípica

Martes
Calentamiento ....5 minutos

Pull-over brazos estirados ....4 de 15
Polea horizontal ....4 de 12
Remo de pie ....3 de 15
Aductores (sin máxima abertura)...4 de 12
Media sentadilla...6 de 12
Tibiales ....4 de 15
Estiramiento gemelos..100 veces
Abdominales más oblicuos ....4 de 25
Lumbares sentado en banca (mantener el esfuerzo) ....4-8 minutos
Suspensión en la barra fija...3 minutos

Viernes
Calentamiento ....5 minutos
Pull-over brazos estirados ....4 de 12
Polea horizontal ....4 de 12
Remo de pie ....2 de 15
Aductores (sin máxima abertura)...3 de 12
Media sentadilla...5 de 12
Tibiales ....3 de 15
Estiramiento gemelos..100 veces
Abdominales más oblicuos ....4 de 25
Lumbares sentado en banca (mantener el esfuerzo) ....4-8 minutos
Suspensión en la barra fija...3 minutos

Hockey

Lunes
Estiramiento femoral ....100 veces
Polea horizontal ....1 de 15
Pájaro sentado..1 de 12
Sentadilla..1 de 25
Leg-curl..1 de 25
Gemelos ....1 de 20
Antebrazo pronación...1 de 12
Leg-press..1 de 20
Abdominales, rodillas al pecho movimiento brazos........................1 de 25
Oblicuos con peso en cada mano ....1 de 50
Patada lateral..1 de 20
Estiramiento femoral ....100 veces

Miércoles

Estiramiento femoral ....100 veces
Polea horizontal .... 1 de 15
Pájaro sentado .... 1 de 12
Leg-press .... 1 de 20
Leg-curl .... 1 de 25
Sóleo .... 1 de 12
Antebrazo supinación .... 1 de 12
Sentadilla .... 1 de 25
Abdominales, rodillas al pecho movimiento brazos .... 1 de 25
Oblicuos con peso en cada mano .... 1 de 50
Patada lateral .... 1 de 20
Antebrazo supinación .... 1 de 12
Estiramiento femoral ....100 veces

Viernes

Estiramiento femoral ....100 veces
Polea horizontal .... 1 de 15
Pájaro sentado .... 1 de 12
Leg-extensión .... 1 de 25
Leg-curl .... 1 de 25
Gemelos .... 1 de 20
Antebrazo pronación .... 1 de 12
Abdominales, rodillas al pecho movimiento brazos .... 1 de 25
Oblicuos con peso en cada mano .... 1 de 50
Patada lateral .... 1 de 20
Estiramiento femoral ....100 veces
Abdominales, rodillas al pecho movimiento brazos .... 1 de 25
Oblicuos con peso en cada mano .... 1 de 50

Judo

Martes
Calentamiento
Flexión lateral, hacia adelante y hacia atrás .... 30"
Rotación de busto, las piernas muy separadas .... 20"
Caída lateral .... 1 de 12
Volteretas hacia adelante y hacia atrás .... 30"

Media sentadilla, dinámica, con extensión rápida ....4 de 3
Arrancada explosiva ....4 de 3
Peso muerto ....4 de 3
Remo de pie (trabajo localizado)..10-8-3
Aberturas ....3 de 10
Flexión lateral con barra ....2 de 10
Remo horizontal..2 de 8
Puente de luchador...2 de 8
Elevación de busto, piernas semidobladas ....3 de 15
Lagartijas ....2 de 20
Apretar pelota hasta total agotamiento. Caída frontal ....2 de 10
Estirar-Relajar. Suspensión en barra fija..1´- 2´

Viernes
Calentamiento
Flexión lateral, hacia adelante y hacia atrás ....30"
Rotación de busto, las piernas muy separadas...20"
Caída lateral ....12 veces
Volteretas hacia adelante y hacia atrás...30"
Media sentadilla, dinámica, con extensión rápida ....4 de 8
Arrancada explosiva ....4 de 8
Peso muerto ....4 de 8
Remo de pie (trabajo localizado)..10-8
Aberturas ....2 de 10
Flexión lateral con barra ....2 de 10
Remo horizontal..2 de 10
Puente de luchador...2 de 10
Elevación de busto, piernas semidobladas ....3 de 10
Lagartijas ....2 de 12
Apretar pelota hasta total agotamiento. Caída frontal ....2 de 8
Estirar-Relajar. Suspensión en barra fija..1´- 2´

Natación (Mariposa)

Lunes
Circunferencias con mancuernas ....2 de 12
Polea semiinclinado tirando brazos hacia atrás ....2 de 12
Pájaro encima de un banco ....1 de 12

Peso muerto piernas estiradas ....2 de 12
Salto longitud, pies juntos ....6 veces
Abdominales elevaciones de piernas ....3 de 12
Estiramiento psoas...3 minutos
Oblicuos mancuerna alta ....4 de 25

Miércoles
Pull-over brazos estirados ....2 de 12
Polea semiinclinado tirando brazos hacia atrás..3 minutos
Pájaro encima de un banco ....3 de 10
Hiperextensiones...2 de 20
Salto longitud, pies juntos ....6 veces
Abdominales elevaciones de busto ....3 de 15
Estiramiento psoas...3 minutos
Oblicuos, giros barra..2 de 50

Viernes
Circunferencias con mancuernas ....2 de 12
Polea semiinclinado tirando brazos hacia atrás..3 minutos
Pájaro encima de un banco ....2 de 10
Peso muerto piernas estiradas..2 de 12
Salto longitud, pies juntos ....6 veces
Abdominales elevaciones de piernas ....3 de 12
Estiramiento psoas...3 minutos
Oblicuos mancuerna a una mano..3 de 25

Martillo

Lunes
Cargadas...10-8-4
Arrancadas..10-8-4
Sentadilla pesada (1/2) (1/3) 10-8-4
Flexión lateral con una mancuerna...3 de 15
Oblicuos rotación..100 veces
Bobina Andrieux ....3 veces
Remo inclinado manos separadas 12-8-4
Aberturas..12-8-4
Abdominales inferiores ....3 de 25

Miércoles

Arrancadas 10-8-4
Buenos días con flexión de piernas 12-8-6
Flexión lateral con una mancuerna...3 de 15
Oblicuos rotación...200 veces
Bobina Andrieux...1 vez
Remo inclinado manos separadas 12-8-4
Abdominales superiores ....3 de 25
Abdominales inferiores ....3 de 25

Viernes

Cargadas...10-8-4
Buenos días con flexión de piernas 12-8-6
Sentadilla pesada (1/2) (1/3) 10-8-4
Flexión lateral con una mancuerna...3 de 15
Oblicuos rotación...100 veces
Bobina Andrieux..3 veces
Remo inclinado manos separadas 12-8-4
Aberturas...12-8-4
Abdominales superiores ....3 de 25

Moto (Trial, moto-cross, enduro, velocidad)

Lunes

Saltos (calentamiento) ....10 minutos
Flexibilidad (todos los ejercicios)
Educativa (todos los ejercicios)
Pull-over..2 de 10
Puente luchador..3 de 10
Remo horizontal agarre largo ....3 de 8
Cargadas ....3 de 8
Encogimientos de hombros ....3 de 20
Peso muerto...15-12-10-8
Media sentadilla 15-12-10-8
Bíceps barra ....4 de 6
Tríceps a dos manos ....4 de 10
Antebrazo pronación...3 de 15
Abdominales con giro..50 de cada lado

Oblicuos flexión lateral..4 de 50
Suspensión en la barra fija ....1 minuto

Miércoles
Saltos (calentamiento) ....10 minutos
Flexibilidad (todos los ejercicios)
Educativa (todos los ejercicios)
Pull-over...2 de 15
Puente luchador..3 de 10
Remo horizontal agarre largo ....3 de 10
Cargadas ....3 de 10
Encogimientos de hombros ....3 de 15
Bíceps barra ....4 de 10
Antebrazo supinación ....3 de 10
Giros con barra de madera...200 rep.
Oblicuos flexión lateral...3 de 50
Suspensión en la barra fija ....1 minuto

Viernes
Saltos (calentamiento) ....10 minutos
Flexibilidad (todos los ejercicios)
Educativa (todos los ejercicios)
Pull-over...2 de 20
Puente luchador..2 de 10
Remo horizontal agarre largo ....3 de 12
Cargadas ....3 de 12
Encogimientos de hombros ....3 de 15
Peso muerto 15-12-10
Media sentadilla 15-12-10
Bíceps barra ....4 de 6
Tríceps a dos manos ....3 de 10
Antebrazo pronación..3 de 12
Abdominales con giro...40 de cada lado
Oblicuos flexión lateral...2 de 50
Suspensión en la barra fija ....1 minuto

Pértiga

Martes

Oblicuos barra tras nuca, flexión lateral ....3 de 10
Peso muerto hacia el lado ....3 de 6
Press militar ....3 de 8
Press tras nuca ....3 de 6
Arrancadas ....3 de 6
Remo inclinado barra ....3 de 6
Caída frontal sobre bancos..3 de 10
Elevación de piernas en espaldera..3 de 15
Abdominales con peso tras nuca...3 de 15

Viernes

Oblicuos barra tras nuca, flexión lateral ....3 de 20
Peso muerto hacia el lado ....3 de 10
Press militar ....3 de 12
Press tras nuca ....3 de 10
Arrancadas ....3 de 10
Remo inclinado barra ....3 de 12
Caída frontal sobre bancos..3 de 10
Elevación de piernas en espaldera..3 de 15
Abdominales con peso tras nuca...3 de 10

Peso

Lunes

Press oblicuo...10-8-6-4
Hiperextensiones ....3 de 20
Sentadilla completa...10-8-6-4
Gemelos con mucho peso ....3 de 6
Bíceps de pie mancuernas ....3 de 10
Tríceps de pie barra 12-10-8
Antebrazo pronación..3 de 12
Abdominales, elevaciones de busto en tabla inclinada ....3 de 20
Oblicuos mancuerna pesada ....3 de 30

Miércoles

Press de banca 10-8-6-4
Press con mancuernas..10-8-6
Hiperextensiones ....3 de 20
Media sentadilla..5 de 3
Gemelos con poco peso ....3 de 30
Bíceps mancuernas a 45° ....3 de 10
Tríceps mancuernas a una mano de pie 12-10-8
Antebrazo supinación ....3 de 10
Abdominales, elevaciones de piernas en tabla inclinada ....3 de 15
Oblicuos giros con barra...4 de 50

Viernes

Press oblicuo...12-10-8
Hiperextensiones ....3 de 20
Salto longitud con pies juntos..6 saltos
Gemelos con mucho peso ....3 de 6
Bíceps de pie mancuernas acostado..3 de 10
Tríceps de pie mancuerna a dos manos 12-10-8
Antebrazo pronación...3 de 15
Abdominales, elevaciones de busto en tabla inclinada ....3 de 12
Oblicuos mancuerna pesada ....3 de 15

Rugby

Lunes

Cargadas con extensión de brazos ....3 de 6
Sentadilla...3 de 6
Cargadas sin extensión de brazos ....3 de 10
Remo inclinado con barra...3 de 10
Despegar peso muerto ....3 de 6
Bíceps barra ....3 de 8
Press tras nuca...3 de 6
Press banca..3 de 10
Oblicuos mancuerna a una mano..3 de 25
Abdominales superiores ....4 de 15

Jueves

Cargadas con extensión de brazos ....3 de 10

Sentadilla ....3 de 12

Cargadas sin extensión de brazos ....3 de 6

Remo inclinado con barra..3 de 6

Despegar peso muerto ....3 de 10

Bíceps barra ....3 de 10

Press tras nuca..3 de 10

Press banca..3 de 6

Oblicuos mancuerna a una mano...3 de 25

Abdominales superiores ....4 de 15

Martes y viernes
Footing, con sprints de 25 metros, distancia aproximada............................5 km

Tenis

Lunes
Salto de altura con los pies juntos..6 saltos

Pull-over...1 de 20

Polea horizontal ....1 de 12

Pájaro encima de un banco ....1 de 12

Bíceps a 45° ....1 de 12

Caída frontal ....1 de 20

Leg-curl...1 de 20

Tríceps a una mano acostado ....1 de 15

Gemelos ....1 de 20

Antebrazo pronación...1 de 12

Antebrazo supinación ....1 de 12

Abdominales rodillas al pecho ....1 de 25

Abdominales codo a rodilla contraria..1 de 12

Estiramiento femoral..1 de 100

Oblicuos flexión lateral..1 de 50

Oblicuos en el suelo ....1 de 30

Miércoles
Salto de altura con los pies juntos..6 saltos

Aberturas ....1 de 12

Caída lateral ....1 de 15

Polea horizontal ....1 de 15

Pájaro encima de un banco ....1 de 12

Bíceps a 45° ....1 de 12

Leg-curl...1 de 12

Tríceps a una mano acostado ....1 de 12

Gemelos de pie..1 de 20

Antebrazo pronación...1 de 15

Antebrazo supinación ....1 de 15

Abdominales rodillas al pecho ....1 de 25

Abdominales codo a rodilla contraria..1 de 12

Estiramiento femoral...1 de 100

Oblicuos flexión lateral..1 de 50

Oblicuos en el suelo ....1 de 30

Viernes

Salto de altura con los pies juntos..6 saltos

Pull-over..1 de 15

Remo a un brazo ....1 de 12

Elevaciones laterales sentado ....1 de 12

Bíceps a 45° ....1 de 12

Caída lateral ....1 de 20

Tríceps a una mano acostado ....1 de 12

Gemelos ....1 de 20

Antebrazo pronación...1 de 12

Antebrazo supinación ....1 de 12

Abdominales rodillas al pecho ....1 de 25

Abdominales codo a rodilla contraria..1 de 12

Estiramiento femoral...1 de 100

Oblicuos flexión lateral..1 de 50

Oblicuos en el suelo ....1 de 25

Vallas

Martes

Flexibilidad frontal en el suelo

Estiramiento deltoides anterior

Estiramiento recto anterior

Estiramiento psoas

Polea horizontal ....3 de 12

Press con mancuernas ....3 de 12
Sentadilla completa ....3 de 6
Peso muerto piernas estiradas ....3 de 12
Gemelos con mucho peso 20-6-6-6
Sóleo..2 de 20
Abdominales elevaciones de muslos...3 de 15
Abdominales elevaciones de busto ....3 de 20
Oblicuos mancuerna a una mano...2 de 50
Estiramiento gemelos

Viernes
Flexibilidad frontal en el suelo
Estiramiento deltoides anterior
Estiramiento recto anterior
Estiramiento psoas
Polea horizontal ....3 de 12
Press con mancuernas ....3 de 8
Media sentadilla..3 de 12
Peso muerto piernas estiradas ....3 de 12
Gemelos (movimientos explosivos) 20-6-6-6
Sóleo..2 de 20
Abdominales elevaciones de piernas ....3 de 25
Oblicuos rotación cintura...200 rept.
Estiramiento gemelos

Windsurfing

Lunes
Estiramiento deltoides anterior...30 veces
Press banca con mancuernas ....3 de 8
Estiramiento deltoides anterior...20 veces
Remo inclinado con barra...4 de 12
Pájaro ....4 de 12
Silla romana..3 de 30
Bíceps concentrado ....3 de 12
Abdominales elevaciones de busto ....3 de 25
Abdominales elevación rodillas en espaldera...3 de 20
Estiramiento psoas

Hiperextensiones ....3 de 15
Estiramiento lumbares sin peso ....150 veces

Miércoles
Estiramiento deltoides anterior...30 veces
Polea horizontal...3 de 15
Pájaro ....3 de 12
Silla romana..3 de 25
Bíceps concentrado..3 de 12
Abdominales elevaciones de piernas ....3 de 20
Estiramiento psoas
Hiperextensiones ....3 de 15
Estiramiento lumbares sin peso ....150 veces

Viernes
Estiramiento deltoides anterior
Press banca con mancuernas ....2 de 20
Estiramiento deltoides anterior...20 veces
Polea al pecho ....2 de 20
Pájaro ....2 de 12
Silla romana..3 de 20
Bíceps concentrado..3 de 15
Abdominales elevaciones de busto .... 3 de 25
Estiramiento psoas
Hiperextensiones ....3 de 15
Estiramiento lumbares sin peso ....150 veces

¿QUÉ SIGNIFICA ESTAR EN PERFECTA CONDICIÓN FÍSICA?

Si tuviera que establecer unos baremos para determinar la perfecta condición física de un individuo elegiría unas pruebas en concreto.

Potencia:

Salto de longitud con los pies juntos sin carrera (como mínimo 2 m).

Salto de altura con los pies juntos sin carrera (como mínimo 1 m).

Resistencia:

Ser capaz de correr durante 15-20 min a una velocidad mínima de 12 km hora o en bicicleta, una hora a un promedio de unos 25 km hora.

Flexibilidad:

Determinar la flexibilidad a través de una sola prueba me parece insuficiente, sería necesario efectuar un mínimo de seis pruebas y hacer la media de las pruebas, pero si tuviéramos que elegir una sola prueba sin lugar a dudas elegiríamos la flexión frontal con las piernas completamente estiradas tocando con la punta de los dedos el suelo.

Fuerza:

Con la fuerza nos encontramos con el mismo problema que para la flexibilidad. Muchos organismos «oficiales» exigen, como prueba de fuerza el press militar. Estoy de acuerdo que es la prueba más representativa de la fuerza humana, pero el press militar requiere una técnica y sólo aprendiendo la técnica (que se tarda como mínimo tres meses en adquirirla) podemos levantar 10 kg más de lo que nos exigen.

También considero injusto y absurdo que se exijan levantar los mismos kilos en un hombre que en una mujer y que no se tenga en cuenta el peso corporal a la hora de establecer los baremos.

Sobre las pruebas de fuerza:

Press militar: Fuerza de tríceps y de hombros, como mínimo 50 kg.

Press de banca: Fuerza de pecho y de tríceps, como mínimo levantar el peso corporal del individuo.

Sentadilla: Fuerza de piernas, como mínimo de 10 a 20 kg más que en el press de banca.

Dominadas: Fuerza de los músculos flexores de brazos, como mínimo diez flexiones.

Si los baremos son generales se debería tener en cuenta el sexo, edad y peso corporal.

Estar en buena condición física repercute en nuestra vida individual y social, beneficia a todos nuestros órganos y además, afecta a nuestra psicología (forma de pensar). No pensamos ni somos los mismos si estamos en perfecta condición física, no obtenemos de la vida las mismas satisfacciones, tampoco se observa la vida de la misma manera porque lo físico influye sobre lo mental, pero para conseguirlo, es necesario un poco de sacrificio y de esfuerzo.

El problema reside en si «vale la pena el esfuerzo» para lo que obtenemos a cambio. Os puedo asegurar que sí, a pesar de que personalmente no me gusta el esfuerzo físico. Lo que amo más en la vida es leer, escuchar música, escribir, pintar, cuidar mis flores, comer, hacer el amor y amar; sin embargo, mientras Dios me lo permita practicaré el culturismo porque gracias a la cultura física y el deporte he podido vivir con una intensidad muy fuera de lo que se considera como normal.

INCONVENIENTES DEL DEPORTE

Parece ser que la práctica física y deportiva supone un cambio importante en las personas hasta el punto, según se confirma en algunos trabajos (Cristine Shipman) de ser una causa de separaciones matrimoniales. Los deportistas cambian de intereses y costumbres que no son en ocasiones compartidas por la pareja.

También las relaciones sexuales se ven afectadas, pues los deportistas de ambos sexos son más activos que sus compañeros de vida sedentaria.

El porcentaje de culturistas en activo que han acabado por divorciarse es muy superior a la media nacional y, generalmente han acabado casándose con una alumna, es decir, con alguien que comparte su misma afición y que no le estará constantemente criticando a menos que la persona trabaje en el gimnasio.

UN BUEN DEPORTISTA

El Comité Olímpico Internacional dice textualmente:

«Serás un verdadero deportista si tomas parte en el deporte por el placer de ello; practicarás el deporte de manera altruista; seguirás los consejos que te hayan sido sugeridos; aceptarás sin discusión las decisiones de un juez o de un árbitro; vencerás sin presunción y perderás sin amargura; preferirás perder antes que vencer con medios ilícitos o descorteses; en competición o fuera de ella, en todas tus acciones, te comportarás de una manera deportiva y cortés.»

EL CALENTAMIENTO

Aunque los fisicoculturistas no tengan la costumbre de efectuar ejercicios de calentamiento, éste debería formar parte esencial de un buen programa de acondicionamiento. Los beneficios del calentamiento son múltiples. Nos limitaremos a enumerar los más importantes: aumento de la temperatura del cuerpo, del ritmo cardiaco, del intercambio de oxígeno procedente de la hemoglobina y en consecuencia un aumento en la capacidad del trabajo físico.

La intensidad y la duración del calentamiento deberá ser lo suficientemente intenso como para aumentar la temperatura corporal y oscilará entre los 10 minutos como mínimo a los 15-20 minutos si la temperatura ambiente es muy baja.

EL CORAZÓN

En Australia, casi la mitad de las muertes se deben a enfermedades del corazón. Aproximadamente entre 55.000 a 60.000 personas. Si las comparamos a la segunda causa de muertes: los accidentes de carretera (3.000 al año) la diferencia es abismal.

En Estados Unidos, existen en la actualidad 18.000.000 de enfermos del corazón y cada año mueren aproximadamente unas 700.000 personas ¡el equivalente a una ciudad como Sevilla!

El corazón pesa aproximadamente 300 gramos. En reposo late aproximadamente 70 veces por minuto, si consideramos que expele de 70 a 112 gramos de sangre a cada contracción nos da 6.528 litros de sangre al día o 2.500 millones en 70 años de vida.

¿Qué es nocivo al corazón?

El exceso de comidas grasientas.

Las tensiones psíquicas.

El tabaco.

La obesidad.

La falta de ejercicio.

¿Qué nos pide el corazón?

Una alimentación sana y equilibrada, no fumar y practicar un deporte de forma moderada. En consecuencia el corazón no escapa a las leyes generales de la naturaleza: Equilibrio.

Pero el corazón, a diferencia de otros órganos maltratados como el estómago, hígado, pulmones, etc., no perdona. Si se «enfada» deja de latir y nos castiga con el «eterno descanso».

El coche es el responsable de gran parte de la patología cardiaca. Elimina el esfuerzo fisiológico de andar, nos somete a una serie de tensiones frecuentes y graves. «Compra un perro y corre detrás de él». Según un cardiólogo americano sería la mejor medicina preventiva contra el infarto. Pero si corriésemos respirando a pleno pulmón por las calles de las ciudades contaminadas, se agravarían los riesgos.

Entrenamiento en tolerancia

La tolerancia es la fase inicial del entrenamiento para la resistencia. Consiste en entrenamientos suaves pero prolongados.

Es un suicidio deportivo (particularmente entre los jóvenes) realizar esfuerzos intensos y repetidos en un corazón que no está suficientemente formado. La consecuencia inmediata es una rápida musculación del mismo con ciertos éxitos deportivos iniciales y que pronto se convierten en un estancamiento posterior y prolongado declive. Entre los 13 y los 19 años el corazón es extraordinariamente sensible al ejercicio físico y se modifica mucho según el tipo de esfuerzos que realiza y por supuesto según su cantidad.

Es pues a esa edad cuando se debe fabricar el corazón del futuro deportista, y para ello nada mejor que aumentar por medio de un entrenamiento suave pero largo y continuado, en equilibrio de oxígeno, con esfuerzos de poca intensidad pero muy largos.

Un aumento excesivo de la pared al aumentar el espesor del músculo hace la difusión del oxígeno menos buena. Por contra un entrenamiento en tolerancia (también llamado entrenamiento de endurecimiento) efectuado siempre a un ritmo cardiaco entre 120 a 140 pulsaciones por minuto (más o menos al 60 % de la cadencia cardiaca máxima, dependiendo evidentemente de la edad) producen al cabo de un cierto tiempo, variable según los individuos, pero no superior a tres meses entrenando diariamente, un aumento de la cavidad ventricular.

Si por contra el sujeto efectúa esfuerzos repetidos de gran intensidad a un ritmo cardiaco por encima de las 170-180 pulsaciones por minuto al cabo de un tiempo se producirá un aumento de la pared ventricular en relación con la cavidad.

Es de destacar que se logra más fácilmente muscular el corazón que agrandar la cavidad, lo cual tiene importantísimas consecuencias para el futuro del deportista.

Por tanto depende todo del deporte para el cual se está entrenando. Lo que está fuera de duda es que lo fundamental es formar primero un corazón con una gran cavidad ventricular que posteriormente se irá llenando de «músculo» con un entrenamiento fraccionado. Lo contrario, o sea, empezar con un entrenamiento de gran intensidad y en anaerobiosis, con un ritmo cardiaco muy alto no sólo es negativo de cara a los resultados deportivos, sino en definitiva para la salud del deportista.

Cardiotraining

En los años cuarenta un gimnasio constaba de plinton, potro, espaldera, tabla de abdominales, anillas, cuerda, trapecio, paralelas y algunas mancuernas. En la actualidad los gimnasios «modernos» llegan a sobrepasar la centena de aparatos y los más completos disponen de aparatos cardiovasculares entre los que destacaremos:

bicicletas,
aparatos de escalada,
aparatos de remo,
cintas correderas,
aparatos de Ski (alpino y fondo).

Un gimnasio orientado al cardiotraining debe disponer como mínimo de media docena de estos aparatos.

Entrenamiento del sistema cardiovascular

Primeros tres meses de entrenamiento:
3 días de entrenamiento a la semana.

Particularmente los lunes-miércoles, viernes o martes, jueves, sábado.

30 minutos de entrenamiento sin interrupción, de los cuales:

5 minutos de calentamiento
20 minutos de fase aeróbica

5 minutos de pedaleo suave.

Del tercer al sexto mes de entrenamiento:
4 días de entrenamiento semanales.

40 minutos de entrenamiento, de los cuales:

5 minutos de calentamiento
30 minutos de entrenamiento aeróbico al 75 % del esfuerzo máximo
5 minutos de pedaleo suave

Del 7° al 10° mes de entrenamiento:
Lunes 45 min, miércoles 35 min, viernes 45 min, al 85 % del esfuerzo máximo.

A partir del 11° mes:
Entrenamiento de lunes a viernes. 50 min de entrenamiento diario al 85 % del esfuerzo máximo.

Cómo calcular el ritmo de entrenamiento

La cadencia o frecuencia cardiaca (en un entrenamiento normal), oscilará entre el 70 al 80 % de la base de cálculo.

Por ejemplo, en un individuo de 40 años su ritmo cardiaco oscilará entre las 126 a las 144 pulsaciones por minuto.

FRECUENCIA CARDIACA

Edad	Base cálculo	Equivalencia porcentaje esfuerzo y pulsaciones por minuto	
		70 % (marcha normal)	80 %
15	205	144	164
16	204	143	163

Edad	Base cálculo	Equivalencia porcentaje esfuerzo y pulsaciones por minuto	
		70 % (marcha normal)	80 %
17	203	142	162
18	202	141	162
19	201	141	161
20	200	140	160
21	199	139	159
22	198	139	158
23	197	138	158
24	196	137	157
25	195	137	156
26	194	136	155
27	193	135	154
28	192	134	154
29	191	134	153
30	190	133	152
31	189	132	151
32	188	132	150
33	187	131	150
34	186	130	149
35	185	130	148
36	184	129	147
37	183	128	146
38	182	127	146
39	181	127	145
40	180	126	144
41	179	125	143
42	178	125	142
43	177	124	142
44	176	123	141
45	175	123	140
46	174	122	139
47	173	121	138
48	172	120	138
49	171	120	137
50	170	119	136
51	169	118	135
52	168	118	134
53	167	117	134
54	166	116	133
55	165	116	132
56	164	115	131
57	163	114	130
58	162	113	130
59	161	113	129
60	160	112	128
61	159	111	127
62	158	111	126
63	157	110	126
64	156	109	125
65	155	109	124

TEST DE RUFFIER

Para la comprobación de nuestra condición aeróbica, se puede utilizar un test simple y sencillo como el de Ruffier.

El sujeto vestirá con un chandal o mejor aún, en slip. El test se practicará de preferencia por la mañana, sin haber tomado ningún alimento. El sujeto deberá espirar en la flexión de piernas e inspirar cuando se levante. Las flexiones de piernas serán completas.

Técnica

Sentar al sujeto durante dos minutos, seguidamente contar las pulsaciones durante 15 segundos y multiplicar por 4 = P1.

Efectuar 30 flexiones de piernas en 45 segundos con la ayuda de un metrónomo (en tiendas de objetos de música), al acabar las flexiones volver a tomar las pulsaciones durante 15 segundos y multiplicar por 4 = P2.

Después de 1 minuto de descanso sentado (a contar desde que se acabaron las 30 flexiones de piernas) se vuelven a tomar las pulsaciones durante 15 segundos y se multiplican por 4 = P3.

Calcularemos el valor del índice mediante la fórmula

$$\frac{P1 + P2 + P3 - 200}{10} = \text{índice}$$

Por ejemplo:

$$\frac{60 + 90 + 65 - 200}{10} = 1,5 \text{ índice}$$

La siguiente escala nos ayuda a interpretar el valor del índice obtenido:

0	Corazón excepcional
0-5	Sujeto entrenado
5-10	Sujeto normal
10-15	Débil
15-20	Muy débil

El P1 es característico de un buen endurecimiento (fondo). Cuanto más bajo sea mejor será el fondo del sujeto. Un ritmo cardiaco inferior a 65 pulsaciones significa un buen valor fisiológico de base (pulsaciones en reposo).

El P2 nos ofrece la adaptación del sujeto al esfuerzo. De ninguna manera debe sobrepasar el doble de las pulsaciones en reposo. Cuanto más bajo sea el P2 mejor será el endurecimiento del sujeto.

El P3 cuanto más cerca esté del P1 mejor será la resistencia del individuo. Se pueden dar casos de individuos que dan menos pulsaciones en el P3 que en el P1 lo cual significa que el sujeto es excesivamente nervioso (aprehensivo) o por el contrario que el corazón es particularmente apto a los esfuerzos.

Se puede considerar un corazón como atlético cuando la recuperación después del esfuerzo, no sobrepasa de 20 pulsaciones el P1.

ENTRENAMIENTO CARDIO CON SISTEMA FISICOCULTURISTA

Es posible trabajar el sistema cardiopulmonar en el gimnasio con ejercicios fisicoculturistas. Los ejercicios que os aconsejo los estuve realizando en mi gimnasio entre los años 1970-1980.

Circuito nº 1

Para principiantes o gente mayor:

Leg-extensión	5 de 10
Leg-press oblicuo	5 de 10
Pull-over	5 de 10

Circuito nº 2

Para personas medianamente entrenadas:

Leg-press oblicuo	8 de 10
Saltos estimulantes o saltos a la comba	8 de 30
Pull-over	8 de 12

Circuito nº 3

Para culturistas o deportistas muy entrenados aeróbicamente:

Sentadilla	10 de 10
Saltos verticales con impulso	10 de 10
Pull-over	10 de 12

A este último circuito le llamábamos en el gimnasio el circuito de la muerte ya que algunos alumnos se desmayaban al hacerlo. Los circuitos constan de tres series seguidas sin descanso, seguidamente se descansa 3 minutos y se vuelve a realizar otro circuito hasta totalizar el número de series indicado. No efectuar los circuitos 2 y 3 si no se está preparado para esfuerzos en los cuales el corazón supera las 180 pulsaciones.

PRINCIPALES SISTEMAS DE ENTRENAMIENTO PARA LA RESISTENCIA (AERÓBICO)

Estos sistemas no pueden considerarse como métodos de entrenamiento por separado, sino que han de relacionarse entre sí atendiendo a dos grandes exigencias:

Distancia o especialidad.

Época del año.

Carrera de resistencia

Se trata de cubrir una distancia mucho más larga que la de competición a un ritmo fácil y uniforme.

Los lugares ideales para este tipo de entrenamiento son los parques, estadios de atletismo, hipódromos o carretera (en este último caso la dureza del piso obliga al uso de un calzado adecuado). Los itinerarios se eligirán huyendo de los fuertes desniveles, pero tampoco hay que preferir los completamente llanos.

En el entrenamiento de resistencia orgánica, el trabajo se realiza en fase aeróbica, facilitando una mayor absorción de O_2 a nivel tisular.

Muy útil en la fase de preparación (invierno) de los corredores de distancias medias y largas. Por tratarse de cubrir el mayor número de kilómetros el ritmo ha de ser particularmente fácil.

Fartlek

Correr flojo, fuerte, regular... flojo, fuerte, regular,...etc., estando cada distancia a cubrir en razón inversamente proporcional a la velocidad y aprovechando intencionadamente los distintos accidentes del terreno (desniveles, caminos en recta, etc.,), para condicionar el trabajo de carrera. Circunstancialmente ésta puede interrumpirse para hacer trayectos andando (recuperación), gimnasia de soltura, ejercicios aprovechando el medio (árboles, arroyos, piedras).

El lugar ideal de entrenamiento es el campo, bosque y en último lugar un parque.

El fartlek desarrolla la resistencia orgánica general así como la musculatura y las articulaciones (endurecimiento). Desarrollo primordial, como en el anterior sistema, de la capacidad de utilización del O_2 durante el esfuerzo. Propio de la época invernal.

El fartlek es un excelente entrenamiento natural, resultando muy agradable al atleta. La variedad y la distracción de los recorridos permiten siempre una mayor cantidad de trabajo (no hay fatiga mental).

Interval Training

También llamado entrenamiento por intervalos o entrenamiento fraccionado.

Se trata de la repetición de una distancia corta (100 a 300 metros) a una velocidad relativamente alta (75 al 85 % de la posibilidad máxima), pero que permita un crecido número de repeticiones.

Es fundamental del sistema que la pausa o intervalo entre dos repeticiones o esfuerzos no sea muy larga; en cualquier caso nunca superior a los tres minutos. Está comprobado clínicamente que los capilares que aportan oxígeno al músculo vuelven a cerrarse tres o cuatro minutos después del esfuerzo; una nueva excitación tras este lapso de tiempo encontraría un

punto de partida desfavorable, porque todo el sistema circulatorio está dirigido hacia el estado de reposo.

Las sucesivas estimulaciones se producen cuando el atleta no se ha recuperado por completo de las precedentes, sino sólo en parte (dos tercios, llamando al otro tercio «rentable»). De aquí que los efectos beneficiosos del entrenamiento tengan lugar precisamente durante el intervalo, y no durante la carrera.

Los factores que condicionan el Interval Training son cuatro, cada uno de ellos está en función de los demás:

distancia,
tiempo invertido en cubrirla,
intervalo entre dos esfuerzos,
número de veces que se repite aquélla.

He aquí un ejemplo indicativo:

Distancia	100 m	200 m	300 m
Tiempo	13-15	27-32	120-180 seg
Intervalo	90-45	75-150	40-48 seg
Repeticiones	20-50	10-25	6-15 seg

En la práctica hay un modo inequívoco de saber si estos factores están bien relacionados entre sí; el atleta debe comenzar cada carrera de entrenamiento con 120-130 pulsaciones por minuto y terminar a 170 aproximadamente, sin rebasar nunca las 180 pulsaciones.

Durante el intervalo andar o trotar según el grado de preparación del atleta. Se desaconseja emplear más de una distancia dentro de una misma sesión de entreno así como modificar la duración del intervalo.

El Interval Training es un entrenamiento «directo» al corazón. Se obtiene en poco tiempo una hipertrofia cardiaca y una mejora del funcionalismo cardiocirculatorio notable (mayor capacidad de bombeo, mayor volumen minuto y aumento de la circulación periférica), lo que lleva consigo un mayor aporte de sangre a la musculatura.

, Cuando la velocidad del trayecto es elevada (13 seg, en 100 metros, 27-28 en 200 metros y 40 segundos en 300 metros) el trabajo se realiza en anaerobiosis, creándose las condiciones de partida para un mejor desarrollo o hipertrofia de la musculatura de las piernas. Esto es una ventaja del Interval Training. Otra muy importante es la posibilidad apuntada, del riguroso control del esfuerzo mediante el pulso.

Lugar idóneo para el entrenamiento en Interval Training: pista, caminos de piso elástico (follaje, etc.,) en cuyo caso quedan disminuidas las molestias causadas por este tipo de entrenamiento (tendinitis, tendencia a pies planos, molestias tibiales), debido a su dureza...

Series de ritmo

Repetición de un trayecto relativamente largo (al menos un tercio de la distancia para la que se entrena) que se cubre a velocidad igual o ligeramente superior (100-105 %) que las posibilidades de uno en la distancia total, con objeto de buscar un adecuado ritmo de carrera de competición.

Cada distancia se corre a un ritmo uniforme, acercándose lo más posible al tiempo previsto. No importa el número de series, sino la velocidad.

El número de repeticiones no puede ser muy elevado. Ejemplo:

3 de 1.000 para un corredor de 1.500.

3 de 2.000 para un corredor de 5.000.

Cabe la combinación de 2 o más distancias, por ejemplo:

400, 600, 400 para un corredor de 800.

3.000, 2.000, 1.000 para un corredor de 5.000.

Recuperación entre las series: suficiente y voluntaria (entre 5-6 y 10-12 minutos).

Salir con una pulsación entre 100-120 latidos, igual a la de calentamiento, si bien lo que interesa es la vuelta a la normalidad de todo el organismo.

El lugar idóneo para este tipo de entrenamiento es la pista, en primavera y época de competición.

Aparte del efecto mecánico o específico de ritmo, este sistema de entrenamiento produce paralelamente un aumento de las reservas alcalinas y una mejora del metabolismo muscular que permitirá contrarrestar la hiperacidez durante el esfuerzo intenso.

Este entrenamiento es imprescindible para fondistas y mediofondistas y también es útil para corredores de 400 metros lisos.

Entrenamiento por repeticiones cortas

Denominado también entrenamiento de sprint o entrenamiento de fuerza.

Cortas distancias de 50 a 300 metros que se cubren a una velocidad máxima (100 %) o sub-máxima (90-95 %) de la posibilidad personal de la distancia.

El número de series no puede ser muy elevado:

Velocidad pura	Distancia 50m 60 m 80 m	Repeticiones 10-12 10 8-10
Velocidad prolongada	Distancia 150 m 200 m	Repeticiones 8 6-8
Medio fondo corto y largo	Distancia 200 m 250 m 300 m	Repeticiones 8-10 8 6-8

Cabe la combinación de dos o más distancias, ejemplos:

Velocistas:

3 de 50

2 de 80

3 de 50

Para ochocentistas:

2 de 150

3 de 300

2 de 150

Recuperación total del sistema neuromuscular de una a otra serie. Hay que saber dosificar muy bien el número de repeticiones y la velocidad (máxima o submáxima) por el fuerte desgaste nervioso y físico que supone este tipo de entrenamiento, pudiendo originar resultados contrarios a los que se buscan.

El lugar de trabajo idóneo es la pista, en primavera: estímulos submáximos y en verano estímulos máximos.

El entrenamiento por series cortas es un entrenamiento directo de la interacción neuromuscular. Ya es sabido que el sistema nervioso sólo mejora en la respuesta por estimulaciones máximas. En el músculo se crea paralelamente la capacidad de mantener la velocidad y la resistencia a un fuerte ritmo sostenido, contrayendo una fuerte deuda de oxígeno. El trabajo se realiza en anaerobiosis. Este tipo de entrenamiento es indispensable para velocistas y útil para corredores de media distancia, en los que se desarrolla la aceleración final a fondo y la posibilidad de soportar un fuerte cambio de ritmo.

PESO CORPORAL Y RESISTENCIA

Un atleta resistente suele ser un atleta delgado. En la relación de los mejores atletas de resistencia españoles que damos a continuación se constata que pesan entre 9 a 18 kg menos que su talla.

El tiempo invertido en recorrer 10 km es sensiblemente el mismo, la velocidad oscila entre los ¡¡¡20 y los 21 km/hora !!!

Martín Fiz   1,69 y 53 kg

10 km en 28'00"

José Mª García   1,78 y 61 kg

10 km en 28'00"

Abel Antón   1,79 y 61 kg

10 km en 27'51"

Diego García   1,72 y 61 kg
10 km en 28'21"
Alejandro Gómez   1,78 y 69 kg
10 km en 27'39"

EDAD Y DEPORTE

La edad ideal (máxima forma del fisico-culturista) oscila entre los 30 y los 45 años. En otros deportes, por ejemplo el ciclismo o el fútbol, 27 años.

En los deportes de velocidad constata-réis en la lista que ofrecemos a continua-ción que la edad óptima oscila entre los 20 y los 30 años, sin embargo, en los deportes de resistencia (5.000-10.000) la edad optima oscila entre los 30 y los 40 años.

En la mayoría de deportes, entre los 32 y los 35 años el deportista está acabado para la alta competición, la prueba de ello es que en la mayoría de deportes un veterano es aquel que sobrepasa los 35 años, sin embargo el culturismo y el power-lifting tienen la ventaja, sobre los demás deportes en que se puede ser campeón de fisicoculturismo a los 40 años y de power-lifting a los 45 años.

Corredores y edades

Fuente de datos: Campeonato de Atletismo de Cataluña 1997.

100 metros lisos masculinos:		
Participante más joven: 19 años	el de más edad: 35	Promedio: 23 años
400 metros lisos masculinos:		
Participante más joven: 19 años	el de más edad: 33	Promedio: 27 años
800 metros lisos masculinos:		
Participante más joven: 18 años	el de más edad: 29	Promedio: 23 años
10 km		
Participante más joven: 24 años	el de más edad: 37	Promedio: 31 años
Tiempos:		
100 metros lisos	de 11" 44 a 11" 95	
400 metros lisos	de 48" 17 a 53" 97	
800 metros lisos	de 1´ 55" 07 a 2´ 03" 56	
10 km	de 30´ 20" 17 a 33´ 35" 41.	
100 metros lisos femeninos:		
Participante más joven: 18 años	el de más edad: 27	Promedio: 21 años
800 metros lisos femeninos:		
Participante más joven: 17 años	el de más edad: 30	Promedio: 23 años
5.000 metros:		
Participante más joven: 18 años	el de más edad: 47	Promedio: 31 años.
Tiempos:		
100 metros lisos	de 12" 72 a 13" 64	
800 metros lisos	de 2´ 13" 28 a 2´ 28" 39	
5.000 metros	de 17´ 01" 38 a 19´ 52" 34.	

LAS AMPOLLAS DE LOS PIES

Son muy corrientes en corredores principiantes, se forman en la mayoría de los casos por rozaduras de la piel en contacto con el zapato o con los calcetines demasiado ásperos. Suelen producirse en los lugares de presión más comunes, como la parte posterior del talón, en el tendón de Aquiles, en la zona del empeine y en la parte superior de los dedos de los pies donde suele rozar el zapato.

Para prevenirlas, antes de marchas prolongadas: aplicarse jabón en la parte posterior del talón y en el interior de los calcetines espolvorear el pie con talco (Micoespec).

Evitar los baños de pies con agua muy caliente, ablandan la epidermis y la hacen más sensible a las rozaduras de los zapatos.

Para curarlas:

Practicar dos pequeñas aberturas por medio de una aguja estéril y extraer el líquido formado dentro de la ampolla. Nunca se debe eliminar la piel de la zona afectada.

Se puede aplicar una pomada de ácido bórico o bálsamo del Perú. Si la piel se ha desprendido parcialmente, se eliminará cuidadosamente el resto, para a continuación limpiar la zona con una solución antiséptica (agua oxigenada) y aplicar un apósito estéril con bálsamo del Perú o pomada de ácido bórico.

Colocar un trocito de fieltro para eliminar la presión de la piel contra el zapato o el calcetín.

CICLOTURISMO

Cicloturismo quiere decir «hacer turismo utilizando la bicicleta como medio de transporte». En España apenas existen cicloturistas porque una bicicleta de cicloturismo no utiliza desarrollos de 53-13 que son los que llevan la inmensa mayoría de cicloturistas de mi región.

Un campeón ciclista no es aquel que puede mover un 54-13 o 54-12 porque estos desarrollos todo el mundo puede moverlos. El mérito consiste en mover estos desarrollos realizando 100 pedaladas por minuto como le contabilicé en una contrarreloj a Miguel Induráin. Para un principiante, cicloturista o una persona que desea estar en buena condición física es mucho más importante el número de pedaladas por minuto que el desarrollo, además su organismo se resentirá mucho menos.

El cicloturista o el «dominguero» que desea estar en buena condición física deberá utilizar un desarrollo que le permita realizar 60 pedaladas por minuto en las subidas (42-25) y entre 80-100 pedaladas en las rectas. Insisto en que lo realmente importante no es el desarrollo sino el ritmo de pedaladas.

Los sujetos mal entrenados son aquellos que se ven obligados (en las subidas) a utilizar grandes desarrollos para no ahogarse.

Desarrollos aconsejados:

Jóvenes y principiantes
Carretera   48-36 y 15-17-20-23-26
Montaña   48-40-30 y 15-17-19-22-26
Ciclistas entrenados
                50-42-30 y 14-16-19-22-26 o

50-40-30 y 15-17-18-20-23
Para cicloturistas que efectúen grandes recorridos con equipaje

46-28   16-17-19-22-25 o
44-26   14-17-21-23-28

Evidentemente los desarrollos utilizados dependerán de la condición física del individuo.

Es conveniente ir provisto de un ciclocomputador, pues entre otras funciones indica el ritmo de pedaleo.

Nutrición

Si sólo hacéis una salida a la semana y recorréis 20-25 km no necesitáis una alimentación específica.

Si, por el contrario efectuáis 60-80 km deberéis desayunar:

150 ml de jugo de naranja natural con un poco de azúcar.

50 gramos de pan tostado con 10 gramos de mantequilla y un poco de confitura o mermelada.

50 gramos de pan tostado con 50 gramos de jamón en dulce.

Un café solo o un té con limón.

Nota: No mezclar nunca el café o el té con la leche.

No abusar del café antes de una salida ciclista pues aunque ayuda a catalizar los lípidos (fuente de energía) y ahorra glucógeno, también es diurético y el deportista debe procurar perder el mínimo de líquido.

La noche anterior a una salida dominguera:

Es muy importante llenar vuestro depósito (el hígado) de carburante (glucógeno), en consecuencia, la cena del día anterior a la salida deberá constar de carbohidratos, particularmente de absorción lenta (arroz, pasta italiana, pan), por ejemplo:

Ensalada de arroz aderezada con aceite de pepitas de uva.

Pasta italiana (macarrones o fideos) con salsa de tomate natural.

Una pieza de fruta (preferentemente manzana, naranja o uva).

No comer melón, plátano o sandía.

Una hora después de cenar:

1 o 2 yogurts naturales con miel.

Lo que no debemos hacer los sábados por la noche es consumir comidas grasientas, ni excesivas proteínas porque las grasas cuestan de digerir y las proteínas son estimulantes del sistema nervioso y entorpecen el sueño, al contrario de los carbohidratos que son relajantes.

ENTRENAMIENTO PARA LA CARRERA

Mientras que a los paseos por la montaña se les llama treeking, a las carreras suaves (a poca velocidad) jogging, a las carreras intensas running.

El footing consiste en un trote suave, carreras cortas, sprints, ejercicios de gimnasia sueca, saltos, movimientos de flexibilidad, intercalando ejercicios de respiración. El footing es, entre todas las actividades de resistencia que he practicado, la más completa aunque si hay problemas de rodilla recomiendo la bicicleta.

Entre los deportes de resistencia el jogging es el más practicado, sin embargo es también la actividad física que mayor número de muertos ha provocado.

Como dato anecdótico diremos que en diez años se han provocado más accidentes practicando el jogging que entre todos los deportes juntos en un periodo de ochenta años. Ello es debido a que los practicantes no se preocupan de adaptar el esfuerzo a sus posibilidades y que el corazón es un órgano que no perdona. En lugar de preocuparse excesivamente del modelo de keeds o calzado deportivo, deberíamos preocuparnos en adquirir un sport-tester (cardiofrecuencia) y correr siempre solos a nuestro ritmo.

Programa de iniciación para la carrera	
Día 1..............................400 metros	
Día 2..............................500 metros	
Día 3..............................600 metros	
Día 4..............................700 metros	
Día 5..............................700 metros	
Día 6..............................800 metros	Comprobar la frecuencia cardiaca
Día 7..............................800 metros	
Día 8..............................800 metros	
Día 9..........................1.000 metros	
Día 10........................1.100 metros	
Día 11 ....1.200 metros	
Día 12........................1.300 metros	
Día 13........................1.400 metros	Comprobar la frecuencia cardiaca
Día 14........................1.500 metros	
Día 15........................1.600 metros	
Día 16........................1.700 metros	
Día 17........................1.800 metros	
Día 18........................1.900 metros	
Día 19........................2.000 metros	Comprobar la frecuencia cardiaca
Día 20........................2.100 metros	
Día 21........................2.200 metros	
Día 22........................2.300 metros	
Día 23........................2.400 metros	
Día 24........................2.500 metros	Comprobar la frecuencia cardiaca
Día 25........................2.500 metros	
Día 26........................2.500 metros	
Día 27........................2.500 metros	

Día 28........................2.500 metros
Día 29........................2.500 metros
Día 30........................1.000 metros

a ritmo normal, sprint de 100 metros y seguidamente 1.400 a ritmo normal. Al finalizar comprobar las pulsaciones cardiacas.

Día 31 ....lo mismo que el día 30.
Día 32 ....lo mismo que el día 30.
Día 33........................1.000 metros

a ritmo normal (sprint de 100 metros), otros 1.000 metros a ritmo normal seguido de otro sprint de 100 metros y 300 metros a ritmo normal, seguidamente comprobar las pulsaciones.

Día 34 ....lo mismo que el día 33.
Día 35 ....lo mismo que el día 33.
Día 36........................1.000 metros

sprint de 100, 500 metros a ritmo normal, sprint de 100, 500 metros a ritmo normal, sprint de 100 y 200 metros a ritmo suave, al finalizar comprobar las pulsaciones.

Días 37,
38, 39 y 40 lo mismo que el día 36.

Al finalizar este programa de 40 días ya estaréis en forma para establecer un programa más profesional. De todas maneras si lo que pretendéis es simplemente estar en forma, un entrenamiento de 3 días a la semana, en días alternos (lunes, miércoles, viernes o martes, jueves, sábado) será más que suficiente.

Una vez entrenados el tiempo total de la carrera dependerá de la velocidad a la que vayáis.

El programa que os aconsejo no sirve para una preparación a un maratón... pero si sois capaces de correr durante 50 minutos a 16 km por hora, estáis en una forma excepcional...

Equivalencia entre el correr y la bicicleta

Velocidad	Tiempo aconsejado
8 km/h	30 min.
10 km/h	35 min
12 km/h	40 min
14 km/h	45 min
16 km/h	50 min

Correr	Bicicleta
8 km/hora equivale a	21 km/h
10 km/hora equivale a	26 km/h
12 km/hora equivale a	31 km/h
14 km/hora equivale a	36 km/h
16 km/hora equivale a	42 km/h
18 km/hora equivale a	47 km/h

GIMNASIA AERÓBICA

Las publicaciones tratan a este tipo de cultura física como la divertida supergimnasia con música para mantenerse en forma. Un nuevo sistema para desarrollar la energía física y mental que está triunfando en Europa y América.

Teniendo en cuenta lo que nos dicen es de suponer que consideran a los que leen dichas publicaciones como unos ignorantes o simplemente imbéciles.

La gimnasia aeróbica, como su nombre indica, es una actividad física que al efectuar las clases en grupos, unos trabajan en tolerancia (120 pulsaciones) y otros en resistencia (160 pulsaciones).

La mayoría de mujeres que acuden a informarse en mi gimnasio sobre las actividades que ofrecemos dicen que desean hacer aerobic por las siguientes razones:

«Porque carezco de voluntad para hacer un entreno individualizado».

«Porque no quiero desarrollar mis músculos».

¿Qué les podemos contestar?

a) Que es un mérito reconocer que carecen de voluntad, y como voluntad significa desear, querer y lograr y que la voluntad es la cualidad más importante para triunfar en la vida, dichas personas fracasarán en la mayoría de actividades físicas (porque carecen de voluntad para el esfuerzo físico).

b) Para «desarrollar» los músculos primero hay que «tenerlos» y suele haber señoras que sólo tienen huesos y tejido adiposo. Me parece encomiable que no deseen tener músculos, también existen

seres que a pesar de tener ojos se niegan a ver y otros que poseyendo un sistema auditivo en perfectas condiciones se niegan a oír.

Las aeróbicas son «machistas» por naturaleza y por educación, ya que consideran que los músculos son un privilegio masculino y «ellas» deben ser «femeninas» sinónimo de mujeres y no seres humanos.

TEST GENERAL DE APTITUD FÍSICA

La mayoría de tests de aptitud física que establecen los organismos oficiales no tienen en cuenta la edad ni el sexo de los practicantes, lo cual es lógico hasta cierto punto ya que se elaboran para aquellas personas que desean ingresar en los cuerpos de policía o bomberos pero ¿qué test se ha establecido para las personas que entrenan y desean saber o tener referencias sobre su forma física en general?

El test general que he establecido se basa en datos recopilados entre mis alumnos durante 20 años.

En las pruebas de fuerza, en la primera columna indicamos el peso que se tiene que utilizar dependiendo del peso corporal, por ejemplo:

En el press de banca si pesamos 80 kg, levantamos 100 kg y tenemos 40 años nuestra puntuación será de 8 puntos porque levantamos 20 kg más de nuestro peso corporal.

En el salto de longitud con los pies juntos las medidas que indicamos son en centímetros.

Pruebas del test general de aptitud física

Flexión frontal (flexibilidad lumbares).

Lagartijas (resistencia de fuerza) (pectorales)

Dominadas (fuerza de hombros y tríceps).

Press de banca (fuerza de pectorales).

Sentadilla (fuerza de los muslos).

Peso muerto (fuerza de lumbares).

Salto de longitud sin carrera (potencia de piernas).

50 m lisos (velocidad hombres).

50 m lisos (velocidad mujeres).

1.000 m lisos (resistencia hombres y mujeres).

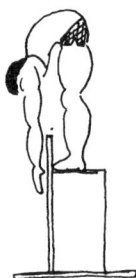

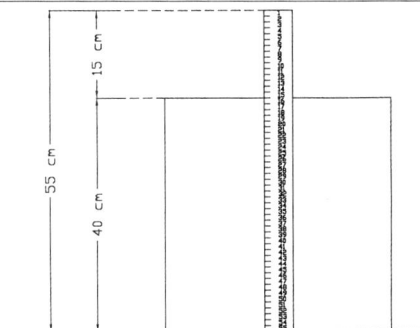

Banco para medir la flexibilidad frontal

Centímetros	Puntos	
1-2 1		
3-4 2		
5-6 3	Suspenso	
7-8 4		
9-10 5		
11-12...............................6		
13-14 7		
15-16 8	Aprobado	
17-18 9		
19-20 10		
21-22..............................11		
23-24 12		
25-26 13	Notable	
27-28 14		
29-30 15		
31-32 16		
33-34 17		
35-36 18	Sobresaliente	
37-38 19		
39-40 20		
41-42 21		
43-44 22		
45-46 23	Excepcional	
47-48 24		
49-50 25		

Lagartijas o Push-ups

Desde la posición de tendido prono, palmas de las manos apoyadas en el suelo debajo de los hombros y los dedos dirigidos hacia adentro se hará una extensión completa de brazos, manteniendo en el mismo plano la cabeza. En la flexión se llegará a colocar el pecho hasta unos cinco centímetros como máximo del suelo, pudiendo llegar a tocar éste. El ejercicio se hará de una forma continuada, sin detenciones.

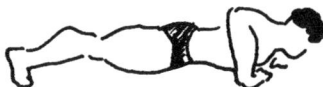

Edad (Hombres y Mujeres)				
15-30	30-40	40-50	Más de 50	Puntos
Aprobado 10 a 19	8 a 15	6 a 12	4 a 9	4
Notable 20 a 29	16 a 25	13 a 22	10 a 19	6
Sobresaliente 30 a 39	26 a 35	23 a 32	20 a 29	8
Excepcional + de 40	+ de 36	+ de 33	+ de 30	10

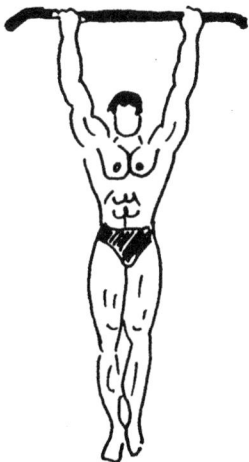

Dominadas

La suspensión se hará con palmas al frente y una separación de manos igual a la de los hombros. Desde la suspensión pura se flexionarán los brazos, sin balanceos ni elevación de rodillas, hasta que la cabeza en posición normal pase al borde anterior de la barra. Dichas flexiones se harán de una forma continuada sin detenciones.

Flexiones	Puntos Hombres	Puntos Mujeres	
2 a 4	1	2	
5 a 7	3	6	Aprobado
8 a 10	5	10	
11 a 13	7	14	
14 a 16	9	18	
17 a 19	11	22	
20 a 22	13	26	Notable
23 a 25	15	30	
26 a 28	17	34	
29 a 31	19	38	
32 a 34	21	42	Sobresaliente
35 a 37	23	46	

38 a 40	25	50	
41 a 43	27	54	
44 a 46	29	58	Excepcional

Puntuación suplementaria:
Peso corporal (hombres y mujeres)

Más de 70 kg	+ 2 puntos
Más de 80 kg	+ 4 puntos
Más de 90 kg	+ 6 puntos
Más de 100 kg	+ 8 puntos

Edades	
Hombres	
De 30 a 40 años	+ 2 puntos
De 40 a 50 años	+ 4 puntos
Más de 50 años	+ 8 puntos
Mujeres	
De 30 a 40 años	+ 2 puntos
De 40 a 50 años	+ 4 puntos
Más de 50 años	+ 8 puntos

Press militar

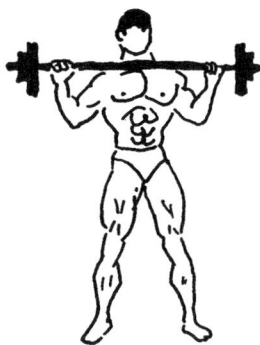

	Hombres (Edad)			Mujeres (Edad)		
	Hasta 40	40-50	+ de 50	Hasta 40	40-50	+ de 50
-40	1	2	4	4	6	8
-35	2	3	5	5	7	9
-30	3	4	6	6	8	10
-25	4	5	7	7	9	11
-20	5	6	8	8	10	12
-15	6	7	9	9	11	13
-10	7	8	10	10	12	14
-5	8	9	11	11	13	15
=	9	10	12	12	14	16
+5	10	11	13	13	15	17
+10	11	12	14	14	16	18
+15	12	13	15	15	17	19

Press de banca

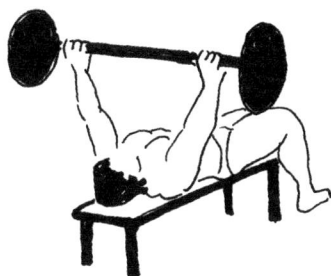

	Hombres (Edad)			Mujeres (Edad)		
	Hasta 40	40-50	+ de 50	Hasta 40	40-50	+ de 50
-25	1	2	4	4	6	8
-20	2	3	5	5	7	9
-15	3	4	6	6	8	10
-10	4	5	7	7	9	11
=	5	6	8	8	10	12
+10	6	7	9	9	11	13
+20	7	8	10	10	12	14
+30	8	9	11	11	13	15
+40	9	10	12	12	14	16
+50	10	11	13	13	15	17
+60	11	12	14	14	16	18
+70	12	13	15	15	17	19

Sentadilla

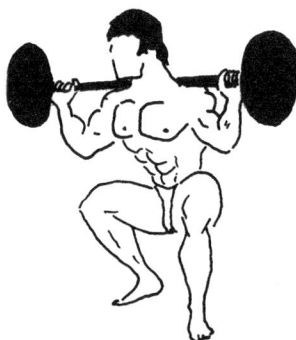

	Hombres (Edad)				Mujeres (Edad)		
	Hasta 40	40-50	+ de 50		Hasta 40	40-50	+ de 50
-5	1	2	4		4	6	8
=	2	3	5		5	7	9
+5	3	4	6		6	8	10
+10	4	5	7		7	9	11
+15	5	6	8		8	10	12
+20	6	7	9		9	11	13
+30	7	8	10		10	12	14
+40	8	9	11		11	13	15
+50	9	10	12		12	14	16
+60	10	11	13		13	15	17
+70	11	12	14		14	16	18
+80	12	13	15		15	17	19

Peso muerto

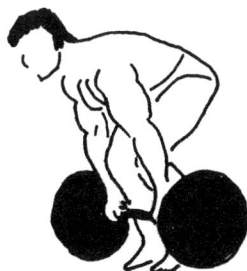

	Hombres (Edad)				Mujeres (Edad)		
	Hasta 40	40-50	+ de 50		Hasta 40	40-50	+ de 50
-10	1	2	4		4	6	8
-5	2	3	5		5	7	9
=	3	4	6		6	8	10
+10	4	5	7		7	9	11
+20	5	6	8		8	10	12
+30	6	7	9		9	11	13
+40	7	8	10		10	12	14
+50	8	9	11		11	13	15
+60	9	10	12		12	14	16
+70	10	11	13		13	15	17
+80	11	12	14		14	16	18
+90	12	13	15		15	17	19

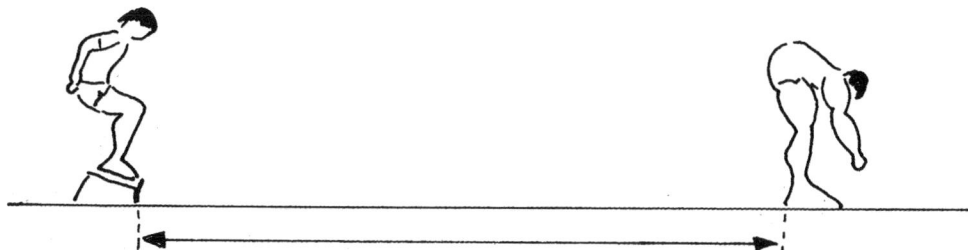

Salto de longitud sin carrera previa
(Detente horizontal)

Es aconsejable efectuar el salto sobre un foso de arena y desde una plataforma rectangular de madera o cemento, de dimensiones suficientes para la colocación de los pies. Puestos éstos sobre dicha plataforma con una separación lateral normal, a voluntad del actuante, se efectuará el salto hacia adelante para caer sobre los pies en el foso de arena. Durante los ejercicios de coordinación previos al salto, las flexiones de piernas y tronco, no deben separarse del suelo ninguno de los dos pies. La distancia alcanzada se medirá desde la parte anterior de la plataforma de despegue a la última huella marcada en el foso de la arena con los pies o cualquier otra parte del cuerpo. Se efectuarán tres intentos sucesivos, puntuando el máximo alcanzado.

Hombres (Edad)					
	Hasta 30	30-40	40-50	+ de 50	Puntos
Aprobado	210-229	200-219	190-209	180-199	4
Notable	230-240	220-230	210-220	200-210	6
Sobresaliente	241-259	231-249	221-239	211-229	8
Excepcional	+ de 260	+ de 250	+ de 240	+ de 230	10

Mujeres (Edad)					
	Hasta 30	30-40	40-50	+ de 50	Puntos
Aprobado	200-219	190-209	180-199	170-189	4
Notable	220-230	210-220	200-210	190-200	6
Sobresaliente	231-249	221-239	211-229	201-219	8
Excepcional	+ de 250	+ de 240	+ de 230	+ de 220	10

50 metros lisos

Edad Hombres

Tiempo	15-20	20-30	30-40	40-50	+ de 50
	Puntos	Puntos	Puntos	Puntos	Puntos
5´7"	24				
5´8"	22				
5´9"	20				
6´	18	24			
6´1"	16	22			
6´2"	14	20			
6´3"	12	18	24		
6´4"	10	16	22		
6´5"	8	14	20		
6´6"	6	12	18	24	
6´7"	4	10	16	22	
6´8"	2	8	14	20	
6´9"		6	12	18	24
7´		4	10	16	22
7´1"		2	8	14	20
7´2"			6	12	18
7´3"			4	10	16
7´4"			2	8	14
7´5"				6	12
7´6"				4	10
7´7"				2	8
7´8"					6
7´9"					4
8´					2

(Columnas: aproba. notabl. sobres. excepci.)

50 metros lisos

Edad Mujeres

Tiempo	15-20	20-30	30-40	40-50	+ de 50
	Puntos	Puntos	Puntos	Puntos	Puntos
6´7"	24				
6´8"	22				
6´9"	20				
7'	18	24			
7´1"	16	22			
7´2"	14	20			
7´3"	12	18	24		
7´4"	10	16	22		
7´5"	8	14	20		
7´6"	6	12	18	24	
7´7"	4	10	16	22	
7´8"	2	8	14	20	
7´9"		6	12	18	24
8'		4	10	16	22
8´1"		2	8	14	20
8´2"			6	12	18
8´3"			4	10	16
8´4"			2	8	14
8´5"				6	12
8´6"				4	10
8´7"				2	8
8´8"					6
8´9"					4
9´					2

Cada columna de puntos está etiquetada verticalmente: aproba. notabl. sobres. excepci.

1.000 metros lisos- Hombres y Mujeres

Minutos y segundos	15-20	20-30	30-40	40-50	+ de 50
	Puntos	Puntos	Puntos	Puntos	Puntos
2'45" a 2'50"	24				
2'51" a 2'55"	22				
2'56" a 3'	20				
3'1" a 3"05"	18	24			
3'06" a 3'10"	16	22			
3'11" a 3'15"	14	20			
3'16" a 3'20"	12	18	24		
3'21" a 3'25"	10	16	22		
3'26" a 3'30"	8	14	20		
3'31" a 3'35"	6	12	18	24	
3'36" a 3'40"	4	10	16	22	
3'41" a 3'45"	2	8	14	20	
3'46" a 3'50"		6	12	18	24
3'51" a 3'55"		4	10	16	22
3'56" a 4'		2	8	14	20
4'01" a 4'05"			6	12	18
4'06" a 4'10"			4	10	16
4'11" a 4'15"			2	8	14
4'16" a 4'20"				6	12
4'21" a 4'25"				4	10
4'26" a 4'30"				2	8
4'31" a 4'35"					6
4'36" a 4'40"					4
4'41" a 4'45"					2

(Escala vertical en cada columna: aproba. notabl. sobres. excepci.)

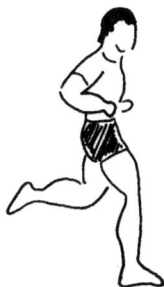

LA FLEXIBILIDAD

La flexibilidad es la capacidad de mover los músculos y las articulaciones en toda su plena gama de movimientos.

La flexibilidad se desarrolla por medio de ejercicios de estiramiento (en la actualidad se habla de stretching que no significa otra cosa que estirar).

La importancia de la flexibilidad

Dependerá del deporte practicado, por ejemplo la gimnasia rítmica requiere un gran desarrollo de la flexibilidad.

Los directores de gimnasios, como educadores físicos, debemos aconsejar a nuestros alumnos aquellos ejercicios de flexibilidad que puedan beneficiar el libre juego articular y que no perjudiquen las articulaciones o el «tono muscular postural».

Los estiramientos tienen una gran importancia dependiendo del tipo de práctica. Una cantidad excesiva de flexibilidad puede desestabilizar las articulaciones e incrementar el riesgo de lesión en el atleta.

Clases de estiramiento

Existen cinco técnicas de estiramiento básicas:
Estática.
Balística.
Pasiva.
Activa.
Propioceptiva (PNF).

a) *Estiramientos estáticos*
Consisten en mantener una postura determinada.

b) *Estiramientos balísticos*
Consisten en balanceos, rebotes y movimientos rítmicos.

c) *Estiramientos pasivos*
El atleta está relajado y no contribuye en nada a conseguir el movimiento, pero un agente externo crea una fuerza exterior (bien sea manual o mecánica).

d) *Estiramientos activos*
Se llevan a cabo empleando sus propios músculos y sin ayuda alguna de fuerza exterior.

e) *Sistema propioceptivo*
Los métodos o sistemas propioceptivos tienen mayor éxito en desarrollar la flexibilidad que los métodos tradicionales por utilizar diversos mecanismos neurofisiológicos importantes.

Sin embargo, también presentan varias desventajas, mayores riesgos de lesión, que abarca desde un tirón muscular hasta ciertas complicaciones cardiovasculares. Más aun, esta técnica requiere la presencia de un compañero conocedor del tema y bien entrenado.

Los sistemas propioceptivos estuvieron originalmente diseñados como procedimientos de terapia física para la rehabilitación de pacientes, pero en la actualidad se están empleando varios tipos de Facilitación Neuromuscular Propioceptivos (PNF) en medicina deportiva; dos de los más notables son la técnica de contracción-relajación (C.R.) y la técnica de contracción-relajación-contracción (C.R.C.) En el primer sistema «el paciente» primero se estira suavemente y seguidamente contrae el músculo isométricamente durante unos 10 segundos con la ayuda de un compañero, seguidamente se relaja.

Estiramiento-Contracción-Relajación-Estiramiento (ECRE)

El segundo sistema es muy parecido al primero, la diferencia reside en que después de la fase de relajación el paciente contrae activamente el músculo agonístico solo o con la ayuda de un compañero.

Otro sistema moderno:

Estiramiento-Contracción-Relajación-Contracción-Estiramiento

(E.C.R.C.E.)

Resumiendo:

Sistemas aconsejables:

Estáticos y pasivos.

Aconsejable bajo supervisión:

Propioceptivos.

Desaconsejables:

Balísticos y activos.

Importancia de los ejercicios de estiramiento según el deporte practicado

Carreras ....+++++++++
Escalada libre...................................+++++++
Artes marciales ....++++
Lanzamientos ....++++
Fútbol...+++
Rugby ....+++
Tenis ....+++
Baloncesto ....+++
Balonvolea ....+++
Ciclismo ....++
Culturismo..++
Esquí..++
Equitación ....++
Alpinismo ....++
Natación..++
Hockey ....++
Halterofilia ....++
Treking ....+
Golf ....+

Ejercicios de flexibilidad más perjudiciales

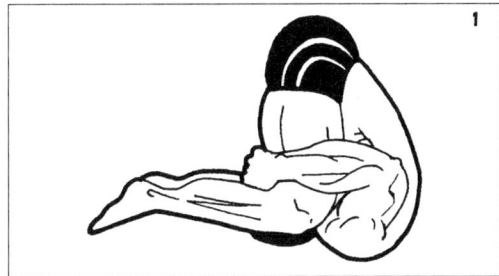

Ejercicio n° 1.
Peligroso por la tensión excesiva en la zona lumbar y por la presión en los discos intervertebrales.

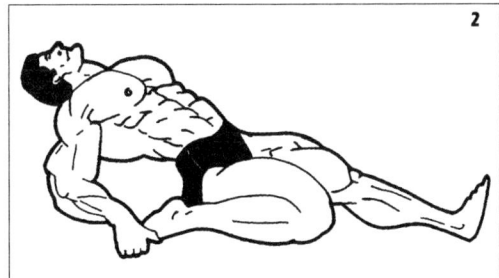

Ejercicio n° 2.
Estira los ligamentos de la rodilla y aplasta los meniscos. Doblan y comprimen la rótula haciendo que se deslice hacia un lado.

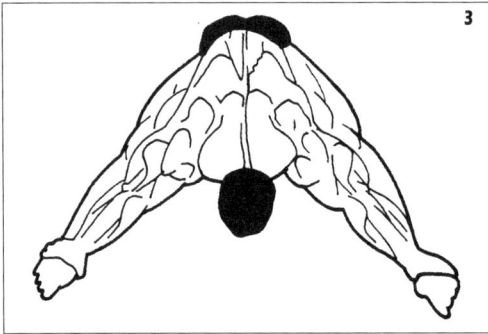

Ejercicio n° 3.
Extienden excesivamente las rodillas así como una exagerada presión en las vértebras lumbares.

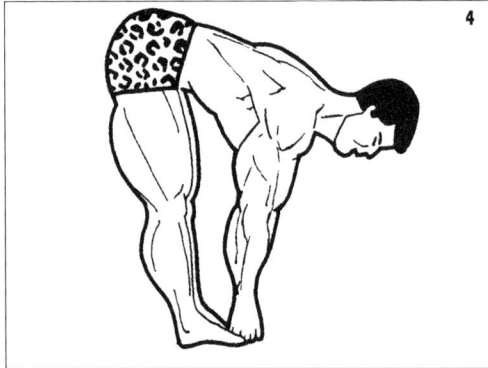

Ejercicio n° 4.
Excesiva extensión de las rodillas y de las vértebras lumbares.

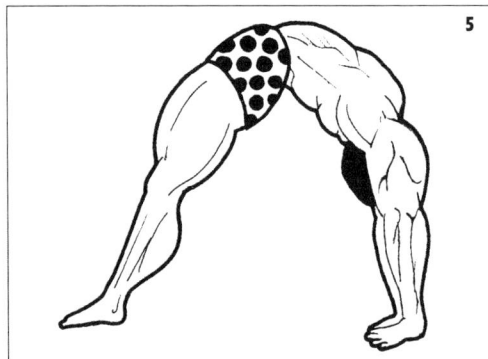

Ejercicio n° 5.
Comprime los discos intervertebrales y estira excesivamente los grandes rectos (abdominales).

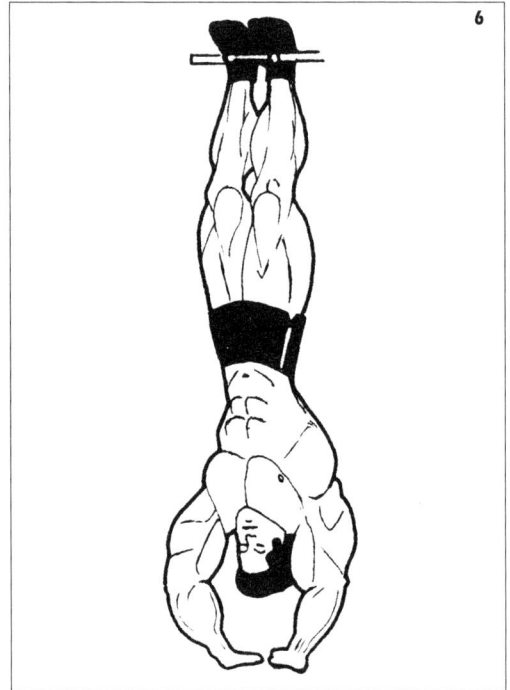

Ejercicio n° 6.
Puede lesionar los vasos sanguíneos de los ojos.

LA RESPIRACIÓN

Respirar es ciertamente la funcion más importante del hombre. La inspiración es el primer acto de nuestra vida y la espiración el último. Se puede aguantar varios días sin comer ni beber, pero apenas se puede estar más de un minuto sin respirar. Porque el oxígeno es el elemento esencial de la vida de nuestras células.

El corazón y el cerebro son los órganos que más afluencia necesitan del oxígeno. Basta que por cualquier razón una parte del corazón se encuentre privada de sangre, para que ese corazón «grite su sufrimiento hasta estallar». En cuanto al cerebro, aunque sobreviva a un defecto de irrigación, las lesiones que siguen pueden ser irreversibles y arrastrar secuelas y deficiencias graves.

Aunque éstos son casos extremos, lo cierto es que una respiración insuficiente (y éste es el caso de los que viven encerrados en sus oficinas, en sus talleres, en el metro, etc.) produce en el organismo una acumulación de productos tóxicos.

Respiración nasal

La nariz no es necesaria para la respiración, pero sí lo es para una buena respiración. Primero, porque filtra el aire y lo calienta antes de que llegue a los pulmones. Luego porque la mucosa de la nariz está tapizada de ramificaciones nerviosas que el aire excita. Así se comprende que sea necesario educar la nariz para una buena respiración. Basta para ello con dos ejercicios al día: uno a la mañana para limpiar los orificio de la nariz y ventilar los senos nasales; el segundo, a la noche, pues es una preparación excelente para el sueño. Por supuesto, que en vacaciones, en el bosque o en la montaña, se puede uno ejercitar en respirar profundamente por la nariz mientras se va andando suavemente, y si es preciso, acompasando la cadencia del paso con movimientos respiratorios.

EJERCICIOS DE RESPIRACIÓN

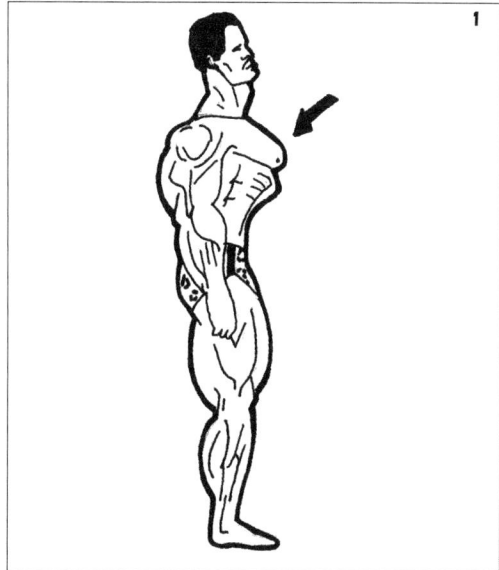

Ejercicio n° 1.
De pie, brazos colgando a los lados del cuerpo, inspirar profundamente elevando el pecho.
Inspiración 8 seg
Espiración 6 seg

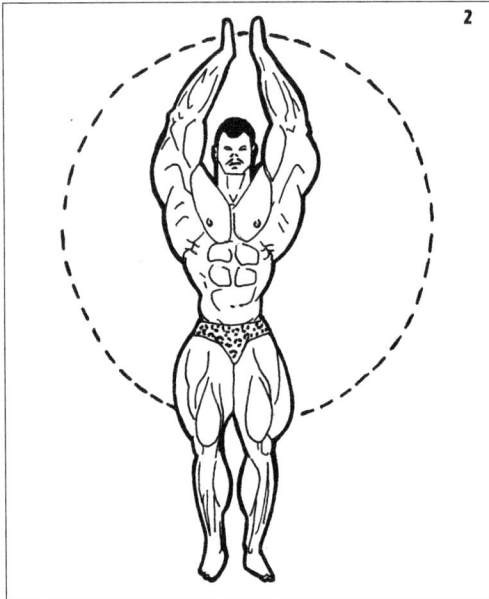

Ejercicio n° 2.
Grandes círculos con los brazos estirados, inspirar al elevar los brazos.
Inspiración 6 seg
Espiración 4 seg

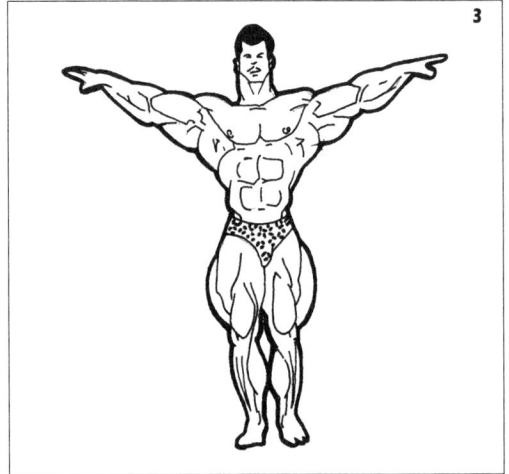

Ejercicio n° 3.
De pie, brazos al frente y en cruz
Inspiración 4 seg
Espiración 4 seg

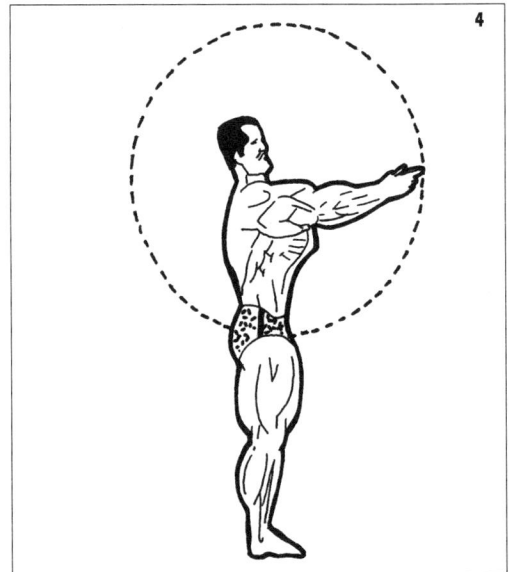

Ejercicio n° 4.
De pie, brazos al frente, círculos elevando los brazos por delante del cuerpo. Inspirar al elevar los brazos.
Inspiración 6 seg
Espiración 4 seg

5

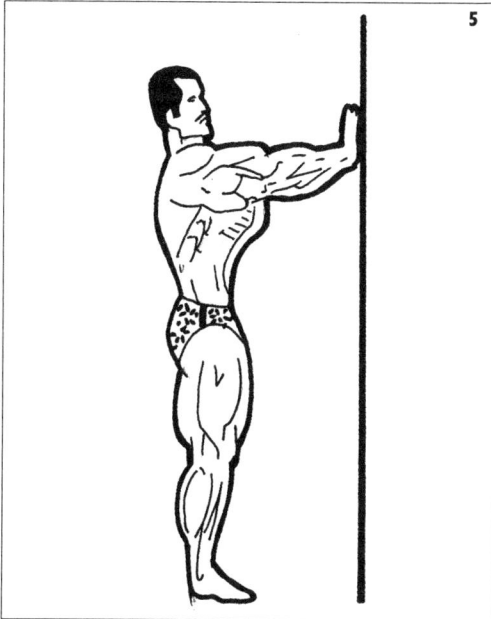

Ejercicio n° 5.
Con apoyo de las manos en la pared y perpendiculares al cuerpo, inspiración y espiración profundas.
Inspiración 8 seg
Espiración 6 seg

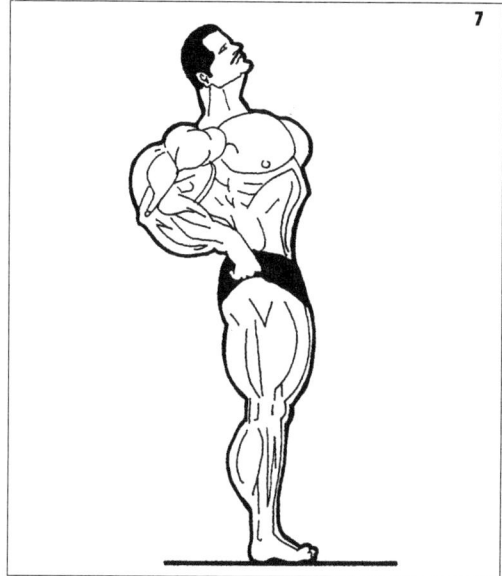

7

Ejercicio n° 7.
De pie, las manos en la cintura, los codos atrasados, inclinar el busto hacia atrás inspirando profundamente.
Inspiración 4 seg
Espiración 4 seg

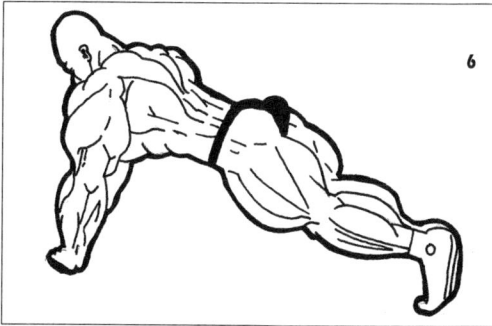

6

Ejercicio n° 6.
En posición de lagartijas o apoyo de las manos en el suelo, los brazos estirados, el cuerpo completamente recto, inspirar lentamente bajando el busto hasta que éste toque el suelo, espirar al remontar.
Inspiración 4 seg
Espiración 4 seg

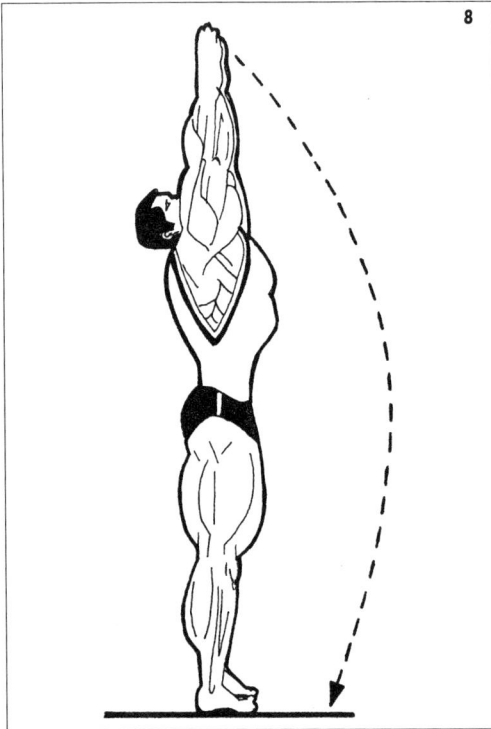

Ejercicio n° 8.
De pie, brazos a lo alto, descenderlos completamente estirados hasta que éstos toquen el suelo, inspirar al elevarlos, espirar al descenderlos.
Inspiración 10 seg
Espiración 10 seg

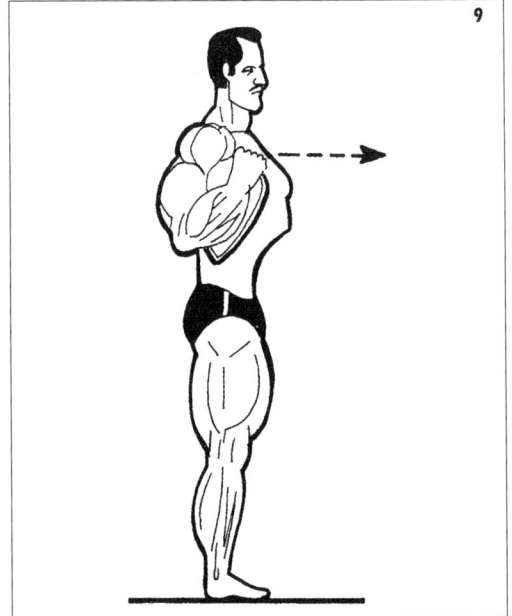

Ejercicio n° 9.
De pie las manos apoyadas en los deltoides anteriores (hombros) estirar los brazos al frente, espirando, volver a la posición inicial inspirando.
Inspiración 10 seg
Espiración 4 seg

MÚSCULOS DE LA RESPIRACIÓN

Los músculos de la respiración se pueden dividir en cuatro grupos:

Músculos inspiradores
Pectoral mayor y menor.
Subclavio.
Supracostales.
Serrato menor postero-superior.
Serrato menor postero-inferior.
Escaleno anterior.
Escaleno posterior.

Músculos espiradores
Triangular del esternón.
Abdominales.
Oblicuos.
Cuadrado lumbar.
Transverso.

Músculos respiradores
Serrato mayor.
Diafragma.

Músculos respiradores poco enérgicos
Intercostales.
Infracostales.

BIBLIOGRAFÍA

ALGARRA, J. L. - Gorrotxategi, A. *Ciclismo Total.* Editorial Gymnos- Madrid.
– *Ciclismo.* Ediciones Aura-Barcelona.
ALTER, M. J. *Sport Stretch.* Editorial Gymnos- Madrid.
ANDERSEN, M. M. *Aerobic.* Martínez Roca- Barcelona.
ANDERSON, B. *Com rejovenir el cos tot fent estiraments.* Integral- Barcelona.
BURKE, E. R. *Ciclismo de Precisión.* Dorloeta- Bilbao.
CLÉMENT, D. *Cyclisme.* Amphora- París.
COOPER, K.H. *Aerobics.* Editorial Diana-México.
DELORE, M. *Ma bicyclette.* Amphora-París.
DELORE, M. *Cyclisme de loisir et Cyclotourisme.* Amphora- París.
DUNCAN, WENGER y GREEN. *Évaluation Physiologique de l´athlète de haut niveau.* Vigot- París.

EDWARDS, S. *Corazón inteligente.* Dorloeta- Bilbao.
EQUIPO REDACTOR DEL CONSUMER GUIDE. *Footing.* Editorial Bruguera-Barcelona.
FEDERACIÓN CATALANA DE CICLISMO. *Cursillo de Preparadores de Ciclismo.*
FOX. E.L. y MATHEWS, D. K. *Interval Training.* Éditions Vigot- París.
GLOVER, B. y SHEPHARD, J. *Correr para vivir mejor.* Martínez Roca- Barcelona.
HERNÁNDEZ, C. *Técnica de la bicicleta y del ciclista.* Alas- Barcelona.
JUDET, H. BURKE, R. *Médecine du cyclisme.* Masson- París.
LACET, S. *Le cyclisme.* Larousse - París.
MAC DOUGALL, WENGER, GREEN. *Evaluación Fisiológica del Deportista.* Paidotribo-Barcelona.
MANGI, R. - JOKL P. - DAYOON, O. W. *Guía médica para correr.* Editorial Miñón-Barcelona.
MONDENARD, J. P. *Le jogging en «questions».* Amphora- París.
MONDENARD, J. P. *La consultation médicale du cycliste.* Amphora- París.
MONDENARD, J. P. *La santé des cyclistes.* Amphora- París.
MOYSET, R. *Initiation au cyclisme.* Bornemann- París.
NORET, A. - BAILLY, L. *Le cyclisme.* Vigot-París.
Norris, C. M. *La Flexibilidad.* Editorial Paidotribo- Barcelona.
PAVLOVIC, B. *Aerobic* (muy recomendado). Amphora- París .
PÉREZ, J. C. *Ciclismo agonístico.* Edita Juan Carlos Pérez-Madrid.
REBOUR, D. *Cycles.* Technique et vulgarisation- París.

RODRÍGUEZ, J. R. *La salud por la Respiración.*

ROME, S. *Aerobic.* Planeta- Barcelona.

SHEEHAN, G. *Por qué y cómo correr.* Edaf- Madrid.

SHEEHAN, G. *Correr es salud.* Grijalbo- Barcelona.

SHEPHARD, R. J. - Astrand, P. O. *La resistencia en el deporte.* Paidotribo- Barcelona.

SPEADS, C. H. *A.B.C. de la Respiración.* Edaf- Madrid.

SÖLBORNE, S. A. *Stretching.* Martínez Roca- Barcelona.

ZINNTL, F. *Entrenamiento de resistencia.* Martínez Roca- Barcelona.

LA SALUD Y EL CULTURISMO

EL CULTURISMO NO ES PELIGROSO PARA EL CORAZÓN

El hacer un esfuerzo máximo, como sucede cuando los fisicoculturistas o los halterófilos efectúan un récord no es beneficioso para el corazón, pero los culturistas y los halterófilos sólo intentan el récord de vez en cuando.

No conocemos ningún culturista o halterófilo que haya fallecido por un infarto, sin embargo, cada año, mueren personas practicando las famosas carreras populares; pero, por el simple hecho de ser populares ningún gobierno se ha atrevido a criticar o prohibir dicha actividad física.

CONTRAINDICACIONES PARA LA PRÁCTICA DEL FISICOCULTURISMO Y OTRAS ACTIVIDADES

Tres son los grandes grupos patológicos que se han de tener en consideración:
Corazón
Soplos orgánicos sin repercusión hemodinámica (corazón).
Hipertensiones ligeras.
Arteriosclerosis coronaria.
Pulmones
Asma
Insuficiencia respiratoria discreta (por debajo de 2.800 ml dependiendo evidentemente del peso corporal). En mi gimnasio la media es de 3.500 a 5.500 ml).
Columna vertebral
Cifosis, lordosis, escoliosis.
En la actualidad aunque el alumno sufra una de estas desviaciones se le puede establecer una rutina adecuada teniendo en cuenta la diversidad de aparatos que disponemos en la actualidad.

Contraindicaciones a toda actividad deportiva

Las afecciones neurológicas que alteran gravemente la coordinación neuromuscular.

Alteraciones graves de la visión (desprendimiento de la retina recidivante; importante pérdida de la agudeza visual).

Las afecciones vestibulares de cualquier origen que ocasionen vértigos intensos.

Malformaciones congénitas del corazón o grandes lesiones valvulares con importante repercusión hemodinámica.

Miocardiopatías evolutivas (reumáticas o de otra causa).

Hipertensión sistólico-diastólica seria con alteraciones del fondo del ojo del grado 3 o 4.

Insuficiencia respiratoria avanzada (capacidad vital 1.500-2.000 ml).

Hepatitis crónica agresiva, cirrosis, pancreatitis.

Insuficiencia renal (urea alta, creatina elevada, albuminuria intensa).

Úlceras digestivas en fase aguda.

Enfermedades evolutivas (tuberculosis, enfermedades de autoagresión, anemias graves, leucemias, hemofilia, etc.)

Todas las enfermedades que puedan dar debilidad ósea (osteomalacia) y enfermedades musculares.

CONTROL DE LA SALUD

Una vez al año (sobre todo a partir de los cuarenta años) realizar una analítica del colesterol, ácido úrico, GPT, hemoglobina, glucosa, creatinina, cada mes vigilar la tensión arterial y evitar o tratar de evitar la obesidad.

El colesterol

Todo el mundo habla y está preocupado por el colesterol. Es una sustancia necesaria para la regeneración celular que entre otras funciones interviene en la permeabilidad de las membranas celulares y por tanto en el intercambio del agua y solutos.

El organismo lo fabrica en el hígado a ritmo constante, lo utiliza y lo elimina, ciertos alimentos aumentan el colesterol y otros nos ayudan a disminuirlo.

Los niveles de colesterol elevados no producen síntomas a corto plazo ni tampoco malestar, pero con el mantenimiento de niveles altos durante décadas se genera la arteriosclerosis y puede conducir al accidente cardiovascular (causa principal de la mortalidad).

Se consideran unos valores normales de colesterol en la sangre cuando es inferior a los 200 mg/dl, índice no compartido en todo el mundo ya que por debajo de 200 la fluidez de las membranas (filtrabilidad de los glóbulos rojos) disminuye. Por debajo de 180 son frecuentes los casos de accidentes vasculares y cerebrales y por debajo de 140 la posibilidad de tener un cáncer aumenta considerablemente.

Un reciente estudio entre hombres mayores de 60 años ha llegado a determinar que era aconsejable alcanzar los 280, pues los que poseían menos de 220 tenían más riesgos.

Alimentos con alto contenido en colesterol

Generalmente los alimentos con alto contenido en ácidos grasos saturados aumentan el colesterol así como el tabaco, café, la píldora anticonceptiva, el azúcar refinado y el estrés.

Hay que destacar también la mantequilla, leche de vaca, quesos grasos, chocolate con leche, ternera, cerdo, patatas fritas, huevos y pollo.

Por contra los ácidos grasos insaturados disminuyen el colesterol.

Aceite de girasol, de maíz, de soja, las margarinas poliinsaturadas, los cacahuetes tostados salados así como las berenjenas, cebollas, ajo, yogurt, la manzana sin pelar (por el contenido de la pectina de la piel), las zanahorias crudas, las alubias, así como un suplemento en cromo, las vitaminas C y E, la niacina y la lecitina.

Cuando los niveles de colesterol son demasiado elevados hay que disminuirlos reduciendo o suprimiendo los alimentos excesivamente ricos en grasas animales: la leche completa, los productos lácteos grasos, los embutidos. Al consumir carne eliminaremos la grasa y reduciremos los huevos a uno a la semana (pero podemos comernos todas las claras de huevo que queramos, ya que el colesterol está contenido en la yema).

Debemos tener presente que en la sangre disponemos de la fracción L.D.L considerada como aterógena que es el mal colesterol y la fracción H.D.L. (considerada protectora) que es el buen colesterol.

El análisis sanguíneo del colesterol, ácido úrico, GPT, hemoglobina, glucosa y creatinina se puede hacer en cualquier farmacia.

Ácido úrico

El ácido úrico es un producto de desecho que resulta de la transformación de las purinas y se elimina por la orina. Los niveles altos de ácido úrico proceden de un exceso en su producción o de un defecto de eliminación. Se da un defecto en su producción en casos de insuficiencia renal o bajo la influencia de agentes bloqueantes (alcohol excesivo y ciertos fármacos como clorotizidas y salicílicos).

La ingestión de alimentos ricos en purinas o en sus precursores (aminoácidos) debe limitarse en los pacientes con niveles altos de ácido úrico (vísceras, extracto de carne, anchoas, arenque, sardinas, cebollas, moluscos, tomate). Deben consumirse discretamente los guisantes, legumbres, coliflor, espárragos, espinacas, setas, productos integrales, aves, carne, pescado, ostras, crustáceos. Y son alimentos adecuados la leche, los productos lácteos y los huevos porque estimulan la eliminación del ácido úrico. Como se puede comprobar son los alimentos no aconsejados en los casos de un exceso de colesterol.

Cuando el ácido úrico es excesivo (más de 8 mg/dl) es conveniente tomar productos alcalinizantes de la orina: patatas, frutas, verduras, leche, aguas minerales ricas en bicarbonato (menos los que tienen problemas estomacales, gastritis o úlceras), zumos de naranja, limón y pomelo.

La creatinina

Si la función renal es normal, el organismo produce y elimina la misma cantidad de creatinina de forma constante. La cantidad producida y eliminada de creatina por día no depende de la alimentación.

Se consideran valores normales cuando la cantidad es inferior a 1 mg/dl; cuando los valores son superiores a 1,5 deben ser motivo de cuidado médico. Los signos de alerta son los edemas (hinchazón de las extremidades), el dolor de riñones o la escasa producción de orina en 24 horas (menos de 1,5 l).

Lo que debemos hacer: acostumbrarnos a beber más de 1,5 litros de líquido al día (agua, zumos de fruta naturales o bebidas isotónicas) y en los casos graves, cuando se mantiene medicación prolongada, especialmente si se usan fármacos muy activos, interesa vigilar la función renal para evitar que pase desapercibido un deterioro que pudiera ser causa de intoxicación.

No olvidar que el riñón y el hígado son los dos grandes órganos encargados de la depuración de la sangre. Actúan como auténticos filtros que deben ser revisados periódicamente ya que están sometidos a agresiones constantes.

La hemoglobina

La hemoglobina es la sustancia roja responsable del color de la sangre. Está contenida en los glóbulos rojos y su función es el transporte del oxígeno desde los pulmones hasta los tejidos.

Un valor bajo de hemoglobina se traduce por un descenso en la capacidad de trabajo de las células sea cual sea su función (muscular, metabólica, intelectual) y es consecuencia de la anemia.

La anemia es muchas veces el único signo visible de una enfermedad en curso solapada y hay que indagar para diagnosticarla.

La anemia debe vigilarse especialmente en aquellas situaciones de máxima demanda de oxígeno (tejidos en actividad intensa como por ejemplo en el crecimiento del niño, en el embarazo, en el curso de una enfermedad, etc.).

La intensidad de los síntomas dependerá de la cifra de hemoglobina, de la edad del paciente (a más edad mayor intensidad), de la demanda de oxígeno (más intensa en las situaciones de crecimiento intenso) y del tiempo de evolución de la anemia.

Algunos de los signos y síntomas de la anemia son los siguientes: palidez de la piel y las mucosas, ahogo durante el esfuerzo que también puede ser debido a un esfuerzo exagerado o por encima de nuestras capacidades, mareos con un cambio brusco de postura (también puede ser debido a una tensión arterial baja), taquicardia, palpitaciones, tendencia a la pérdida de la regla (en las mujeres jóvenes), irritabilidad, insomnio (también pueden ser síntomas de «mal carácter» o de estrés...) dolor de cabeza (también puede ser debido a ciertas neuralgias...) y anorexia.

El tratamiento de la anemia consiste en tomar una alimentación equilibrada particularmente consumiendo alimentos con un alto contenido en hierro y tomar un complejo vitamínico en casos de crecimiento, deporte, lactancia, vejez.

La glucosa

La mayor parte de la energía que necesitamos la obtenemos gracias a la combustión de la glucosa cuyos valores normales oscilan entre 80 a 120 mg/dl. Cuando falla la producción de insulina en el páncreas, los niveles de glucosa en la sangre se elevan peligrosamente dañando los vasos arteriales, grandes y pequeños. Los órganos más perjudicados por el daño de los vasos sanguíneos son los ojos, riñones y también las extremidades.

Las manifestaciones de un déficit de insulina en la sangre (diabetes) se manifiestan de forma brusca (coma hiperglucémico) con pérdida de conocimiento y sus manifestaciones anormales son la sed y hambre acentuada, el prurito vulvar moderado, la orina abundante de día y de noche y una pérdida de peso notable. En los adultos: sed moderada, prurito vulvar y anal acentuado, obesidad e hipertensión.

Para aplicar las medidas correctoras oportunamente se deben conocer los valores de glucosa en la sangre a diferentes horas del día.

Consejos:

Comer de forma equilibrada y variada, evitar las variaciones de peso de forma reiterada, limitar la ingestión de hidratos de carbono de absorción rápida y el exceso de peso, corregir la hipertensión, controlar y corregir los niveles altos de colesterol y ácido úrico y practicar un ejercicio moderado.

Indice glucémico de algunos alimentos

Los diabéticos procurarán consumir alimentos de bajo índice glucémico. Los deportistas deberán procurar consumir alimentos de bajo índice glucémico. Los obesos deberán eliminar los alimentos de índice glucémico elevado.

Ventajas de los alimentos con un índice elevado:

Resolver los casos de «pájara» (hipoglucemias producidas en deportes de alta resistencia). En casos de querer superactivar la glándula de crecimiento antes de dormir.

Con un índice elevado:

Glucosa	100
Zanahorias	92
Miel	87
Patatas	80
Habas	79
Pan completo	72
Arroz blanco	72
Dátiles	72
Nabos	72

Con índice moderado:

Pan blanco	69
Chocolate	68
Harina	66
Remolacha	64
Uva	64
Plátano	62
Azúcar	59

Maíz	59
Corn Flakes	59

Con un índice bajo:

Guisantes	51
Patatas (de bolsa)	51
Espaguetis	50
Copos de avena	49
Naranjas	39
Alubias	39
Manzana	39
Helado	36
Yogur	36
Garbanzos	36
Leche entera	34
Leche descremada	32
Alubias rojas	29
Pomelo	26
Fructosa	20
Soja	15

La GPT

La GPT es la transaminasa que nos orienta específicamente sobre el estado del hígado. La GPT se localiza en las células del hígado, sin embargo cuando el hígado sufre por alguna razón, la GPT es capaz de liberarse de las células del hígado e invadir el torrente sanguíneo. Una remisión a valores discretos de GPT en un enfermo de hepatitis crónica puede expresar el agotamiento del hígado (incapacidad de fabricar la GPT) que pierde incesantemente y una dolencia con niveles altos puede ser consecuencia de una hepatitis aguda.

Los síntomas más comunes a una dolencia del hígado pueden ser: el cansancio (si no está justificado...), el dolor o molestias de forma generalizada, la inapetencia, los trastornos digestivos, la ictericia y el dolor en la región hepática. Menos las dos últimas manifestaciones, las demás pueden ser comunes a otras enfermedades.

La mejor solución es una alimentación equilibrada y variada (ni excesiva ni descompensada), evitar la obesidad, tomar de vez en cuando algún complejo polivitamínico, moderar la dosis de alcohol y consultar los posibles efectos hepatotóxicos de la medicación simple o asociada.

La presión arterial

La presión arterial es generada por las contracciones del corazón y gracias a ella la sangre avanza por el sistema circulatorio. La presión arterial es directamente proporcional al volumen desplazado en cada latido, al número de látidos por minuto y al calibre de los vasos. La presión arterial se obtiene en cada contracción del corazón. La presión mínima con cada relajación del corazón; la presión arterial se divide en tres fases: presión hidrostática, presión hidráulica y presión dinámica. En la presión hidrostática la sangre por su propio peso, ejerce presión sobre las paredes de los vasos sanguíneos. En la presión hidráulica los vasos reaccionan oponiéndose a la presión sanguínea. En la presión dinámica la contracción del corazón (sístole o energía de la contracción), provoca una nueva oleada sanguínea.

La tensión arterial nos indica la diferencia entre el caudal más fuerte [presión sistólica (máxima)] y la [diastólica (mínima)].

Tensión arterial (16-64 años) (mmHg)

	Varones						Hembras					
	Sistólica			Diastólica			Sistólica			Diastólica		
Edad	Valores normales	Media	Hipertensión (+ de)	Valores normales	Media	Hipertensión (+ de)	Valores normales	Media	Hipertensión (+ de)	Valores normales	Media	Hipertensión (+ de)
16	105-135	118	145	60-86	73	90	100-130	116	140	60-85	72	90
17	105-135	121	145	60-86	74	90	100-130	116	140	60-85	72	90
18	105-135	120	145	60-86	74	90	100-130	116	140	60-85	72	90
19	105-140	122	150	60-88	75	95	100-130	115	140	60-85	72	90
20-24	105-140	123	150	62-88	76	95	100-130	116	140	60-85	72	90
25-29	108-140	125	150	65-90	78	96	102-130	117	140	60-86	74	92
30-34	110-145	126	155	67-92	79	98	102-135	120	145	60-88	75	95
35-39	110-145	127	160	68-92	80	100	105-140	124	150	65-90	78	98
40-44	110-150	129	165	70-94	81	100	105-150	127	165	65-92	80	100
45-49	110-155	130	170	70-96	82	104	105-155	131	175	65-96	82	105
50-54	115-160	135	175	70-98	83	106	110-165	137	180	70-100	84	108
55-59	115-165	138	180	70-98	84	108	110-170	139	185	70-100	84	108
60-64	115-170	142	190	70-100	85	110	115-175	144	190	70-100	85	110

A pesar de los valores que damos como «normales» se considera una persona hipertensa cuando la «máxima» sobrepasa los 160 mm y la mínima:

95 mmHg (ligera),

110 mmHg (moderada),

115 mmHg (superior).

A pesar de que el origen de la hipertensión es desconocido, en el 95 % de los casos se sabe que existe una asociación clara con el alcohol, la obesidad y el tabaco.

Consecuencias de la hipertensión

Es un factor de riesgo cardiovascular de primer orden. Los órganos amenazados por la hipertensión son el corazón, cerebro, riñones y ojos. El daño que produce la hipertensión en estos órganos provoca el deterioro de los vasos que lo irrigan.

Consejos prácticos:

Mantener el peso en los límites recomendados, no utilizar la sal en la mesa y reducir la condimentación, reducir también los embutidos, las comidas preparadas, alimentos enlatados, aperitivos (aceitunas, patatas chips), sopas de sobre, concentrados de carne, aguas minerales con gas y también modere el consumo de alcohol.

LAS MEDICINAS ALTERNATIVAS

Cada vez más la gente se siente atraída y cautivada por las medicinas alternativas. Posiblemente sea debido al misticismo y a los ritos que rodean a algunas de ellas.

Las medicinas alternativas se pueden dividir en tres categorías principales:

a) Las técnicas que «manipulan» la energía corporal.

b) Las técnicas que actúan sobre el organismo físico, alterando la estructura del cuerpo o los componentes químicos del mismo, osteopatía, terapia ortomolecular o herboristería.

c) Las técnicas que emplean enfoques mentales o psicológicos (entrenamiento autógeno o la curación por la fe).

De las tres técnicas, la más aceptada por la ciencia médica convencional y tradicional occidental es la que actúa sobre el organismo físico aunque no niegan la existencia de la energía corporal o fuerza vital (*prana* o *chi*) y existe una gran desconfianza hacia las terapias mentales o psicológicas.

Terapias más comunes de las medicinas alternativas:

Iridología.

Acupuntura.

Homeopatía.

Osteopatía.

Medicina Ortomolecular.

Fitoterapia y Herboristería.

Aromaterapia.

Podología.

Generalmente los adeptos a las medicinas alternativas son practicantes de métodos de gimnasia «pasiva»: yoga, microgimnasia, micromasaje, masaje gravitatorio, antigimnasia, Tai-Chi, etc.

LAS ENFERMEDADES PSICOSOMÁTICAS

La enfermedad no siempre tiene causas orgánicas: puede ser una manera de exteriorizar un malestar psicológico. En este caso es utilizada como huida, como refugio que le permite alejar, momentáneamente, desplazando hacia el cuerpo un conflicto interior que parecía insoluble.

Que el carácter puede ejercer una gran influencia sobre el cuerpo y ser, algunas veces, el origen y la explicación de una enfermedad física, que una enfermedad pueda ser de naturaleza psicosomática es conocido de modo empírico desde hace mucho tiempo.

Cuando el individuo se siente enfrentado a una situación que le parece imposible de superar, traduce inconscientemente su confusión, teniendo como intermediario su cuerpo; en lenguaje técnico se dice que «somatiza».

Podríamos extrañarnos de que este fenómeno no sea más frecuente. En efecto todos los individuos se encuentran, evidentemente, en el transcurso de su vida ante situaciones más o menos penosas. Parece que un número limitado de ellos reaccionan por medio de la enfermedad.

Responsabilidades, una meta a alcanzar, «cueste lo que cueste», puede provocar trastornos cardiacos. Una ambición excesiva, agudizada por una energía a toda prueba abre el camino a la úlcera. Un penoso sentimiento de dependencia puede también predisponer a la úlcera. Los ambiciosos. Los ulcerosos son a menudo individuos perfeccionistas o individuos que renuncian a exteriorizarse en la actividad deportiva.

Si la úlcera es una enfermedad que podríamos llamar típicamente masculina, los trastornos genitales, de origen psicosomático, por el contrario, los encontraremos sobre todo en las mujeres.

A los trastornos genitales parece, incluso, corresponder un determinado tipo de carácter: se habla, y vamos a comprender por qué, de «carácter infantil».

Intentemos, en primer lugar, deshacernos del valor peyorativo que queda unido, a veces, a la palabra infantil. Este esfuerzo es una condición necesaria para que lleguemos a tener una perspectiva científica, neutra, de los fenómenos. En psicología, una personalidad infantil se distinguirá de una personalidad que ha llegado a la madurez en que no dispone totalmente, como ésta, de las posibilidades de comunicación con el otro.

Esto no quiere decir falta de inteligencia, sino más bien una inteligencia que no se expresará exclusivamente por el lenguaje o el resto de los medios simbólicos del intercambio: que preferirá, notablemente más, el lenguaje del cuerpo al de las palabras.

Esta insuficiencia, en lo que se refiere a los usuales medios de expresión, que se traduce en relaciones superficiales con el otro, puede tomar llegado el caso, un sesgo patológico. En este caso esta debilidad en el plano de la comunicación se descargará sobre la esfera somática o sobre la esfera de la acción y las relaciones interpersonales sobre el plano de la simbolización verbal son inexistentes o rudimentarias. Podemos adivinar que tal situación está ampliamente cargada de angustia en quien se encuentre enfrentada a ella. Desde este momento, todo está preparado para la tragicomedia psicosomática ya que, al no poder expresar su ansiedad con palabras, la enferma la expresa por medio de su cuerpo.

EL CANSANCIO

Debemos distinguir entre la fatiga (agotamiento) y la sensación de cansancio que puede ser circunstancial, y el estado de somnolencia. Como es evidente, el carácter puede influir (apáticos, amorfos), en estos casos no debemos buscar otras razones o motivos que el carácter. En Francia existe una antigua canción que trata de los «cansados desde su nacimiento...».

Posibles causas

Psicológicas
Por ejemplo, alegar agotamiento para evitar tener relaciones sexuales.

Psicógenas
Debido a un mal funcionamiento de la tiroides (hipotiroidismo). Si a la fatiga se añade un incremento del peso corporal puede ser debido a una disminución de la actividad de la tiroides, con síntomas como estreñimiento, piel seca, flujo menstrual abundante, intolerancia al frío.

Por deficiencia alimentaria
Un número total de calorías insuficiente o una dieta desequilibrada.

Fatiga «posenfermedad»
Después de una gripe o una mononucleosis infecciosa los fisicoculturistas deben tener en cuenta que la recuperación es muy lenta, y deben realizar un entrenamiento de «recuperación» además de tomar un complejo polivitamínico-mineral durante un mes y una suplementación de vitamina C.

Fatiga por diuréticos
Los diuréticos no sólo hacen perder agua y potasio, tambien pueden producir un déficit de magnesio, que puede ser el responsable del cansancio.

Fatiga por tuberculosis
Si tosemos persistentemente, tenemos poco apetito y sudamos exageradamente por la noche no debemos descartar la tuberculosis. Esta enfermedad, que parecía erradicada, ha vuelto con fuerza, particularmente en España.

Fatiga por miastenia
La miastenia es una enfermedad en la cual los músculos y nervios no actúan de modo coordinado. El cansancio se acompaña de visión doble intermitente y de dificultades para hablar.

Fatiga por anemia
Tampoco debemos descartar cansancio por anemia, en consecuencia deberíamos efectuar un análisis de sangre. La anemia es una carencia de glóbulos rojos en la sangre, que son los que transportan y distribuyen el oxígeno (con lo que también se experimentará una insuficiencia respiratoria).

Resumiendo
La fatiga física se manifiesta por dolor muscular, la patológica está causada por una enfermedad subyacente, la psíquica (la más común) está relacionada con el estrés, y la conductual, tiene su origen en determi-

nados malos hábitos (abuso del tabaco, del alcohol, cafeína, somníferos, así como los excesos dietéticos o de medicación).

Para tratar la fatiga en ocasiones se han utilizado tratamientos antivíricos, potenciadores, biofeedback para aliviar el estrés y el cansancio, antidepresivos, complejos vitamínicos y ácidos grasos esenciales, sin embargo la fatiga crónica puede desaparecer cambiando nuestras «malas costumbres» de vida y practicando una actividad física...

EL SOBREENTRENAMIENTO

Medidas preventivas ante los signos de fatiga reiterada
Disminuir la intensidad del entreno y la frecuencia de las competiciones, incluso en algunos casos es aconsejable algunos días de reposo.

Mejorar la alimentación, procurando que sea completa y sobre todo digestiva.

Resolver los problemas psíquicos para restablecer el equilibrio y quizás administrar algún sedante suave.

Síntomas del sobreentrenamiento
Alteraciones cardiacas en forma de palpitaciones (irregularidad del pulso después del esfuerzo poco intenso). Disminución de la presión arterial máxima y un ligero ascenso de la mínima.

Estas alteraciones son funcionales y desaparecen con el reposo. Manifestaciones nerviosas, en forma de depresión, carácter neurasténico, insomnios. Un cierto grado de irritabilidad y de excitación tanto mental como motora. Aumento de los reflejos tendinosos y alteración de los movimientos musculares, los cuales resultan lentos, imprecisos, menos potentes. Aparición de calambres en piernas y brazos.

Suelen presentarse manifestaciones diarreicas y dolores gástricos que dificultan la asimilación de los alimentos, espasmos vesicales, alteraciones de la micción, aumentando la frecuencia, disminuyendo la cantidad; intolerancia hepática a ciertos alimentos, principalmente los huevos y grasas.

El sobreentrenado incluso llega a decirnos que no sabe lo que le pasa.

Si el atleta en estas condiciones continúa realizando trabajo físico intenso, abocará en un estado de agotamiento completo (otra forma de fatiga crónica más grave) que exigirá reposo absoluto y tratamiento de una verdadera enfermedad.

Tratamiento curativo
Reposo de toda actividad física durante 20 días.

Cambio de ambiente.

Alimentación controlada, que sea completa y de acuerdo con una pauta médica.

Administración de tónicos generales y vitaminas.

Iniciar la preparación física básica de forma gradual y lenta.

Control médico más severo para vigilar la recuperación.

Recomendaciones
Entrenamiento adaptado a la edad y a las condiciones físicas.

Reposo suficiente después de la actividad deportiva.

Alimentación completa, suficiente y adecuada al esfuerzo físico.

Buenas normas de vida, sobre todo tranquilidad psíquica.

En los periodos de gran intensidad competitiva podrá administrarse suplementos en forma de proteínas, glucosa, vitaminas y sales minerales. Lo más importante para el profesor o entrenador es la valoración precoz de los signos de alerta que nos avisan de la aparición del sobreentrenamiento. Con las medidas que hemos indicado, en pocos días restableceremos un estado que quizá podría tardar en alcanzarse varias semanas.

Hemos de pensar que el deporte es un medio para la salud y con este fin debe actuarse siempre, la prevención del sobreentrenamiento es una medida necesaria que está al alcance de los técnicos de deporte.

CULTURISMO Y VARICES

Las varices son dilataciones venosas mucho más frecuentes en las extremidades inferiores que en las superiores, ya que la sangre tiene tendencia a estancarse por la fuerza de la gravedad. La aparición de las varices se debe a diversas causas que obstaculizan el retorno de la sangre venosa hacia el corazón con el consiguiente estancamiento de la misma en las venas que luego se aflojan y se dilatan.

Entre las causas más corrientes citaremos el estreñimiento, un tumor que comprima desde fuera una vena, el embarazo. También se dan en aquellas personas que permanecen mucho tiempo de pie: cama-reros, urbanos, empleados de banca, pero sobre todo en aquellas personas que, además de permanecer de pie no andan: por ejemplo las planchadoras.

De todas maneras las causas citadas son concomitantes, ya que la verdadera causa de las varices es la debilidad constitucional del tejido elástico de la pared venosa, la cual acaba por ceder ante la presión continua que ejerce la sangre por la coexistencia de una de las causas secundarias.

Si esto no fuera así, no tendría explicación el que personas estreñidas, encinta, etc., sufrieran de varices y otras no.

Como prevención hay que combatir el estreñimiento y las demás causas secundarias. Se aconseja también no llevar ropa demasiado apretada, particularmente ligas (que están desapareciendo) y calcetines muy apretados ya que favorecen la retención de la sangre en las piernas.

Cuando las varices aparecen, está indicado el reposo y el uso de medias elásticas (que tienden a eliminar el estasis venoso); cuando la afección está muy extendida y avanzada, son necesarios tratamientos médicos más radicales.

En los campeonatos de fisicoculturismo es frecuente que algunos jurados confundan la vascularización (cuando las venas son aparentes debido a carencia de tejido adiposo y también a la toma de vasodilatadores) con las varices.

LA TENDINITIS

En los gimnasios fisicoculturistas es muy difícil, por no decir imposible que existan fracturas óseas, pero sí son frecuentes las tendinitis, que son la inflamación de los tendones.

Aunque sean más frecuentes en los deportes aeróbicos por falta de progresión en el acondicionamiento físico al principio de temporada o a finales (por un exceso de competiciones), también nos la encontramos en los gimnasios y muy particularmente entre los practicantes de power-lifting, por no cambiar progresivamente de entrenamiento o de resistencias o como consecuencia del sobreentrenamiento.

Los aparatos mal adaptados pueden ser una causa de este traumatismo (los leg-extensión, hack, banco de pull-over, etc.); no debemos olvidar que los fabricantes de aparatos en ocasiones son carpinteros metálicos, que no son quinesiólogos ni tampoco conocen exactamente la función muscular, además se copian unos de otros y para colmo tienen la desfachatez de discutir la funcionalidad de sus aparatos.

La temperatura ambiental y la humedad favorecen la constricción de las pequeñas arterias disminuyendo la vascularización del tendón, es por lo tanto aconsejable entrenar tapado con ropa de algodón, excluyendo las prendas sintéticas.

Las infecciones dentales o de las amígdalas también pueden ser causa de una tendinitis.

Conviene consumir un litro de agua al día. El doctor Creff constató que en el 80 % de los casos de tendinitis entre deportistas la ración hídrica era inferior al litro. (Es aconsejable dos litros de agua al día.)

Los anabolizantes son frecuentemente la principal causa, ya que éstos desarrollan los músculos y la fuerza pero no los tendones.

Cuando se toman raciones de proteínas superiores a los dos gramos por kilo de peso corporal es aconsejable aumentar la ración hídrica a tres litros de agua al día o tomar la proteína siempre muy desleída (por la eliminación de deshechos azoteos y de las toxinas).

Tratamiento clásico

Descanso absoluto de la articulación de 15 a 30 días. Reemprender el entrenamiento progresivamente.

Los dos o tres primeros días, tratamiento con frío (aplicación de hielo). Seguidamente tratamiento con calor, infrarrojos, barro, parches americanos.

Aplicación de una pomada antiinflamatoria (personalmente utilizo Radio-Salil (en pulverizador y Actol en crema), aunque las modas (con los medicamentos también existen modas...) aconsejan el Feldene.

Electroterapia, ultrasonidos, ionización, corriente estática, ondas cortas.

Masaje por un especialista competente.

Acupuntura.

Inmovilización con yeso (en ciertos casos).

Infiltraciones locales pretendinosas (sólo en casos extremos pues debilitan aun más el tendón), es absolutamente necesaria una asepsia rigurosa y sobre todo no inyectar directamente en el tendón.

El consejo de un médico especialista en fisicoculturismo nos puede ayudar a resolver con éxito nuestro problema.

COLUMNA VERTEBRAL Y EVOLUCIÓN

El hombre consigue mantener el cuerpo

erecto con un esfuerzo muscular mínimo, al estar dotada la columna vertebral de unas curvaturas fisiológicas; sin embargo, la vida sedentaria, la falta de tonicidad en la columna vertebral, las malas posturas, son las causas de las curvaturas patológicas. Si el hombre ha logrado evolucionar al enderezarse también ha sido debido a que los músculos extensores del cuerpo vencieron, durante su evolución a los músculos flexores.

Psicológicamente podemos decir que los músculos flexores son los músculos de tracción, de posesión, del egoísmo... y los músculos extensores son los músculos de la generosidad, de la entrega.

PRINCIPIOS GENERALES DE LA GIMNASIA CORRECTIVA

Los aparatos son mucho más efectivos para una gimnasia correctiva que los ejercicios a manos libres. Los principios generales que debemos seguir al establecer un estrenamiento correctivo son los siguientes:

Estirar.
Enderezar.
Tonificar.

Los músculos son como gomas elásticas, si nos limitamos a estirar y enderezar sin muscular (tonificar), los músculos de sostén vuelven a su estado inicial.

Estirar y tonificar: Polea alta, dominadas, etc.

Enderezar y tonificar: Pull-over, aberturas, pájaro, remo sentado, etc.

Complementan sin perjudicar:

Elevaciones laterales en posición de sentado, bíceps sentado con mancuernas, tríceps acostado con barra, silla romana, leg-extensión, leg-curl, sóleo sentado, extensiones lumbares, etc.

Perjudican:

Sentadilla, leg-press oblicuo, press tras nuca, remo inclinado con barra, remo a un brazo, etc.

DESVIACIONES DE LA COLUMNA VERTEBRAL

Paramorfias

Se denominan así todas las malformaciones del cuerpo, ya sean fisiológicas o anatómicas.

Las paramorfias fisiológicas son actitudes deformantes que se adoptan durante un periodo de minutos o de horas de modo habitual como costumbre patógena.

Las paramorfias anatómicas son las deformaciones permanentes adquiridas por la persistencia de las paramorfias fisiológicas.

Además de la escápula alada destacan las paramorfias de la columna vertebral, y las más frecuentes son las simétricas como la cifosis y la lordosis. Las incurvaciones normales de cifosis (convexidad dorsal) y de lordosis (concavidad lumbar) se acentúan, haciéndose anormales, patológicas (joroba y ensillamiento lumbar).

Aunque son menos frecuentes, en la actualidad aumentan estadísticamente las paramorfias asimétricas como la desviación de la columna vertebral a derecha o a la izquierda, conocida como escoliosis.

Actitud escoliótica

Es la postura que mantiene desviada la columna vertebral hacia un lado. Favorecen esta posición viciosa la herencia, la ignorancia y mala educación física, familiar o escolar, las deficiencias respiratorias, el crecimiento precipitado, la inmovilidad forzada, el exceso de sedentarismo, enfermedades del sistema locomotor como poliomielitis o las fracturas de piernas.

Los huesos crecen demasiado, la talla aumenta pero no el vigor y se establece el biotipo ectomórfico, alto y delgado, encorvado, propenso a la escoliosis.

En la actitud escoliótica la columna vertebral conserva aún su movilidad y está aún libre de torsión de las vertebras.

Escoliosis

Cuando no se corrige durante años, la desviación se convierte en permanente. A la primitiva inclinación a un lado se viene a sumar una segunda desviación con encurvamiento al lado opuesto, es la llamada curva secundaria, de compensación. Y la modificación anatómica de la paramorfia se fija, adquiere carácter crónico, difícilmente reducible. Hay torsión de segmentos vertebrales junto a la doble curva en forma de S. El disformismo vertebral alcanzó al hueso, a las vértebras. El organismo busca la liberación de las tensiones nerviosas y musculares acumuladas mediante una reducción del seno vertebral y una tendencia a la horizontalidad, no adelante (lordosis) ni atrás (cifosis), sino a derecha e izquierda.

En toda escoliosis el intenso y duradero ejercicio muscular en tendido prono, es la ayuda más eficaz contra la causa patológica sustituyendo a ésta la causa regeneradora. Representa el «salto atrás» indispensable a toda regeneración: el paso de la actitud bípeda a la cuadrúpeda o a la reptante. Para regenerar hay que dirigirse al origen de la vida animal.

Bipedestación y acción de la gravedad

En los seres humanos la columna vertebral resiste la acción de la gravedad soportando el peso del cuerpo en posición más o menos vertical, de modo que tronco y cuello se disponen en «pila» sobre las extremidades inferiores durante la mayor parte del tiempo de actividad. Incluso sentado se conserva la verticalidad más o menos desviada, de modo que las vértebras no quedan en línea, sino en columna. Las extremidades inferiores han de soportar el peso de todo el cuerpo y no sólo el de la mitad inferior. Las extremidades superiores no soportan casi nunca el peso de la mitad superior del cuerpo, ni verifican el trabajo muscular y de apoyo o de suspensión necesario para el equilibrio somático y esplácnico del organismo. La mayoría de personas hacen movimientos escasos o limitados y de poco esfuerzo con los músculos del dorso y de los brazos y hombros. La falta de tono muscular de estas partes propende a la atrofia. Cuando va progresando la hipotrofia (insuficiencia de nutrición muscular), y la hipotonía (insuficiencia de tono muscular), como la función crea el órgano y la hipofunción lo degenera, la fatigabilidad y el cansancio se hacen crónicos en espalda y brazos y la acción de la gravedad domina el tono, cayendo los hombros adelante, encorvándose las vértebras dorsales en busca de la horizontalidad hacia adelante (actitud cifótica) y el pecho se deprime, se hunde o se aplana en vez de conservar su normal convexidad ósea (de costillas y esternón).

Actitud cifótica

La costumbre patológica de mantener relajados los músculos de la espalda y hombros para no sentir el cansancio permanente determinado por la debilidad muscular de estas partes del cuerpo, va deformando la forma de los huesos y las áreas de presión estática dominante de las articulaciones. La debilidad muscular se debe al uso insuficiente de éstas con la intensidad de esfuerzo y frecuencia o duración diarias que constituyen necesidades indispensables al vigor y a la salud. Durante muchos años o décadas aunque el sujeto marche «cargado de espalda» como un jorobado, los discos intervertebrales resisten al aplastamiento del anillo fibroso en su parte anterior y a la presión del núcleo pulposo de dichos discos hacia atrás; los ligamentos, aunque distendidos, no se han esclerosado, tendones y aponeurosis y demás medios de fijación muscular o de trabazón y flexibilidad de columna no pierden su función que permite movilidad de la porción dorsal y costal del tronco. Paulatinamente esta posibilidad de movimiento, aunque momentánea, se va perdiendo. La rigidez va aumentando y la actitud cifótica se va convirtiendo en cifosis, en permanente inmovilidad de la espalda encorvada, como si se tratara del caparazón de una tortuga.

Cifosis

Cuando la degeneración producida por la actitud cifótica llega a la inmovilización definitiva de las vértebras dorsales en posición de convexidad, la degeneración de todos los tejidos determina infinidad de afecciones derivadas de la rigidez invariable alcanzada por la cifosis. La vejez del sujeto es más acentuada y prematura aunque el esfuerzo de la naturaleza, compensador, que ha obligado a que domine la horizontalidad sobre la verticalidad en las últimas vertebras cervicales y primeras dorsales permite que la vida dure más tiempo: vida limitada físicamente, por supuesto.

Mejor que alargar la vida por una joroba que se va adquiriendo a menudo desde temprana edad, es alargarla por un vigoroso y energético entrenamiento sostenido desde la adolescencia, sin regatear tiempo ni posponerlo a otros intereses mundanos.

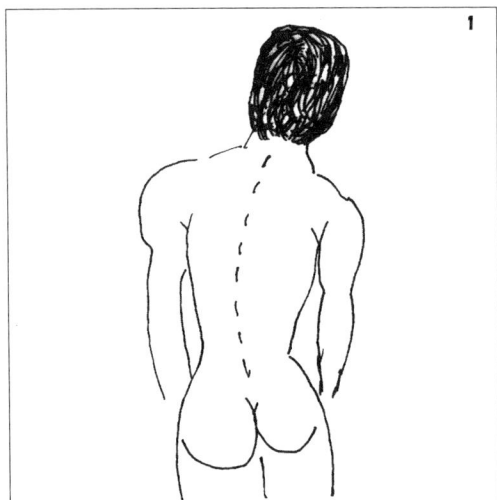

Figura n° 1.
Escoliosis en C

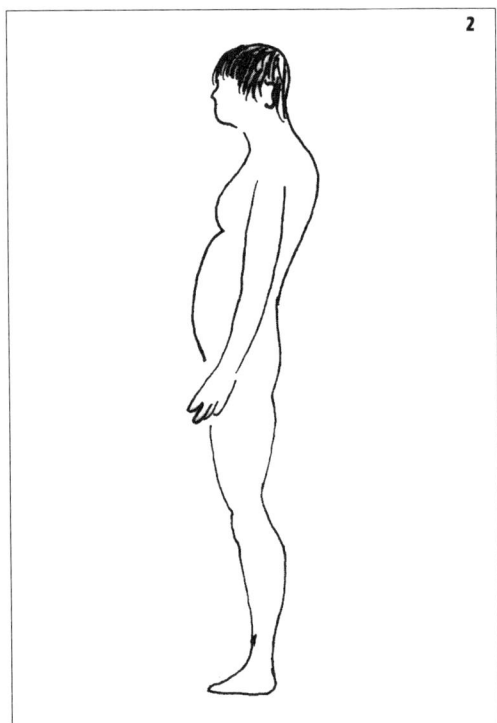

Figura n° 3.

Cifosis dorsal y lordosis lumbar. Obsérvese que cuanto mayor es la lordosis, por compensación mayor es la protuberancia abdominal.

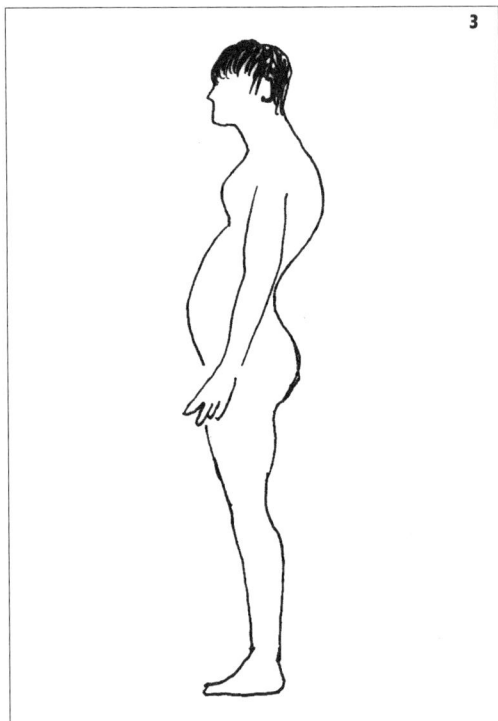

Figura n° 2.
Cifosis dorsal

Entrenamiento para el cifótico

Rutina 1
Elevaciones de piernas con despegue de los glúteos y sin descender las piernas
completamente..3 de 15
Press de banca con mancuernas...3 de 15
Aberturas...3 de 12
Pull-over con barra..3 de 15
Bíceps con mancuernas tendido en un banco horizontal.......................................4 de 10
Bíceps con mancuernas en un banco inclinado..4 de 10

Rutina 2
Pájaro con apoyo del pecho..5 de 12
Elevaciones laterales con apoyo en tabla o banco inclinado ....3 de 1
Elevaciones frontales en tabla o banco inclinado ....3 de 1
Leg-extensión...5 de 10
Leg-press oblicuo u horizontal ....5 de 10
Sóleo ....8 de 20

Rutina 3
Encogimientos de piernas (abdominales) sin estirarlas completamente ....3 de 20
Polea tras nuca ....8 de 15
Tríceps acostado con barra...4 de 10
Tríceps con mancuernas tendido en un banco ....4 de 10
Tríceps acostado con una mancuerna ....5 de 10
Los entrenamientos se efectuarán en rotación de lunes a viernes.

Entrenamiento para la cifosis-lordosis

Lunes-jueves
Bíceps con apoyo en banco inclinado...5 de 6
Tríceps acostado con barra...4 de 7
Bíceps tendido en un banco..3 de 8
Tríceps con mancuernas tendido en un banco ....3 de 10
Tríceps con una mancuerna acostado ....3 de 10
Sóleos ....5 de 12
Leg-extensión...5 de 10
Leg-curl ....3 de 12

Martes-viernes
Dominadas o polea tras nuca..4 de 4 o 4 de 10
Press de banca ....3 de 7
Aberturas...3 de 10
Pull-over con las piernas levantadas..3 de 12
Elevaciones frontales tendido en un banco..3 de 10
Pull-over en un banco oblicuo ....3 de 10
Pájaro con apoyo del pecho..4 de 8
Polea tras nuca ....5 de 8
Hiper-extensiones ....4 de 8
Elevaciones de piernas (abdominales) sin descender totalmente las piernas....................3 de 15

Ejercicios construidos o ejercicios naturales

Los ejercicios que ofrecen un concepto técnico se llaman ejercicios construidos (aparatos) y se consideran ejercicios «naturales»: caminar, correr, saltar, trepar, lanzar, levantar y nadar.

El entrenamiento del niño (he tenido alumnos con seis años que tanto sus padres como ellos querían «hacer pesas») deberá seguir los siguientes principios:

Trabajo correctivo dedicado a la musculatura erectora del raquis, a la musculatura aductora de los omoplatos, a la cintura abdominal, a los ejercicios respiratorios, complementándola con ejercicios a manos libres en los cuales intervengan la flexibilidad, coordinación, potencia de piernas y de brazos (saltos de longitud y de altura con los pies juntos y lanzamiento de pelota) y equilibrios.

Lo que considero una falta de profesionalidad es mandar hacer a un pequeño ejercicios como la sentadilla, el press tras nuca, remo de pie o el curl de bíceps concentrado (entre otros).

Pueden hacerse en el gimnasio los mejores ejercicios construidos y que son los siguientes:

Aberturas, lagartijas, pull-over, polea alta, polea correctiva, pájaro acostado encima de un banco o en un aparato selectorizado, elevaciones laterales, silla romana (proscribir todos los ejercicios de piernas, incluido el entrenamiento de los gemelos). Ningún ejercicio específico para el brazo ya que éste trabajará con la polea alta (bíceps) y con las lagartijas (tríceps). Abdo-

minales: los ejercicios que aconsejamos para el entrenamiento de los adultos.

En entrenamiento generalizado de estos ejercicios, tres días a la semana serán más que suficientes (lunes, miércoles, viernes) para prevenir un desarrollo defectuoso.

Algunos opinan que no es lo mismo hacer los ejercicios con aparatos que con medios naturales (ramas, piedras), incluso afirman que los adolescentes sólo pueden ejercitarse con medios naturales pero no con aparatos.

Abdominales (anatomía, biomecánica y gimnasia correctiva)

Los abdominales se insertan en las costillas y en el pubis (fig. 1), su función es la de acercar las costillas al pubis y no la de levantar las piernas (fig. 4) en tendido supino en el suelo. También cumple la función de acercar el pubis al tronco con lo que pueden levantar algo las piernas si se logra girar la pelvis.

Los músculos que participan activamente en las elevaciones de piernas son el psoasiliaco (fig. 2) y el recto anterior del muslo (fig. 3).

Para que los abdominales participen en el movimiento es necesario despegar las caderas del suelo (fig. 5). En consecuencia hay que evitar las elevaciones de piernas completamente rectas (fig. 4) si queremos un trabajo efectivo de los músculos abdominales.

Además, si levantamos las piernas completamente rectas (o cualquier otro ejercicio similar), lo único que conseguiremos es tonificar excesivamente el pso-asiliaco (fig. 4) y en consecuencia, si no va acompañado de un trabajo hipertóni-co de los glúteos (fig. 7) deformaremos la columna vertebral causando una lor-dosis lumbar y por compensación, una

hipotonía de los músculos abdominales.

También hay que evitar los movimien-tos de hiperextensión, estiramiento excesi-vo de los abdominales (fig. 6), ya que con ello lo único que conseguiríamos es una mayor hipotonía abdominal.

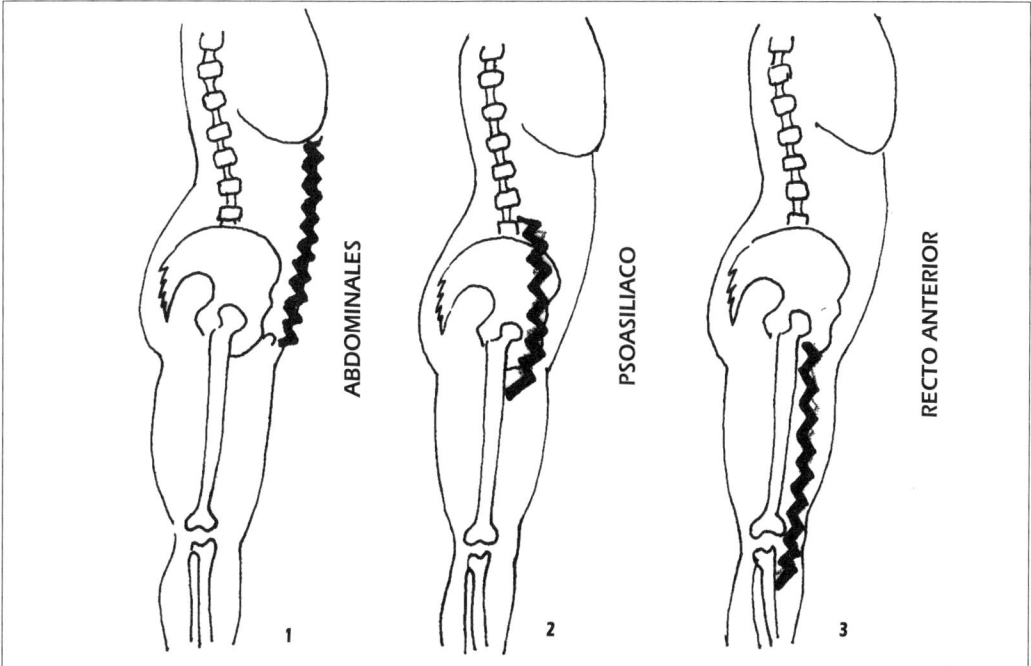

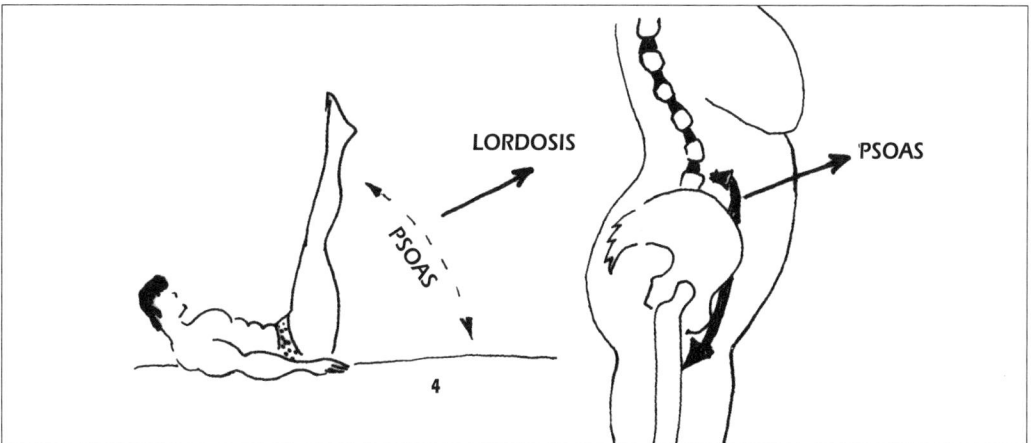

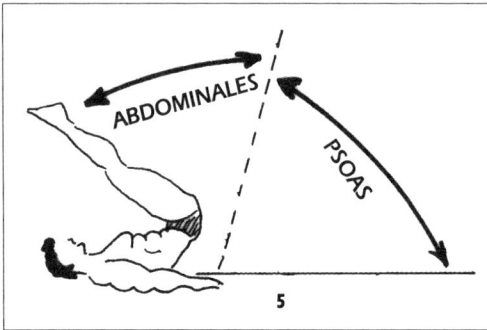

5

PROTUBERANCIAS DE LA CINTURA

El tejido adiposo se localiza principalmente en aquellos lugares donde menos se ejercita (cintura, glúteos), pero las protuberacias de la cintura (por llamarlas de alguna manera), pueden ser debidas a tres causas:

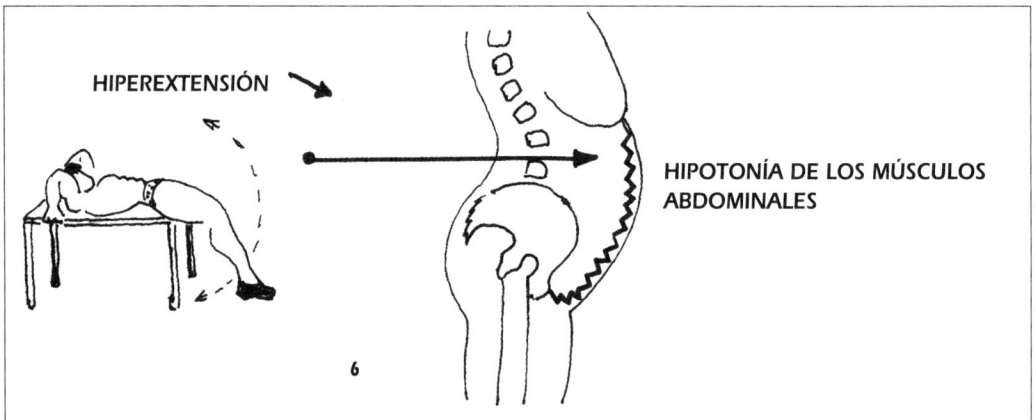

HIPEREXTENSIÓN

HIPOTONÍA DE LOS MÚSCULOS ABDOMINALES

6

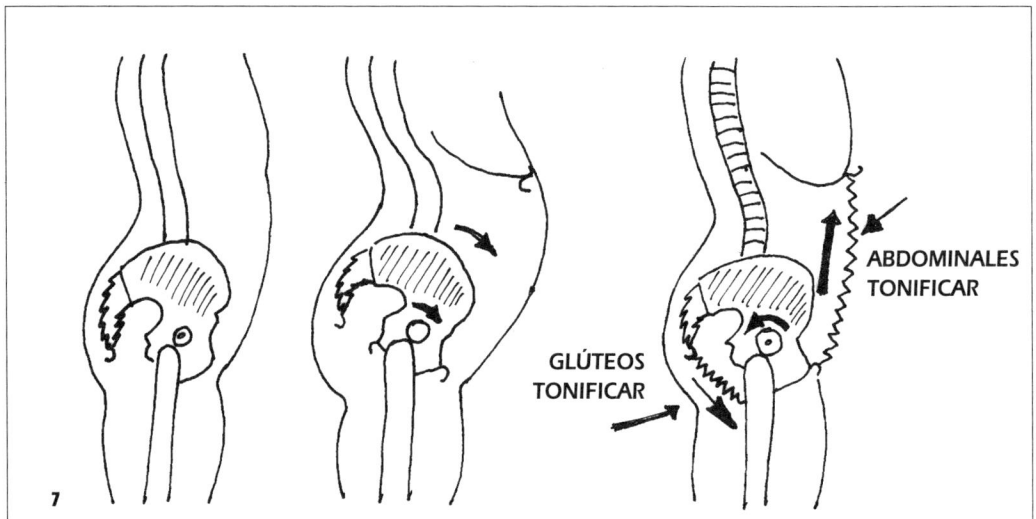

ABDOMINALES TONIFICAR

GLÚTEOS TONIFICAR

7

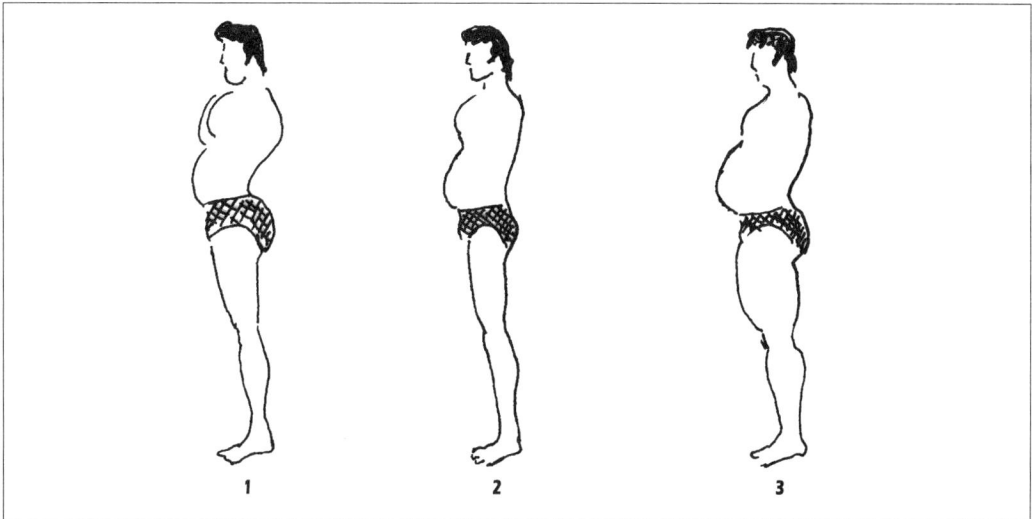

1   2   3

En la fig. 1 observamos que es debida a una cifolordosis. En la fig. 2 es la clásica dilatación del estómago por falta de tono muscular y consecuencia de hacer pocas comidas al día pero excesivamente copiosas (hipotrófico de piernas delgadas). En la fig. 3 la obesidad es generalizada debida a muchas comidas al día.

A pesar de que los tres individuos posean el mismo perímetro de cintura, cada uno de ellos necesitará un tratamiento completamente distinto.

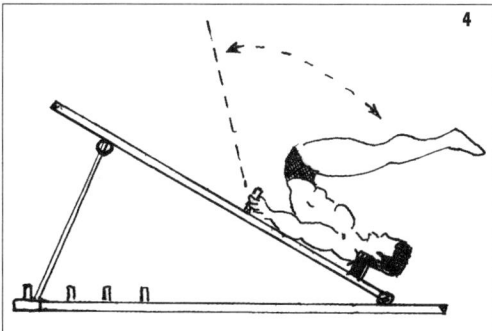

En el primer caso se tratará de cifolordosis.

En el segundo caso el «paciente» procurará hacer muchas comidas al día de poca cantidad y un trabajo abdominal invertido (fig. 4), aparato que los cerrajeros o carpinteros metálicos todavía no han inventado.

En el tercer caso la obesidad es generalizada, en consecuencia, debe efectuar todos los ejercicios de abdominales que aconsejamos en este libro así como un régimen hipocalórico.

BIBLIOGRAFÍA

ANDRIVET y LECLERCQ, J. *Physiologie du Sport.* Presses Universitaires de France-París.

BENASSY, J. *Traumatología Deportiva.* Toray Masson- (Barcelona).

BOVE, A. A. - LOWENTHAL, D. T. *Medicina*

del Ejercicio. El Ateneo- Buenos Aires (Argentina).

BURKE, G. L. *Dolor de espalda.* Editorial Jims- Barcelona.

CHARRIÈRE, L. *La Quinesiterapia en el tratamiento de las algias vertebrales.* Toray Masson- Barcelona.

CHARRIÈRE, L. - ROY, J. *Cinesiterapia de las desviaciones vertebrales del raquis.* Toray Masson- Barcelona.

GALOPIN, R. *Gimnasia correctiva.* Editorial Hispano Europea- Barcelona.

JOKL, E. M. D. *Fisiología del ejercicio.* Instituto Nacional de Educación Física- Madrid.

LANGLADE, A. *Gimnasia especial correctiva.* Editorial Stadium- Buenos Aires (Argentina).

LEON, G. *Gymnastique corrective du maintien.* Gilbert- París.

MEILACH, D. Z. *Cómo eliminar el dolor de espalda.* Edaf- Madrid.

MOREHOUSE y MILLER. *Fisiología del Ejercicio.* El Ateneo- Buenos Aires (Argentina).

ROSSANT LUMBROSO, J. *Medicina del deport.* Marfil- Alcoy (Alicante).

SANANES, R. *Espalda dolorida.* Civilización Ediciones.

STORA, P. *Los dolores de espalda.* Centro de Información para médicos- Madrid.

VELLES, B. - LAFONT, C. - ALLARD, M. - ALBAREDE, J. L. *Trastornos de la postura y riesgos de caída.* Glosa- Barcelona.

VIEIRA DE SOUSA, A. *Gimnasia correctiva.* Editorial Sintes- Barcelona.

6

LA ALIMENTACIÓN

El cuerpo humano necesita para vivir proteínas, carbohidratos o hidratos de carbono, grasas o lípidos, vitaminas, minerales y agua; sin embargo podríamos subsistir perfectamente si nos alimentáramos única y exclusivamente de aminoácidos esenciales, lípidos esenciales (particularmente el ácido linoleico, el linolénico y el araquidónico) y vitaminas. Las vitaminas absolutamente necesarias para nuestro organismo son 13 a saber: A, B_1, B_2, B_5, B_6, B_{12}, C, D, E, K, PP, H y B_9. Minerales y agua.

Los aminoácidos esenciales (aquellos que el cuerpo humano no puede sintetizar y que son esenciales para el crecimiento) son 8: isoleucina, leucina, lisina, metionina, fenilalanina, treonina, triptófano y valina. Estos aminoácidos se encuentran en todos los alimentos de origen animal y en mucha menor proporción, en algunos de origen vegetal (leguminosas).

Los lípidos o grasas se componen de ácidos grasos; éstos a su vez se dividen en saturados e insaturados. Los ácidos grasos saturados son los constituyentes principales de las grasas de origen animal y se deben consumir con mucha moderación. Los ácidos grasos insaturados se encuentran principalmente en los aceites vegetales, el ácido oleico se presenta en cantidades importantes en el aceite de oliva y los otros tres ácidos más importantes (linoleico, linolénico) se

encuentran en los aceites de origen vegetal destacando en primer lugar el aceite de pepitas de uva, mientras que el araquidónico se encuentra en pequeñas cantidades en algunas grasas animales pero puede ser sintetizado en el organismo a partir del ácido linoleico.

Sobre los carbohidratos, en el capítulo sobre la salud al tratar de la glucosa hemos clasificado los carbohidratos en aquellos poseedores de un índice glucémico elevado, los de índice moderado y los de índice bajo. Los culturistas principiantes podrán consumir cualquier tipo de carbohidratos así como los delgados; sin embargo los obesos o los culturistas que ya han alcanzado un peso corporal notable deberán eliminar los carbohidratos con un índice elevado (preferencia de los espaguetis sobre las patatas, por ejemplo).

Las proteínas, al ser el alimento más importante lo trataremos con mayor profundidad.

En lo referente a las vitaminas hemos dicho que el organismo sólo necesita 13 vitaminas, las demás no son imprescindibles.

LAS VITAMINAS

En 1911-1912 Casimiro Funk aisló de la cascarilla de arroz una sustancia cristalina que resultó eficaz para prevenir y curar la polineuritis del palomo (vitamina B_1); al analizar esta sustancia encontró que tenía nitrógeno en forma básica, de tipo amino, y como resultó que era esencial para el mantenimiento de la vida, la denominó vitamina, de *vita* (vida) y *amina* (prefijo usado en la terminología clínica para indicar la presencia de un compuesto de nitrógeno unido a un radical alcohilo o alfarilo).

Aunque el concepto amínico se vio luego que era equivocado, se ha continuado aplicando esta palabra para toda una serie de sustancias que se han ido encontrando en los alimentos sin tener en cuenta su estructura química.

Las vitaminas comprenden un grupo de sustancias existentes en los alimentos que no pueden ser sintetizadas por el organismo en cantidades suficientes y necesarias para el mantenimiento de las funciones metabólicas del organismo.

Las vitaminas se dividen en solubles en agua (hidrosolubles) y solubles en las grasas (liposolubles).

Vitaminas hidrosolubles: C, B_1, B_2, B_6, B_{12}, PP, etc,

Vitaminas liposolubles: A, D, E, F y K.

La carencia de vitaminas se llama avitaminosis. La administración insuficiente es una hipovitaminosis y la dosis excesivas de vitaminas una hipervitaminosis o sobredosificación.

Los tratamientos con dosis altas de vitaminas pueden constituir un motivo de toxicidad. La sobredosificación de las vitaminas hidrosolubles es bastante difícil, ya que su exceso generalmente se elimi-na por la orina, sin embargo hay que tener una especial precaución con las siguientes vitaminas:

Hidrosolubles: B_6 y PP.

Liposolubles: E, K y particularmente (las más «peligrosas») la A y la D.

LAS VITAMINAS MÁS IMPORTANTES

La vitamina A (Retinol, antixeroftálmica)
Favorece el crecimiento y mantenimiento nutritivo, las mucosas, la piel, la vista y la circulación. Aumenta la resistencia a las enfermedades.

Vitamina B_1 (Tiamina)
Dirige el influjo nervioso, interviene contra la astenia nerviosa, estimula el apetito, permite los esfuerzos sostenidos, juega un papel importante en el metabolismo de los glúcidos.

Vitamina B_2 (Riboflavina o lactoflavina)
Favorece la oxidación celular (respiración). Activa el metabolismo de los prótidos y glúcidos. También la llaman la vitamina de la longevidad. Es necesaria para el crecimiento, la digestión y el equilibrio del sistema nervioso.

Vitamina B_5 (Ácido pantoténico)
Interviene en el ciclo de Krebs (ATP), en la síntesis de las hormonas esteroides, es protectora de la piel. Su carencia provoca hipotensión, taquicardia, vértigos, fatiga y ardor en los pies.

Forma parte de la molécula de la coenzima A. Estimula el desarrollo de los estreptococos hemolíticos y de los microorganismos productores del ácido láctico *(lactobacillus)*. Su carencia provoca en el hombre fatiga, debilidad muscular, trastornos nerviosos, anorexia, disminución de la presión sanguínea y calambres.

Vitamina B_6 (Piridoxina o Adermina)

Activa el metabolismo de las grasas y las proteínas. Interviene en la utilización de los aminoácidos. Es indispensable en la formación de los glóbulos rojos y la hemoglobina, también interviene en numerosas reacciones relacionadas con el metabolismo del tejido nervioso. Es la vitamina más importante para el culturista.

Vitamina B_{12} (Cianocobalamina)

Interviene en la formación de los glóbulos rojos y la asimilación de las proteínas. Restablece rápidamente la normalidad del cuadro hemático de los enfermos de anemia perniciosa. Se la llama la vitamina anabolizante.

Vitamina C (Ácido ascórbico o cevitamínico)

Tónico celular (asegura la vida de las células), atenua el cansancio, favorece la asimilación de los glúcidos y el crecimiento. Estimula el apetito, previene contra la fragilidad de los capilares sanguíneos.

Vitamina D (Calciferol)

Interviene en la edificación del esqueleto por la utilización de calcio y fosfatos.

Vitamina E (Alfatocoferol)

Favorece el funcionamiento normal de las glándulas genitales y de la hipófisis. Juega un papel no muy conocido en el metabolismo humano.

Vitamina K (Menadiona)

Es esencial para la formación de protrombina, enzima que coagula la sangre. Las bacterias intestinales del hombre producen cantidades más que suficientes de esa vitamina.

Vitamina PP (Ácido nicotínico o Niacina)

Juega un papel muy importante en la respiración celular y es precisa para combatir la pelagra y favorece el buen estado de la boca, las facultades intelectuales, el equilibrio nervioso y normaliza la digestión.

El ácido nicotínico tiene efectos vasodilatadores que pueden producir un ligero rubor, prurito y sensación de ardor. La nicotinamida no provoca dichos efectos colaterales y por lo tanto se prefiere cuando es necesario aplicar grandes dosis o parentalmente.

Vitamina H (Biotina)

Interviene en el desarrollo del cuerpo, transforma los lípidos y prótidos, posee un factor de protección contra la acción tóxica de las sulfamidas.

Vitamina B_9 (Ácido fólico)

El ácido fólico es indispensable para la formación de los glóbulos rojos en la médula ósea. Interviene en numerosos procesos metabólicos en la síntesis de las proteínas, de los ácidos nucleicos, en la elaboración de la mayoría de las células.

Las pseudovitaminas son aquellas sustancias consideradas como vitaminas, pero que no lo son y que tampoco son absolutamente necesarias para vivir:

B_7, J, F, B_{11}, M, B_4, B_{10}, B_{13}, B_{14}, B_{15}, B_{17}, N, P y Q.

LA SUPLEMENTACIÓN VITAMÍNICA

En los gimnasios un 90 % de los alumnos no toman ningún suplemento, un 8 % toman suplementos vitamínicos y proteína y un 2 % recurre a los anabolizantes.

Más que preguntarnos si las vitaminas son perjudiciales, es conveniente saber si la hipovitaminosis beneficia a la salud.

No es posible suplir las proteínas, lípidos y carbohidratos a base de «pastillas», a menos que consumanos «kilos de pastillas» pero sí es posible suplir parte de nuestras necesidades vitamínico-minerales con un producto farmacológico y así evitaremos un excesivo consumo de frutas y verduras, las cuales si son «fuente de salud», también suelen ser fuente de obesidad.

En cuanto a si las vitaminas son medicamentos, en España existe un vacío legal sobre este asunto, puesto que cualquier producto que diga que cura o previene una enfermedad, aunque no lo haga, se considera un medicamento. Por esta razón podemos vender hierbas y afirmar que curan cualquier enfermedad aunque no sea cierto. También podemos vender pulseras magnéticas, prendas adelgazantes o cremas antiarrugas, nos está permitido venderlas porque no comportan efectos adversos importantes.

Los productos farmacológicos que se pueden adquirir sin receta son medicamentos que no presentan efectos secundarios, si el uso que hacemos es correcto.

Si nos atenemos a la posología normal de la vitamina A (retinol), es raro que aparezcan efectos secundarios a menos que exista una hipersensibilidad al fármaco, pero si tomamos dosis altas en periodos prolongados es casi seguro que aparezcan efectos secundarios. Por esta razón, el uso correcto o uso racional de un medicamento depende, en buena parte, de la cultura sanitaria de la población.

Los fármacos con receta son medicamentos que pueden presentar efectos secundarios, y por esta razón sólo pueden y deben recetarlos los médicos.

LA SUPLEMENTACIÓN DE UN PRACTICANTE FISICOCULTURISTA

Practicar el fisicoculturismo sin una suplementación es una manera como otra cualquiera de perder el tiempo.

Calculemos lo que puede costar en la actualidad una suplementación mínima:

Desayuno
Un comprimido de Becozyme-C forte Roche.
Almuerzo
Un comprimido de Albintil.
Media-tarde
50 gramos de proteína en polvo.
Cena
Un comprimido de Auxina-E 200.
Becozyme forte Roche.

Albintil.
Auxina-E 200.
1 kg de proteína al 75 %.

El importe total de la suplementación mínima supone un gasto diario de 130 pts, ¡menos de lo que nos costaría una cerveza en un bar!

CÓMO REPARTIR EL TOTAL CALÓRICO DURANTE EL DÍA

Los españoles distribuimos el aporte calórico de forma incorrecta, generalmente se desayuna muy poco y el almuerzo y la cena son excesivos.

Lo que acostumbran a hacer los españoles:

Desayuno: 10 % del total calórico.
Almuerzo: 50 % del total calórico.
Cena: 40 % del total calórico.
Lo que deberíamos hacer:
Desayuno: 30 % del total calórico.
Almuerzo: 40 % del total calórico.
Merienda: 10 % del total calórico.
Cena: 20 % del total calórico.

Hay que acostumbrarse a almorzar «normalmente» sin excesos.

Hay que acostumbrase a cenar frugalmente ¿para qué queremos cenar excesivamente si no necesitamos las calorías?

¿Qué clase de alimentos son los ideales para cada comida?

a) El desayuno debería ser variado:
Jugo de fruta natural.
Pan tostado con mantequilla y mermelada.

Huevos revueltos o 2 yogures.
Café con leche.
b) El almuezo debería constar de:
Un plato de ensalada.
Un plato proteínico (carne, pescado, garbanzos, judías).
Postre (fruta).
c) La merienda podría ser:
Jamón en dulce.
Queso semiduro.
Pan.
Jugo de fruta.
d) La cena:
Un plato de verdura.
Un plato de origen proteico (pescado a la plancha o carne).
Un postre (fruta).

La diferencia entre el almuerzo y la cena residirá en la cantidad. También deberemos tener en cuenta que los alimentos de origen proteico son estimulantes del sistema nervioso y los carbohidratos son relajantes.

Aplicación práctica:

Si deseamos adelgazar es aconsejable que nuestra cena sea esencialmente proteica y si deseamos engordar nuestra cena deberá ser esencialmente a base de carbohidratos.

Si tenemos dificultad en levantarnos por la mañana deberemos consumir alimentos proteicos (por la noche).

Si, por el contrario sufrimos insomnio nuestra cena debería basarse en los carbohidratos.

En ningún caso deberemos consumir alimentos excesivamente grasientos por la noche.

COMER DESPACIO Y ESPACIADO

Las personas deberían acostumbrarse a comer despacio, para triturar más y mejor la comida. Además, si los alimentos son ingeridos en bocados más espaciados se descomponen en el intestino con mayor facilidad y la digestión, se ve, asimismo, favorecida.

También es aconsejable, para evitar excesivas degluciones de aire, acostumbrarse a masticar con la boca cerrada. Las personas ansiosas tragan más aire de lo normal, dicho exceso de gas va a parar en principio al estómago, que, al no poder ser absorbido todo, necesita liberarse del sobrante, lo que se suele hacer mediante eructos o flatos, mientras que otra cantidad desproporcionada pasa al intestino, produciendo flatulencias.

Otra costumbre que se lleva poco a la práctica es la de repartir la comida en varias tomas a lo largo de la jornada, en vez de hacer una sola comida copiosa al día. Sin embargo es aconsejable comer poco y a menudo ya que de esta forma se favorece la actividad intestinal y la separación y asimilación de los componentes nutritivos por parte del estómago.

La dieta alimenticia del futuro podría consistir en cinco pequeñas comidas diarias, según varios expertos americanos en nutrición. Esta teoría de comer menos, y más frecuentemente, podría ser más saludable ya que al incrementar los niveles de energía, el organismo consigue un suplemento constante de elementos nutritivos y el estómago tiene menos comida para digerir.

Estas «modernas» teorías hace ya más de treinta años que los fisicoculturistas las practicamos.

El repartir las comidas diarias en seis, siete u ocho tomas es la mejor manera de engordar dilatando lo menos posible el estómago. En el caso de querer adelgazar también es aconsejable comer como mínimo seis veces al día (evidentemente en menos proporción). Otra de las ventajas de repartir los alimentos en un mínimo de seis tomas es que el estómago a la larga reduce su capacidad y con muy poco alimento quedamos saciados.

Hace veinte años consumía unas 4.000 calorías diarias en 6, 7 u 8 tomas al día. En la actualidad consumo unas 2.000 calorías también en seis, siete u ocho tomas al día. En aquella época mi finalidad era tener un volumen muscular notable y en la actualidad es para mantenerme esbelto.

CÓMO SE ESTABLECE UN RÉGIMEN EQUILIBRADO

Cualquiera que sea el número de calorías que necesitamos, debemos guardar las siguientes proporciones si queremos seguir un régimen equilibrado:

El 55 % de las calorías totales deben proceder de los carbohidratos, el 30 % de las proteínas, el 15 % de las grasas (lípidos).

Desatendiendo las recomendaciones dietéticas, que aconsejan una ingesta de grasas no superior al 30-35 % del total del aporte calórico, la dieta española está compuesta por un 41 % de grasas. Por regiones el consumo de grasas es notablemente superior en Levante y Andalucía e inferior en el norte y noreste. El consumo de grasas debería ser superior en las regiones más frías e inferior en las más cálidas (exactamente lo contrario de lo que hacemos los españoles).

Este elevado consumo de grasas se debe principalmente a las grasas vegetales saturadas que proceden del aceite de palma y coco que contienen los productos de pastelería y bollería, los helados y los alimentos precocinados.

Las grasas vegetales no producen colesterol, siempre que sean poliinsaturadas como las de aceite de soja, girasol, maíz o pepitas de uva y monoinsaturadas como la del aceite de oliva; pero si aquéllas son saturadas como las del aceite de palma, coco y palmiste elevan el nivel de colesterol y contribuyen a que se obstruyan las arterias debido a la formación de placas de ateroma en su interior. Este proceso que se conoce como arterioesclerosis, es lento y durante su gestación no provoca síntomas que alerte sobre su presencia. Sin embargo, este trastorno constituye uno de los riesgos más importantes de accidente vascular y el principal factor de riesgo de enfermedad coronaria.

Hemos dicho que un régimen equilibrado debe ser del 55-30-15; sin embargo estas proporciones pueden variar según el deporte practicado o si deseamos engordar o adelgazar.
Por ejemplo:

Fondista o deportista aeróbico (de resistencia)

Carbohidratos ....60 %
Proteínas..15 %
Lípidos ....25 %
Régimen de engorde (grasa y músculo)
Carbohidratos ....65 %
Proteínas..20 %
Lípidos ....15 %
Engordar (sólo músculo)
Carbohidratos ....60 %
Proteínas..25 %
Lípidos ....15 %
Definir (preparación a campeonatos de culturismo)
Carbohidratos ....50 %
Proteínas..40 %
Lípidos ....10 %

LA OBESIDAD

La obesidad, por regla general, se caracteriza por una acumulación excesiva de tejido adiposo y es debida (en el 95 % de los casos) al exceso de ingestión de alimentos con relación a las necesidades del organismo.

La inmensa mayoría de obesos opinan que comen poco. Aunque ello fuera cierto (lo cual dudamos), por muy poco que coman, a partir del momento en que acumulan tejido adiposo, es que están consumiendo más alimentos de los que necesitan salvo que sufran alguna lesión en el hipotálamo.

Las causas o consecuencias de la obesidad pueden ser debidas a costumbres familiares, a la satisfacción emotiva que produce la ingesta de alimentos por apaciguamiento de un estado de ansiedad sobre todo por el consumo de carbohidratos (caramelos en los hombres y chocolate en las mujeres), por la disminución de la actividad (por envejecimiento o por abandono de una actividad física) sin reducir proporcionalmente la cantidad de alimentos o durante una convalecencia, cuando la actividad normal está disminuida.

Una persona obesa

En el hombre, como «norma general», cuando su peso corporal en relación a su talla es superior a 8 kg aproximadamente, y en las mujeres cuando el peso es igual a su talla en centímetros, son personas obesas.

Hombres
1,70 más de 78 kg
1,80 más de 90 kg
Mujeres
1,60 más de 60 kg
1,70 más de 70 kg

De todas maneras, el peso ideal de los hombres o de las mujeres dependerá de:

Si son o no deportistas.

Del deporte practicado.

En un no deportista su peso debería ser proporcionalmente igual a su talla en centímetros:

Hombres ....1,70 m ....70 kg
Mujeres ....1,65 m ....60 kg

(Las mujeres un poco menos que los hombres).

En un deportista dependerá del deporte practicado:

Un ciclista ....1,70 ....62 kg

Un lanzador de peso...1,80 ....110 kg
Un culturista en
periodo de volumen ....1,80 ....100 kg
Un culturista en un
campeonato ....1,80 ....92 kg

Hemos dicho que, como norma general se considera a una persona obesa cuando sobrepasa en 8 kg su talla en centímetros sin embargo la obesidad, o sea, el exceso de tejido adiposo no depende de la relación peso-talla, sino de la cantidad de tejido adiposo que tenemos en relación al tejido muscular. Por ejemplo: Se puede pesar 70 kg por 1,70 de estatura y ser obeso y pesar 80 kg por 1,70 y no serlo, particularmente entre deportistas que practican deportes de fuerza (luchadores, lanzadores, culturistas).

Una mujer puede pesar 60 kg midiendo 1,70 y ser obesa y otra, con el mismo peso y altura no serlo.

Peso ideal para una persona que desearía estar en perfecta condición física

Al tratar sobre la forma física ya hemos escrito anteriormente que para que a alguien se le considere en perfectas condiciones físicas debería ser medianamente fuerte, resistente, ágil, flexible y potente.

Según nuestro peso corporal destacaremos en una u otra cualidad física.

1,70 60 kg Resistencia y flexibilidad.
1,70 70 kg Agilidad y potencia.
1,70 80 kg Fuerza.

El peso ideal para una persona que quisiera estar en perfecta forma física, sin ánimo de destacar en ningún deporte y, al mismo tiempo, poseer una presencia física agradable, armoniosa y musculada sería:

Hombres ....1,70 ....74-76 kg
Mujeres ....1,70 ....60-62 kg

DIETOTERAPIA

Hemos dicho en un principio que la obesidad se debe al exceso de ingestión de alimentos con relación a las necesidades del organismo. En consecuencia la dietoterapia del obeso debe emplear procedimientos dietéticos científicos, para evitar que el sujeto se transforme en un desnutrido, por lo que se requiere una constante vigilancia. La pérdida de peso debe ser lenta y progresiva. Personalmente no soy partidario de que se pierdan más de 4 kg al mes.

Alimentos aconsejados

Hortalizas.
Frutas.
Carnes magras.
Leche descremada.

El régimen ideal debería constar de unas 1.200 calorías aproximadamente, repartidas en un 45 % de hidratos de carbono, un 35 % de grasas y un 20 % de proteínas, o traducidas en gramos: 135 gramos de hidratos de carbono, 47 gramos de grasas y 60 gramos de proteínas.

Régimen de 1.200 calorías

Desayuno:

Té o café natural con edulcorante.

Un yogur natural con edulcorante.
10 gramos de proteína en polvo con edulcorante.

A media mañana:

Un vaso de agua.
Té o café ligero con edulcorante.
Una tostada de pan con 10 gramos de mantequilla.

Almuerzo:

Ensalada sazonada con un poco de aceite de pepitas de uva.
100 gramos de carne desgrasada a la plancha
100 gramos de verdura verde cocida al vapor sazonada con vinagre y aceite de pepitas de uva.
Un yogur natural con edulcorante.
10 gramos de proteína en polvo, mezclada con el yogur.

A media tarde:

Agua con jugo de limón o té o café ligero con edulcorante.
Una tostada de pan con 10 gramos de mantequilla.

Cena:

Idéntica comida que en el almuerzo sin la proteína y el yogur.

Régimen de adelgazamiento culturista

Cuando llega el verano muchos alumnos me solicitan un régimen para adelgazar procurando perder lo menos posible de musculatura.

He establecido un régimen estándar para estos alumnos; evidentemente no es un regimen personalizado, pero lo que no podemos hacer los profesionales es dedicarnos a establecer rutinas y regímenes gratuitamente a todos los alumnos.

Desayuno:

Un vaso de leche descremada.
Un comprimido de Becozyme-C forte.
Un comprimido de Auxina-E 200.

Almuerzo:

Ensalada con cebolla, apio y rábano aderezada con aceite acalórico. A continuación:
Elegir uno de los tres platos siguientes:
Un poco de arroz hervido.
Dos patatas al microondas.
Un poco de pasta italiana.
Elegir uno de los tres platos siguientes:
100 gramos de carne a la plancha.
Dos huevos duros.
50 gramos de queso.

Merienda:

Un vaso de proteína (3-4 cucharadas soperas) con un yogur descremado, agua y edulcorante.

Cena:

A elegir uno de los tres menús siguientes:
100 gramos de carne a la plancha, con un poco de ensalada con aceite acalórico.

Dos huevos duros sin la yema y un poco de ensalada.
Postre: Un yogur.
No comer pan en todo el día.
Beber sólo agua.
Comer una pieza de fruta antes de entrenar.

El régimen sólo se realizará de lunes a viernes; en casos de gran obesidad los siete días de la semana.

El 90 % de alumnos que han seguido este régimen han perdido aproximadamente dos kilos la primera semana.

LA CELULITIS

La celulitis no es otra cosa que la inflamación del tejido subcutáneo. Es una afección adiposa que presenta un aspecto similar a la corteza de una naranja. Estas anomalías tienen lugar en el tejido conjuntivo, localizado debajo de la epidermis.

La obesidad y la celulitis son dos cosas totalmente distintas, ya que la obesidad es una «afección» debida a una ingesta calórica superior a la que el cuerpo necesita (el organismo recibe más energía de la que gasta), sin embargo la obesidad y la celulitis pueden presentarse juntas.

Si al pellizcar las zonas más propensas (caderas, nalgas, muslos, brazos, abdomen) éstas toman el característico aspecto de piel de naranja y produce dolor, son indicios de celulitis. El dolor aparece porque las ramificaciones nerviosas se ven oprimidas por los nudos de grasa que se forman, pero estas molestias sólo aparecen cuando la celulitis está bastante avanzada.

Existen tres clases de celulitis;

Esponjosa: que se presenta generalmente durante la adolescencia. Se forman edemas con algo de hinchazón. Este tipo de celulitis es reversible y tiene fácil recuperación si se ataca con rapidez y constancia.

Fibrosa: Suele aparecer a partir de los treinta años. Se rompen las fibras elásticas y algunas venas; de ahí el color amoratado que presentan algunas piernas. Es más difícil de eliminar que la anterior, pero sus efectos pueden verse significativamente disminuidos con un adecuado tratamiento.

Flácida: Normalmente coincide con la menopausia. La causa es hormonal, y por tanto en esta fase, las técnicas de recuperación no son efectivas. Se reconoce por una gran pérdida de elasticidad y nudos de grasa bajo la epidermis.

Hay que tener en cuenta que la celulitis puede presentarse en una persona delgada, hay mujeres delgadas que tienen celulitis y mujeres gordas sin ella.

Técnicas contra la celulitis

Las saunas, parafinas, barros, arcillas, algas no sirven para gran cosa.

Las técnicas de masaje manual, hidroterapia, presoterapia, etc. son interesantes porque favorecen la circulación.

Las técnicas de temperatura, vendas frías o calientes, cremas, introducen los productos y sustancias anticelulíticas en las capas más profundas de la piel, mediante impulsos eléctricos o mediante inyecciones.

Las técnicas de cirugía como la liposucción y la cirugía plástica.

Las técnicas más recientes: magnetoterapia, rayo láser, aislamiento sensorial.

Alimentos aconsejados en caso de celulitis

Carne magra, pescado blanco a la plancha, fruta fresca y con poco contenido en azúcar (naranja, limón, pomelo), verdura, particularmente la lechuga, zanahoria, tomate, judías verdes y mucho pepino. Los huevos duros o pasados por agua. Bebidas: agua como mínimo dos litros al día.

Cremas que parece ser actúan contra la celulitis:

Vichy, Elancil, Payot, Biotherm, E. Arden, Clarins, Lancaster, Juvena, Yves Rocher y Lancôme.

LOS MILAGROS QUE ADELGAZAN

Los medios de información llevan unos años «bombardeándonos» de argumentos o descubrimientos científicos que nos permitirán, dentro de unos años estar todos esbeltos, porque la esbeltez es sinónima de juventud y porque en la actualidad, el culto al cuerpo es más importante que el culto a la vida.

Las recientes investigaciones sobre genes y proteínas asociadas (UCP 1 y UCP 2) afirman que el posible exceso de energía que metemos en el cuerpo se quema o se acumula formando grasa.

También nos dicen que la leptina es la responsable de la obesidad, pues cuando disminuye el nivel de leptina aumenta el apetito y disminuye la termogénesis. Sin embargo, los últimos informes parecen indicar que la leptina, por sí sola, no ayuda a adelgazar a los obesos.

Marià Alemany, catedrático de Bioquímica de la Facultad de Medicina de Barcelona es el descubridor de uno de los fármacos más prometedores en la lucha contra la obesidad: el Merlin-2.

En Estados Unidos el Redux –un fármaco adelgazante– está causando furor entre los 58 millones de obesos estadounidenses.

El Redux no es otro que la dexfeufluramina, versión refinada de un compuesto llamado feufluramina.

El fármaco que en Europa se comercializa desde hace años con el nombre de Dipondal, estimula la producción y el mantenimiento del neurotransmisor serotonina en el cerebro, lo que inhibe el apetito.

Si embargo el Dipondal posee efectos secundarios: sequedad de boca, fatiga, diarrea o extreñimiento, además debe emplearse con precaución en pacientes con dolencias cardiacas o hipertensión.

No debemos ignorar que el Dipondal es un medicamento, por lo tanto no debemos tomarlo sin consultar a nuestro médico.

De todas maneras el Dipondal se combina con la dieta y el ejercicio y como los efectos de este medicamento son temporales, el medicamento solamente es útil las primeras semanas de tratamiento.

A pesar de todo el Dipondal, a diferencia de los anorexígenos anfetamínicos no posee efectos dopaminérgicos y simpaticomiméticos.

Inconvenientes de las dietas milagrosas

Repasamos algunos de los regímenes más en boga para perder peso. La mayoría de ellos son eficaces pero carecen de fundamento científico y, además, ponen en peligro la salud.

Programa restrictivo dictado por el ordenador

Inconvenientes:

Desarrollado por el diabetólogo Butterfield en Londres en 1970.

Muchos de los menús propuestos son muy caros (alimentación rica en proteínas).

Un ordenador no puede reemplazar la intervención personal del médico cerca de sus pacientes.

M.M.M. (Manger moitié moins) («Comer la mitad»)

La parte de nutrientes esenciales se encuentra reducida en la misma proporción, lo que implica, a largo plazo, el riesgo de una subalimentación cualitativa en proteínas, sales minerales y oligoelementos.

Las «calorías vacías» en forma de azúcar y alcohol se consumen, aunque en cantidades muy reducidas.

No es posible el reconocimiento de los errores dietéticos, ni un cambio en el comportamiento alimenticio.

El ayuno intermitente

Sin vigilancia médica, no se debería practicar más de un día a la semana de régimen a base de frutas, puesto que esto implica el riesgo de una subalimentación cuantitativa en proteínas y en ácidos grasos esenciales.

En caso de hipotensión, demasiados días de régimen a base de fruta pueden provocar vértigos y una falta de concentración.

Para perder un exceso de peso de cierta importancia, uno o dos «días de ayuno» semanales generalmente no son suficientes pues, como demuestra la experiencia, el enfermo come al día siguiente más que de costumbre.

Alimentación mixta calóricamente deficitaria

Si no se reducen, en la alimentación mixta, la ración de hidratos de carbono, no se pueden esperar un mantenimiento prolongado del régimen ya que tarde o temprano las ganas de comer se manifestarán y no se podrán reprimir más.

Una tasa demasiado elevada de hidratos de carbono provoca un aumento de la tasa sérica de insulina, e indirectamente refuerza las ganas de comer.

Un 50 % de abandonos depués de cuatro o cinco semanas de comenzar el tratamiento lo corroboran. Como motivos de suspensión de la alimentación mixta calóricamente deficitaria mencionamos: insuficiente sensación de saciedad, irritabilidad nerviosa, ritmo insatisfactorio de pérdida ponderal, falta de tiempo, objeción de conjunto.

El cálculo cotidiano de calorías y la pesada continuada de alimentos exigen tiempo, así como consejos y una vigilancia dietética constante.

Menús hipocalóricos a punto para el consumo

Con frecuencia, el consumidor no es capaz de apreciar estos productos en su justo valor. Se le debe dar un mínimo de información.

La puesta a punto de las recetas, los ingredientes precisos y la dosificación exacta es costosa. Es por esta razón que la mayoría de los menús preparados son relativamente caros.

Regímenes preparados según fórmula

Bajo el efecto conjugado de la poca repleción del intestino, de una motilidad disminuida y de una deshidratación simultánea del contenido intestinal, se puede producir al principio estreñimiento. En tales casos, la adición de verduras crudas, ricas en celulosa, por ejemplo las ensaladas, ha dado excelentes resultados.

A causa de la relativa monotonía de un régimen de este tipo, seguido rigurosamente, algunos no llegan con frecuencia a mantenerlo durante el tiempo preciso. El aspecto instructivo de la alimentación mixta calóricamente deficiente, de la que se ha hablado antes, no existe aquí, y no se puede contar con el beneficio de conocimientos dietéticos.

Regímenes sin contar las calorías

Se producen, con frecuencia y rápidamente aversiones a los regímenes demasiado uniteralmente ricos en grasas, de donde viene el abandono del tratamiento.

En algunos regímenes pobres en glúcidos, no se tiene en cuenta la composición de los ácidos grasos contenidos en la fracción, con frecuencia aumentada, de las grasas dadas en compensación. Si el régimen no aporta suficientes ácidos grasos poliinsaturados, puede llevar a la larga a un aumento de las tasas de triglicéridos y de colesterol.

Atkins, Taller, Stillman

Estos métodos, casi idénticos, son extremadamente eficaces para rebajar peso pero no son ni nuevos ni revolucionarios.

La Asociación Americana de Médicos (AMA) ha criticado repetidamente a los tres autores y ha declarado sus regímenes peligrosos e inadecuados para adelgazar.

Las obras tienen un cariz de divulgación científica, por las reglas que exponen, pero lo hacen en forma de eslogans más que aportando pruebas científicas. Es lamentable, porque las ventajas aportadas por un régimen pobre en hidratos de carbono son, así, puestas en entredicho.

Régimen de Hollywood

En 1941, Donald G. Gooley, editor de revistas de divulgación científica publicó un libro titulado *Por fin adelgazar sin hambre*, del que hasta la actualidad se han vendido más de 4 millones de ejemplares. Es evidente que entre los actores de Hollywood preocupados por su línea esta obra constituyó un tema importante de conversación. De ahí proviene el nombre de este régimen.

Es rica en proteínas y frutas tropicales pero oculta un alto contenido en grasas.

Régimen de Humplik (sobrealimentación)

La hipótesis del trabajo digestivo aumentado ha sido refutada de manera definitiva. Sin embargo, después de la verificación de esta forma de régimen se observaron en los voluntarios pérdida de peso de más de 10 kg en 60 días.

Una sobrealimentación con un régimen rico en sustancias de lastre y relativamente pobre en hidratos de carbono no es posible, porque no se puede soportar durante mucho tiempo, vistas las cantidades considerables que es necesario absorber.

Sin embargo el régimen de Humplik muestra, con toda evidencia, los diferentes estados que pueden resultar de los diversos alimentos con contenido glucídico en cuanto a la estimulación insulínica y su utilización metabólica. Desde este punto de vista, Humplik ha observado acertadamente que «una caloría no es igual a otra caloría». De todas formas su hipótesis para explicar este hecho no se puede defender desde el punto de vista científico.

Régimen de Mayo

Existen diversas variantes del régimen Mayo (que no tiene absolutamente nada que ver con la célebre clínica Mayo), entre otras la cura de bistecs, de cacahuetes, de pomelos o de huevos.

Aparecen frecuentemente trastornos digestivos, cólicos, estreñimiento. El régimen es hipocalórico (entre 600 y 800 calorías), se abusa de los huevos y se excluye el pescado.

Régimen evaluado por puntos

La proporción demasiado elevada de grasa y el número poco elevado de puntos atribuido al alcohol, para dar gusto al público, fortalece el consumo de alcohol.

Se evalúan los alimentos por puntos en lugar de las calorías según el contenido en hidratos de carbono.

El régimen evaluado por puntos fue creado en 1968 por Mme. Erna Carise, antigua bailarina. De su libro, que se vendieron en poco tiempo 100.000 ejemplares, el título decía así:

«¡Hurra! He aquí el régimen evaluado por puntos, agradable, eficaz y alcohólico...»

Régimen de ayuno absoluto

Se procede a la reducción ponderal por la supresión total de la alimentación, suministrando líquidos a voluntad y abundantes cantidades de vitaminas y electrólitos, mientras el paciente permanece en el hospital.

Aparece con toda evidencia cierta disminución en las fuerzas y capacidades físicas de los pacientes.

Los individuos con un psiquismo débil pueden ser propensos a un aumento de las depresiones.

Como efectos secundarios, se observan: hiperuremia (en casos de predisposiciones de este tipo, acompañada de un acceso de gota), caída tensional ortostática, náuseas y vómitos, tolerancia disminuida a los medicamentos.

Los efectos de carácter grave son raros, aunque se hayan descrito incidentes mortales. En estos casos, se trata con frecuencia de enfermos afectos de una insuficiencia grave del corazón ya antes del tratamiento.

Agentes que hinchan (sustancias de lastre)

Los agentes que hinchan o sustancias de lastre son aquellas que en el estómago aumentan de volumen varias veces. Determinan así una sensación de repleción gástrica, lo que hace sentir un estado de saciedad.

Todavía no se ha probado que las sustancias de lastre, sean verdaderamente inofensivas para la salud. Se busca desde hace años, entre otras cosas, si un aporte prolongado conduce a una peor utilización de nutrientes básicos (sobre todo de las sales minerales).

Ciertas sustancias de lastre, totalmente insolubles e indigeribles pueden ser reabsorbidas en el intestino y pasar en una mínima proporción a la sangre, en donde pueden producir microembolias.

Diuréticos y laxantes

Los diuréticos y los laxantes, por provocar una evacuación masiva de agua pueden tener un cierto grado de reducción ponderal, que se muestra sin embargo falaz, puesto que el agua perdida es reemplazada al cabo de breve tiempo. Además su utilización lleva consigo un déficit de electrólitos y de líquido, reforzando así la tendencia a la hipotensión y a la formación de trombosis.

Con los laxantes ocurre lo mismo que con las sustancias de lastre ya que se compromete la absorción de elementos nutritivos esenciales, especialmente sustancias minerales y oligoelementos.

Tratamiento con la gonadotropina humana

La gonadotropina coriónica humana es una hormona gonadotropa secretada por la placenta y tiene la estructura de una glucoproteína, que todavía no se ha dilucidado completamente. El material de donde se obtiene esta hormona es la orina de la mujer recogida en la primera fase del embarazo.

El programa terapéutico que es absolutamente preciso seguir para obtener éxito consiste en la administración de 36 inyecciones de gonadotropina coriónica humana (cada día, 6 veces por semana, por vía i.m.) asociados a un régimen pobre en grasas (de 500 a 600 calorías).

Una reducción de la tasa de enzimas dotadas de actividad lipogénica en los tejidos adiposos, debida a la hormona gonadotropa, hecho demostrado por la experimentación animal, ofrece una base bioquímica posible, aunque insuficiente, para explicar el éxito de este tratamiento cuyo fundamento en gran parte, no se ha dilucidado todavía.

Hormonas tiroideas

La tiroxina y la triyodotironina, hormonas secretadas por la glándula tiroides, a causa de las modificaciones morfológicas que provocan en las mitocondrias, producen –de manera análoga al dinotrofenol– una ruptura en el proceso de fosforilización oxidativa. De ello se sigue que el proceso de combustión en la célula e igualmente el metabolismo basal y el gasto calórico aumentan.

En caso de función tiroidea normal, la medicación con dosis fisiológicas de hormona tiroidea frena la producción de hormona endógena, lo que en caso de administración prolongada puede producir la involución de la glándula.

Régimen disociado

No permiten mezclar los hidratos de carbono con las proteínas dentro de una misma comida.

Resultan por lo general inofensivas, pero no tienen justificación científica.

Nutripoint

Muy pobre en grasas. Los constituyentes desfavorables de los alimentos se compensan con los positivos.

Su estricto seguimiento causa deficiencias vitamínicas.

Vegetariana

Consumo exclusivo de alimentos vegetales.

Peligro, entre otras cosas, de carencia de vitaminas D y B$_{12}$.

Macrobiótica

Sigue la filosofía del Yin y Yang de los alimentos.

Llevada al extremo, se considera perjudicial para la salud.

Fit for Fun

Limita la ingestión de grasas, pero no la de los hidratos de carbono.

Puede desequilibrar el aporte proteico.

De la fruta

Ingesta exclusiva de un tipo de fruta.

Puede causar agotamiento, debilidad y depresión.

Fit for Life

Antepone los alimentos ricos en agua, y ésta sólo se puede beber destilada.

Carece de fundamento científico.

De pollo

Consumo de 400 gramos de pollo al día, más verdura y fruta.

Produce un notable aumento del ácido úrico.

Esquimal

Consumo sólo de pescados, patatas, arroz y frutas.

Esconde un alto contenido en grasas indeseables.

LA SUDORACIÓN Y EL AGUA

La sudoración es un fenómeno normal que no debe preocuparnos si se produce en situaciones adecuadas. No sólo es normal, sino que es positivo ya que es la manera por la cual el organismo neutraliza el exceso de calor generado por una mayor actividad física.

El exceso de sudoración se produce sobre todo en aquellas partes del cuerpo que albergan la mayor parte de glándulas sudoríficas: las manos, los pies, las axilas y la región genital.

No sólo sudamos cuando realizamos ejercicios físicos, también podemos sudar en casos de ciertos estados emocionales: nerviosismo, ansiedad, temor.

La fiebre también puede provocar una sudoración excesiva, así como un desequilibrio hormonal. En los casos de hipertiroidismo la sudoración es constante.

El café y la morfina también provocan una excesiva sudoración. Sin embargo existen personas que buscan «sudar» bajo la creencia simple de que es bueno para la salud, a través de la sauna o el footing.

En primer lugar debemos decir que la proporción de agua en el organismo disminuye desde el embrión (90 % de agua) hasta el adulto (50-60 % para el hombre y 50-55 % para la mujer), en consecuencia, a medida que envejecemos nos vamos deshidratando.

En segundo lugar, en un adulto de 70 kg

con un promedio de 30 kg de músculo su contenido de agua muscular sería de 22,8 litros y el mismo individuo, con 13 kg de grasa poseería tan sólo 3,8 litros de agua en el tejido adiposo. En consecuencia, el tejido muscular posee la mayor parte de agua del organismo, y deshidratándolo lo único que conseguimos es envejecer y perder musculatura.

En tercer lugar, los datos experimentales demuestran que una pérdida de agua correspondiente al 10 % del peso corporal provoca trastornos serios para la salud y que una pérdida del 20 al 25 % suele ser mortal por acumulación de productos tóxicos en la sangre (uremia). Si la pérdida de agua es del 2 % del peso total del cuerpo (equivalente a 1,6 litros para un culturista de 80 kg) ¡el rendimiento muscular desciende un 50 %!

La absorción del agua se lleva a cabo en el intestino delgado y en menor proporción en el intestino grueso (el hígado puede almacenar agua en casos patológicos).

El riñón es el órgano que filtra cada día unos 170 litros de líquido acuoso por los glomérulos, de los que se reabsorben unos 168,5 y salen 1,5 litros por la orina. El riñón es sobre todo un eliminador del exceso de agua, pero como además puede eliminar facultativamente agua o sales para mantener la presión osmótica del organismo, debe considerársele no sólo un órgano excretor, sino como un regulador y conservador del equilibrio osmótico del medio interno.

La muerte por privación de agua se produce entre los 10 y los 14 días en climas templados, pero en un desierto cálido la privación de agua puede ser determinante al cabo de 36 a 72 horas.

La deficiencia de cloruro de sodio (sal) en el organismo produce también deshidratación, pero presenta caracteres que la diferencian de la simple deshidratación.

Dolor de cabeza, insomnio, apatía, confusión mental, agotamiento profundo, mareos o desmayos, falta de apetito y tendencia al colapso circulatorio y calambres dolorosos, se producen frecuentemente en los campeonatos de culturismo cuando el competidor elimina de su dieta la sal y toma agua destilada para deshidratarse y estar «más definido». Estos síntomas pueden prevenirse o atenuarse administrando como bebida agua adicionada de cloruro de sodio al 1 % mientras que la administración de agua sola no lo evita o incluso los empeora.

Metabolismo del agua

Ingestión de agua:
Con los alimentos (incluyendo
30 ml de agua de oxidación) ....1.000 ml
En forma líquida ....1.500 ml
Total...2.500 ml
Total de agua ingerida ....2.200 ml
Eliminación de agua:
Sudor..500 ml
Evaporación pulmonar.......................400 ml
Heces ....100 ml
Orina...1.500 ml
Total...2.500 ml

Distribución del agua en el cuerpo según la edad

Edad	Agua total
0-1 días	79 %

1-10 días..74 %
1-3 meses ....72,3 %
3-6 meses ....70,1 %
6-12 meses ....60,4 %
1-2 años ....58,7 %
2-3 años ....63,5 %
3-5 años ....62,2 %
5-10 años ....61,5 %
10-16 años ....60,8 %
Adulto...60 %

LA SUDORACIÓN ARTIFICIAL

Existen tres formas corrientes de sudar. Por medio de los baños romanos; de los baños turcos; y de la sauna finlandesa.

Definiremos cada una de estas distintas formas.

Los baños romanos

Deshidratantes, por ser «secos». Estimulan la sudoración más que los baños turcos y también es más fácil respirar dentro de una atmósfera seca, sin embargo la acción deshidratante de los baños romanos, a pesar de que sean el medio ideal para perder peso (digo «perder peso» y no adelgazar), al cabo de pocas horas de un baño seco el agua vuelve a los tejidos y los depósitos de grasa permanecen intactos. Estos baños fatigan el corazón y después de tomarlos la piel y los tejidos toman una forma marchita.

Los baños turcos

Los baños turcos no son deshidratantes por ser «húmedos» además de regenerar el organismo. Después del baño el sujeto tiene la piel rosada, sin padecimiento de sed, su piel está fresca y tirante, etc., todo lo contrario del baño romano en el cual el sujeto sale amarillo, sediento y sin energía.

La sauna finlandesa

Posee las ventajas de los baños romanos y los baños turcos, ya que el aire seco y húmedo puede modificarse a voluntad. La temperatura de la sauna debe oscilar entre los 60 y los 80°; bajo esta temperatura no se observa ningún aumento de tensión arterial, sólo un pequeño aumento del pulso en los primeros baños por falta de habituamiento.

LA SAUNA

La sauna consiste en una medida sudorífica que produce una disminución de peso por deshidratación, sin embargo los depósitos de grasa permanecen intactos. Lo mismo podríamos decir de las prendas adelgazantes.

Privar al organismo de líquido es antinatural, ya que el músculo posee entre un 70 a un 75 % de líquido y el tejido adiposo sólo un 15 %, en consecuencia al sudar siempre perderemos más músculo que grasa.

El fisicoculturista debe procurar, por todos los medios, intentar sudar lo menos posible, además, al sudar aceleramos el envejecimiento ya que el ser humano va perdiendo líquido a medida que envejece. También, al sudar, desmineralizamos nuestro organismo porque a través del sudor no sólo perdemos agua.

Hay quienes creen que la sauna «relaja». Lo que ocurre es que al perder líquido nuestra tensión arterial desciende (lo cual es lógico). Además, últimamente se ha descubierto que la sauna colabora en la retención del tejido adiposo (engorda) ya que favorece la producción de prolactina. La prolactina es una hormona del lóbulo anterior de la hipófisis que activa la producción de progesterona, detiene la acción de los estrógenos, determina la actitud maternal en la hembra, influye sobre el metabolismo celular y favorece la producción de leche por las células glandulares de la mama (galactopoyesis). Además la excesiva producción de prolactina interfiere la secreción natural de testosterona, inducida por LH lo cual puede ocasionar cierto grado de impotencia (incapacidad de obtener y de mantener una erección adecuada para sostener relaciones sexuales).

El valor o interés de la sauna, para la salud, reside en la acción estimulante de la circulación y el metabolismo, sin embargo, los culturistas deberán abstenerse de introducirse en la sauna. Les bastará con observar cómo están físicamente los que hacen sauna...

EL MASAJE

El masaje es un sistema que nos ayuda a estar en forma (particularmente los que nos hemos dedicado a la práctica profesional).

Consiste en una serie de movimientos con las manos sobre la piel, generalmente de presión, frotamiento y amasamiento, cuyo objetivo es básicamente activar el riego sanguíneo.

Aunque todos hemos oído hablar de masaje linfático, sedante, estético, relajante, etc., generalmente el fin que persigue el masaje es: desconectar la musculatura; por esta razón, un masaje bien practicado, con todo rigor, que tenga una acción estimulante sobre el riego sanguíneo, proporciona una agradable sensación de ligereza, vitalidad y bienestar.

En Oriente, se utiliza el masaje para conseguir un estado de nirvana (palabra sánscrita que significa «extinción del dolor»). Sin lugar a dudas el masaje es la mejor terapia «natural» para el tratamiento de enfermedades originadas por el exceso de tensión nerviosa (estrés) y algunas de origen psicosomático.

Antiguamente el masaje lo dábamos con aceite vegetal, sin embargo, como la piel es receptiva, en la actualidad se da con una crema vegetal que da calor al músculo favoreciendo su amasamiento pero que no es absorbido por la piel.

Las técnicas de masaje aprendidas en mi juventud consistían en la utilización de las yemas de los dedos, las palmas de las manos o incluso los puños para hacer fricciones superficiales o profundas, mientras que para el amasamiento se utilizan los pellizcos de dedos, los golpeteos con los bordes de las manos, las vibraciones también con las yemas y los pequeños movimientos de temblor.

El masaje de relajamiento debe ser total y su duración de 40 a 45 minutos y el masaje terapéutico debe ser localizado y su duración de unos 30 minutos.

En la actualidad se ha puesto de moda el masaje bajo el agua o *underwasser* que es un masaje más fuerte y profundo que el manual. El «paciente» se introduce en una bañera llena de agua a 36 grados en la que hay una manguera por la que sale el agua a una presión entre dos a tres kilos de fuerza por centímetro cúbico. Este chorro de agua, a tanta presión, consigue acelerar más el riego y trabajar más el músculo que el masaje clásico.

Masaje y deporte

El masaje no puede nunca sustituir al calentamiento, pero constituye un medio complementario siempre que lo realice un masajista cualificado. Personalmente no soy partidario de dar masajes antes de una competición deportiva de larga duración aunque sí en pruebas de gran intensidad y de corta duración (100-200 metros lisos) a base de rozamientos lentos y generalizados con la finalidad de relajar al atleta una o dos horas antes de la prueba.

Masaje y adelgazamiento

La idea tan a menudo invocada de una movilización local de la grasa no ha podido ser demostrada hasta el presente de un modo objetivo. El volumen de los miembros que han sufrido masaje no disminuye en relación con los que no han sido tratados; el aumento esperado de los ácidos grasos libres en la sangre desaparece después del masaje.

Las ventajas del masaje residen en la estimulación de la irrigación sanguínea periférica, en el aflojamiento del tejido conjuntivo y de la musculatura (y no del endurecimiento de la musculatura como afirman algunas masajistas profesionales en las revistas del «corazón») así como en la incitación al movimiento desaparecido a menudo en el obeso.

Los medios auxiliares del masaje, tales como cremas, ungüentos y soluciones con adición de yodo o de sustancias vasodilatadoras, aparatos de masaje, vibradores, cinturones vibratorios, etc., pueden tener todos como efecto mejorar la irrigación sanguínea local. Como método de reducción de peso, son inútiles e inapropiados.

Según las directrices de la Oficina Intercantonal de Medicamentos los medios y aparatos de masaje no pueden designarse como agentes adelgazantes.

Los masajes reflejos

Requieren unos conocimientos de masaje superiores y, en cualquiera de sus formas plantea dos preguntas:

¿Dónde y cómo?

a) Dónde actuar (en superficie o en profundidad).

b) Cómo actuar (frotar, estirar, aplastar).

Las cuatro técnicas más importantes de masaje terapéutico son:

La de Cyriax, cuya finalidad es el tratamiento de lesiones musculotendinosas, de las cápsulas y de los ligamentos periarticulares a base de fricciones transversales profundas (fricción con los dedos realizada perpendicularmente a la dirección de las fibras afectadas). El masaje de Teirich-Leube que a diferencia de Cyriax el masaje se efectúa lejos de la lesión afectada. El masaje de Vogler y Krauss es un tratamiento reflejo a distancia que evita el lugar donde se asienta la lesión misma y sólo se aplica sobre el lugar de su proyección dolorosa. Los masajes chinos aplicados en puntos cutáneos muy localizados (acupuntura).

La mejor técnica de masaje

A tenor de que empecé a dar masajes hace cuarenta años en el Club Ciclista Montjuich-Barcelona en 1956 con el masaje deportivo; en la Selección Catalana de Atletismo Militar en 1968 con el masaje terapéutico y en mi gimnasio entre 1980-1986 os puedo asegurar que no existe una técnica superior de masaje, sino un conjunto de técnicas aplicadas de forma personal e individual.

Para resaltar la importancia del masaje explico algunas de mis experiencias:

En 1984 me lesiono un viernes jugando al fútbol (distensión de los ligamentos externos del tobillo izquierdo); el sábado tenía que desplazarme a Barcelona pues me tenían que filmar pedaleando encima de una bicicleta estática para la Federación Catalana de Ciclismo. El sábado me levanté a las 6 de la mañana y estuve dándome masaje durante dos horas en el tobillo. A las ocho de la mañana pude coger mi coche y trasladarme de Tarragona a Barcelona donde me esperaba mi buen amigo el doctor Arturo Blasco.

En 1994-1995 y 1996 he tenido lesiones graves en los ligamentos de la rodilla izquierda esquiando (las hubiera podido evitar si hubiera llevado las fijaciones bien reguladas).

En 1994 (a los 53 años) me lesiono en enero, en agosto estoy completamente recuperado. En 1995 me lesiono en enero y en noviembre estoy completamente curado. En 1996 me lesiono en enero y en abril del mismo año pude volver a esquiar...

Lesiones de esta gravedad, sobre todo cuando están implicados los ligamentos cruzados (y a mi edad), es bastante difícil que no queden secuelas, sin embargo, en la actualidad mi rodilla izquierda está en perfectas condiciones y todavía entreno mis muslos con 100 kg.

Mi técnica de recuperación consistía en lo siguiente:

a) Tratamiento farmacológico: antiálgicos, antiinflamatorios, etc.

b) Tratamiento con infrarrojos (2 veces al día).

c) Tratamiento hidroterapia (agua caliente y fría).

d) Tratamiento con esterilla eléctrica (en la rodilla durante toda la noche).

e) Tratamiento con cremas antiinflamatorias (3 clases distintas) de mayor intensidad a menor a medida que la lesión y el dolor desaparecen.

f) Gimnasia de recuperación cada día aumentando la intensidad a medida que desaparece el dolor (que generalmente dura lo que dura la lesión...).

Como no soy persona que le satisfaga la compasión ajena, mi tratamiento requiere de dos a tres horas diarias (con tres masajes de media hora cada uno, tres veces al día).

Dicho tratamiento solamente lo puedo realizar con mi persona ya que si se lo hiciera a otra el gasto que le supondría sería excesivo.

LAS HORTALIZAS

No soy partidario (como culturista que desea mantenerse esbelto) de consumir frutas ni verduras (sólo como acompañamiento a la carne), pero sí que me gusta comer hortalizas, en ensalada, como primer plato, al mediodía, particularmente en verano, ya que las hortalizas contienen entre un 70 a un 95 % de agua (indispensable tanto para mantener las funciones internas del organismo, como para hidratar la piel). Ademas no aportan grasa a la dieta y son un alimento muy pobre en calorías (salvo las habas y los guisantes).

Las hortalizas carecen de grasas y proteínas pero contienen hidratos de carbono; sin embargo no son un alimento excesivamente rico en carbohidratos ya que para alcanzar las calorías necesarias para establecer un régimen severo (1.200 calorías)

deberíamos consumir aproximadamente 6 kg de hortalizas.

Los grandes «amantes de la fibra» también estarán satisfechos, ya que destacan por sus fibras indigeribles de celulosa y por la pectina, dos sustancias que dan volumen a los alimentos cuando éstos circulan por el intestino, estimulando dicha zona, por lo tanto son excelentes para evitar el estreñimiento de una forma absolutamente natural.

El principal valor nutritivo de las hortalizas reside en las vitaminas y muchas de ellas poseen propiedades medicamentosas.

La alcachofa es afrodisíaca y es conocida su acción desintoxicante y protectora del hígado.

La zanahoria es ideal para los que padecen insuficiencia visual o infecciones de la piel.

El espárrago es un excelente diurético.

La cebolla es ideal para los que padecen reumatismo.

El ajo es un potente antiinflamatorio de las mucosas intestinales, retrasa el proceso de arteriosclerosis, y es eficaz contra la hipertensión y el reumatismo.

La remolacha proporciona (por su contenido en carbohidratos) una gran energía.

Con la mayoría de hortalizas se pueden elaborar exquisitas ensaladas si se pone un poco de imaginación.

Ensalada clásica:

Lechuga.

6 aceitunas negras y 6 aceitunas verdes.

Cebolla.

Pepino.

Tomate.

Col lombarda.

Zanahoria.

Pimiento rojo maduro.

Agua + vinagre + aceite de oliva.

También se puede consumir «la ensalada» como plato único añadiendo a la anterior: un huevo duro troceado, 4 espárragos, una patata a la brasa troceada y 50 gramos de atún.

LAS LEGUMINOSAS

Las leguminosas son una amplia familia de plantas frecuente en la dieta de las familias numerosas y cuyo poder adquisitivo está por debajo del considerado como normal, así como la de los vegetarianos para evitar un déficit proteico. Las leguminosas se caracterizan fundamentalmente por sus frutos que son aquellas vainillas llamadas legumbres. Las más conocidas son el algarrobo, la alholva, el regaliz, los cacahuetes, las habas, judías, garbanzos y lentejas.

Trataremos de estas tres últimas por ser las más conocidas y consumidas

Las judías

Su contenido en carbohidratos es del 41 %, de proteínas entre el 16 al 25 % y de lípidos cerca del 2 %.

Las vainas secas o a punto de secarse

de las judías son diuréticas. También tienen una acción antidiabética.

Los garbanzos

Los garbanzos, lo mismo que las judías y las lentejas, son de difícil digestión, pero tienen la ventaja de «matar el hambre». En la *Materia Médica* de Dioscórides, este autor se expresa así:

«Los garbanzos domésticos hacen bien al vientre, provocan la orina, engendran ventosidades, producen buen color, expelen el menstruo y el parto y son productivos de esperma, por donde no es maravilla que inciten a fornicar...»

No sabemos si tomarnos a broma dicho texto, pero lo que sí hemos constatado es que los hombres que acostumbran a comer diariamente garbanzos suelen tener más de dos hijos y quién sabe si los que los acompañan con chorizo, por lo menos tienen tres hijos. Es curioso que, para Dioscórides, todos los alimentos que hagan ventosear los considere estimulantes de la sexualidad y la lujuria.

El contenido en carbohidratos es del 58 % y parecido porcentaje en proteínas y lípidos que las judías.

Las lentejas

La proporción de carbohidratos, proteínas y lípidos es parecida a la de las demás leguminosas. Carbohidratos 58 %, lípidos 2 % y proteínas 24 %.

Las lentejas son difíciles de digerir lo

mismo que las judías debido a su cubierta celulósica. La forma más sana de consumirlas es hirviéndolas con patatas, y luego prensadas y tamizadas en forma de puré, mezcladas con mantequilla, huevo y aceite. También podéis consumirlas en forma de sopa de puré de lentejas.

LA CARNE

La carne es el alimento básico del culturista y las estadísticas nos dicen que el español consume aproximadamente unos 190 gramos por persona y día (personalmente lo pongo en duda).

Las carnes más interesantes

Al culturista le interesan particularmente dos cosas, el contenido proteico de la carne y el mínimo contenido en grasas.

	Proteínas (% por 100 g)	Grasas (% por 100 g)
Pechuga de pavo	24,1	1,0
Pechuga de pollo	22,8	0,9
Conejo	22,8	7,6
Ternera magra	21,3	1,7
Cerdo (carne magra)	21,1	3,0
Pollo (muslo)	21,6	3,1
Pavo (muslo)	20,5	3,6
Ternera (solomillo)	19,2	4,4

Considerando estos porcentajes no es de extrañar que los culturistas tengan predilección por las pechugas y los muslos de pollo, particularmente en la preparación a campeonatos.

Es interesante resaltar que la carne magra de cerdo sólo tiene un 3 % de grasa y que las carnes más apetitosas son las que contienen más grasa (costillas de ternera, pierna de cordero y carne de buey), sin embargo en las costillas y en el cordero la grasa es visible y por lo tanto, fácil de eliminar. Otra de las grandes particularidades de la carne de cordero es que ayuda a asimilar el hierro contenido en otros alimentos, en concreto se absorbe una cantidad de este mineral dos a cuatro veces mayor cuando se reemplazan las proteínas del huevo por carne de cordero (ideal para las personas anémicas).

En periodo de «secaje» los culturistas deberán tener en cuenta que la carne de conejo contiene más potasio y menos sodio que el resto de las carnes.

Es aconsejable evitar consumir las carnes con patatas fritas (por motivos de salud) y acostumbrarse a acompañarlas con patatas a la brasa, judías verdes o un tomate (preferentemente crudo).

Estadísticas realizadas en mi gimnasio sobre el consumo de carne

Sobre un total de 108 alumnos
No han comido carne ....40 alumnos
Han consumido ternera ....27 alumnos
Han consumido pollo ....24 alumnos
Han consumido lomo ....9 alumnos
Han consumido conejo ....3 alumnos
Han consumido huevos
(equivalencia a la carne) ....3 alumnos
Han consumido cordero ....2 alumnos

EL ALCOHOL

Las bebidas alcohólicas constan fundamentalmente de alcohol, agua y una mínima cantidad de vitaminas y minerales.

El organismo humano no puede almacenar alcohol ni eliminarlo por la orina, el sudor o la respiración salvo en muy pequeñas cantidades. Por tanto, debe metabolizarlo o quemarlo transformándolo totalmente en otros cuerpos más simples que puedan ser eliminados. Para ello debe ser oxidado por el hígado, en determinadas cantidades y a una cierta velocidad, el resto se queda en la sangre y los tejidos.

El alcohol quemado en el hígado ocupa el lugar de parte de los lípidos y carbohidratos que quedan sin metabolizar y son almacenados en lugar de sufrir la transformación necesaria para ser útiles al organismo. Cuando se ingiere más alcohol del que el organismo puede oxidar por las vías metabólicas normales, recurre a otras vías suplementarias muy peligrosas. La oxidación en ese caso llega a destruir la célula y a quemar ácidos nucleicos y aminoácidos de la propia célula produciendo, entre otras cosas, malnutriciones. Y cuando el organismo se acostumbra a mayores cantidades se hace dependiente de esas vías peligrosas.

Otro de los efectos del alcohol en el organismo es que provoca una vasodilatación periférica y un aumento de la corriente sanguínea que suele ocasionar enrojecimiento en la piel. Al contener más sangre, la piel se calienta y provoca una pérdida de calor que disminuye la temperatura interior del cuerpo, importantísimo para los esquiadores y deportistas que tienen que permanecer en lugares muy fríos, favoreciendo así la posibilidad de enfriamiento y las infecciones respiratorias.

Reduce la capacidad para el esfuerzo intenso o sostenido debido a la congestión vascular que provoca y a que deteriora los reflejos (importante para los conductores...«Si conduces no bebas»). Como estimulante del apetito tampoco sirve. Si los vinos quinados (Quina San Clemente...) se toman en ayunas se producen contracciones en el estómago y secreción del jugo gástrico con sensación de hambre, pero tomados sistemáticamente en ayunas provocan, como el resto de bebidas alcohólicas, gastritis e inapetencias.

Órganos a los que afecta el alcohol

El alcohol afecta al estómago, hígado, sistema de circulación, páncreas, cerebro, vista, además de originar trastornos psíquicos y de carácter así como durante el periodo de embarazo ya que facilita el nacimiento de niños inmaduros, la aparición de malformaciones, subnormalidad y síndrome alcohólico fetal. Además de otros trastornos externos como vómitos, dolores de cabeza (sobre todo cuando mezclamos distintos alcoholes o cuando la bebida alcohólica es muy azucarada). Temblor de las manos, vista nublada, ansiedad e hiperactividad motora.

ENGORDAR

En la mayoría de deportes el porcentaje medio calórico es de unas 3.000-3.500 calorías para los hombres y unas 2.500-2.800 calorías para las mujeres.

Supongamos el caso de un deportista que necesite 3.250 calorías (en la actualidad se habla de kcal en lugar de calorías, pero prefiero utilizar la definición antigua por comodidad), si mantenemos la proporción clásica de los alimentos (55 %-30 %-15 %), las necesidades serán las siguientes:

Carbohidratos   3.250 X 0,55 = 1.787 calorías
Grasas (lípidos) 3.250 X 0,30 = 975 calorías
Proteínas   3.250 X 0,15 = 487 calorías

Siendo la equivalencia en gramos:
1 g de carbohidratos = 4 calorías
1 g de lípidos   = 9 calorías
1 g de proteínas   = 4 calorías

$$\frac{1.787}{4} = 446 \text{ g de carbohidratos}$$

$$\frac{975}{9} = 108 \text{ g de lípidos}$$

$$\frac{487}{4} = 121 \text{ g de proteínas}$$

Respecto a los carbohidratos

De los 446 g de carbohidratos tan sólo un 10 % deben proceder de carbohidratos rápidos; el resto es aconsejable ingerirlos a base de carbohidratos no excesivamente rápidos y, a ser posible de origen vegetal: pan, pasta italiana, arroz y cereales.

Respecto a las proteínas

De los 121 g de proteínas al día deberían de proceder de:

Un bistec (70 gramos).
Un vaso de leche (250 gramos).
50 gramos de queso de Gruyère o Enmental.

Equivalencias proteicas

Pescado en lugar de la carne.
2 huevos en lugar de pescado o carne.
2 yogurs en lugar del queso.

Respecto a los lípidos

Si tenemos en cuenta que la inmensa mayoría de alimentos proteicos contienen un alto porcentaje de lípidos (particularmente animales) sólo nos preocuparemos de tomar un poco de mantequilla con el desayuno (10 gramos) y aliñar las ensaladas y verduras con aceite de pepitas de uva.

Las «tendencias» dietéticas actuales aconsejan reducir el consumo de lípidos y del 55-30-15 se está pasando al 60-30-10 (regla del 6-3-1).

Alimentación para obtener un gran volumen muscular si pesamos más de 90 kg.

En el supuesto de que la persona entrene aproximadamente a las seis de la tarde.

1° Desayuno

Un jugo de naranja (3 naranjas),
200 g de pasta italiana,
200 g de arroz con leche (receta más adelante),

250 gr de yogur.

2° Desayuno

200 gramos de arroz con leche,
2 piezas de fruta (preferentemente naranja o manzana),
2 claras de huevo cocidas,
125 g de yogur.

Almuerzo

Ensalada aderezada con aceite de pepitas de uva,
150 g de carne,
150 g de arroz hervido,
200 g de patata hervida (en puré),
125 g de yogur.

Una hora antes de entrenar

En una batidora:
1 plátano más 20 g de leche descremada en polvo más 200 ml de agua.

30 minutos antes de entrenar

25 gramos de proteína en polvo más agua y un poco de azúcar.

Durante el entrenamiento

500 a 1.000 ml de agua con dos o tres cucharadas de miel.

Después de entrenar

El mismo cóctel que treinta minutos antes de entrenar.

Un hora y media después de entrenar

Verdura (judías verdes, acelgas) aderezadas con aceite y pepitas de uva,
200 g de pescado,
300 g de pasta italiana cocida,
40 g de pan,
300 g de arroz con leche,
125 g de yogur,
60 g de frutos secos.

Receta del arroz con leche

Poner en una escurridera 200 gramos de arroz y lavarlo bien con agua fría. Poner una olla en el fuego con agua; cuando esté hirviendo, echar el arroz y dejar cocer cinco minutos. Pasado este tiempo, retirarlo del fuego, sacar toda el agua y añadir un litro de leche hirviendo, 1 sobrecito de canela en rama y una cáscara de limón fina. Volver a poner la olla a fuego lento y dejar cocer por espacio de 10 minutos, a partir del momento en que rompa a hervir. Transcurridos los 10 minutos agregar 150 gramos de azúcar, dar unas vueltas y dejar que termine de cocer durante 15 minutos más. Una vez cocido añadir 4 claras de huevo, colocarlo en platos, dejar que se enfríe bien, espolvorearlo con canela en polvo y a comer.

IMPORTANCIA DE LAS PROTEÍNAS EN LA ALIMENTACIÓN

Para vivir necesitamos aminoácidos esenciales, vitaminas, minerales, ácidos grasos esenciales, agua y oxígeno. Sin estos alimentos y elementos la vida no es posible.

Las proteínas están constituidas por aminoácidos. Los aminoácidos se dividen en esenciales (aquellos que el organismo no puede sintetizar) y los no esenciales.

Los aminoácidos esenciales son aquellos sin los cuales el crecimiento no sería posible; sin embargo existen alimentos que no contienen o que carecen de los aminoácidos esenciales los cuales podrán servir para otras funciones (como, por ejemplo, la energética: azúcar, pan, pasta italiana) pero no hacen crecer ni mantienen el peso ni la vida.

ALIMENTOS SANOS

Los ecologistas, vegetarianos y ciertos «místicos» son una serie de personajes que nos aconsejan volver a lo primitivo, al polvo, a las tareas viles, sabandijas, telarañas, chinches, etc.

Estos personajes ignoran que hace sesenta años los obreros cocinaban en sus hogares con carbón, que teníamos que ir a buscar el agua a la fuente más cercana y que nuestras madres lavaban la ropa en los lavaderos públicos destrozándose las manos de tanto frotar.

Los ecologistas viven generalmente en las grandes ciudades, con todas las comodidades del «modernismo», rodeados de todo tipo de artefactos que les hacen la vida más agradable, pero quisieran que los habitantes de aquellos pueblos pirenaicos, que viven única y exclusivamente del turismo, impidieran la entrada a sus pueblos de todos aquellos que no fueran amantes y respetuosos con el medio ambiente.

También nos aconsejan consumir únicamente alimentos sanos y naturales, particularmente la fruta y la verdura, ignorando que hoy en día no existen los alimentos «sanos», la fruta y la verdura están infectadas de D.D.T e hidrocarburos clorados, cadmio, cobre y radioactividad, el marisco de arsénico, los huevos de hormonas, antibióticos y arsénico, el pescado de mercurio y plomo, la leche de agua... el pan de yodato de potasio y de dióxido de cloro, la carne de hormonas, antibióticos y tranquilizantes, el agua embotellada en PVC tiene potencial cancerígeno, la charcutería y embutidos nitratos y nitritos...

En resumidas cuentas no se salva ningún alimento, por lo tanto comáis lo que comáis os meteréis de todo en el organismo y como cualquier producto es perjudicial si se toma sólo uno de ellos, lo más aconsejable es que nos envenenemos comiendo de todo lo cual siempre será menos perjudicial que si nos dedicamos a comer un solo tipo de alimento.

EL DOPING

El doping o dopage hace referencia a la mejora del rendimiento deportivo de forma «artificial» mediante la ingestión de determinadas sustancias o la práctica de métodos prohibidos (como la autotransfusión sanguínea).

De nada ha servido la lucha contra el dopage iniciada en Italia en los años sesenta ni que en la primavera de 1988, el Comité Olímpico Internacional publicara la lista de productos y métodos prohibidos. Los deportistas de elite siempre van «por delante» de los conocimientos clásicos de la medicación deportiva. En Estados Unidos o Europa es una práctica individual (por iniciativa propia o por asesoramiento de médicos sin escrúpulos) y en las naciones del antaño bloque comunista se convirtió en una práctica alentada desde el propio Estado y realizada de manera casi obligatoria.

Los casos más notables de estos últimos años han sido los de Ben Johnson, quien durante años reconoció y admitió haberse inyectado esteroides anabolizantes (estanozool) cada semana y el de Diego Armando Maradona con la ingestión de efedrina (estimulante de acción central).

No es cierto, como afirma Carl Lewis, que sin la ayuda del dopage, Ben Johnson fuese un atleta vulgar. Cuando sin la ayuda de anabolizantes es capaz de correr 100 metros lisos en 10,2 seg no puede ser un atleta vulgar. Ciertos periodistas dicen que Diego Armando Maradona sin anfetaminas no hubiera sido un genio del balón. Un atleta con marcas vulgares por mucho que recurra al doping siempre será un atleta del montón.

Ningún atleta en activo admite que se droga hasta que lo pillan, y aun así, afirma y jura por todos los dioses habidos y por haber que es inocente. Cuando los descubren el atleta se pregunta a sí mismo: ¿Cómo es posible que me hayan descubierto?

Por lo general son atletas que se automedican (mal) lo cual nunca ocurre con aquellos deportistas que están controlados por un médico competente en la materia.

Ciertos médicos, indignos de su profesión, parecen haber olvidado el juramento hipocrático, o la declaración de Ginebra (1948 y refrendada en Sidney en 1968).

Estos señores afirman que soy un «anticuado» y que lo que recetan no es peligroso. ¿Un cáncer de hígado o de próstata debido a un exceso de andrógenos no es peligroso?

¿La muerte del corredor ciclista inglés T. Simpson (13-7-1967) en la vuelta ciclista a Francia por un exceso de anfetaminas no es peligroso?

Los deportistas de resistencia no tienen razón cuando afirman que no pueden curarse un simple resfriado común porque no pueden recurrir a la codeína o efedrina; no es cierto porque existen por lo menos una decena de medicamentos eficaces que no contienen principios activos prohibidos.

El doping es mucho menos peligroso de lo que la gente cree. Con el doping ocurre lo mismo que con el alcohol, el peligro no consiste en el producto, sino en el cuándo, cómo y qué cantidad se toma.

La aspirina, por ejemplo, es uno de los mejores medicamentos analgésicos que existen (en pequeñas dosis), sin embargo si una persona tomara seis aspirinas cada día es casi seguro que conseguiría una ulceración del estómago.

Se cita el caso de un ciclista amateur de 25 años que en 1959 falleció después de haber tomado un bidón de café en el cual había introducico ocho comprimidos de sulfametoxazol y quince comprimidos de anfetaminas.

Hay deportistas que se drogan

Como profesional y debido a mi «prestigio» y edad, grandes deportistas españoles han recurrido a mis consejos y cuando hablamos sobre el tema del doping, sin saberlo me traducen las palabras de Synesius de Cyrène, filósofo griego (370-413 d. de J. C.) quien dijo que la verdad debe esconderse y que al vulgo hay que decirles justo lo que su inteligencia puede comprender.

Me enojan las palabras de Carl Lewis respecto a Ben Johnson. También me enojan las palabras de algunos de mis alumnos que afirman que sin anabolizantes los campeones culturistas «no valdrían nada» o que no tendrían musculatura. Evidentemente la media de 50 cm de brazo desaparecería y volveríamos a los 42-44 de mi época, pero ¿un 42-44 de brazo es una medida ridícula si la comparamos a los 28-34 de la gente corriente? Si el 90 % de los deportistas recurren a cualquier sistema, droga o táctica para vencer ¿dónde están los tramposos?

Cuando se descubre un caso de doping los deportistas profesionales piensan acerca del aprehendido que es un burro, tonto o imbécil por haberse dejado coger.

En la historia del deporte muchos grandes campeones han reconocido haberse drogado (el término droga me parece excesivo ya que el doping no crea adicción). Podemos citar a Anquetil, Merckx, Coppi y Bartali (todos ellos corredores ciclistas).

A Pedro Delgado se le detectó Probecina, sustancia que no posee en sí propiedades dopantes, pero que, es utilizada por los deportistas para burlar o enmascarar la presencia de anabolizantes los cuales permiten entrenar más y recuperar mejor.

Controles antidoping

Hace algunos años un atleta podía medicarse durante años y dejar de «medicarse» un tiempo «prudencial» antes de la competición para no dar positivo. Para evitarlo y disuadir a los atletas dopantes se establecieron a finales de los ochenta los controles al azar, fuera de la cometición (en atletismo). El método es simple: se realiza un sorteo secreto en la federación nacional o internacional correspondiente y se visita sin previo aviso al atleta al que le haya correspondido pasar el control con el objetivo de recoger una muestra de su orina.

Me pregunto qué pasaría si un atleta de 18 años fuese capaz de correr los 100 metros en 11 segundos y decidiera entrenar y tomar andrógenos durante seis años sin federarse y dejara de tomarlos un tiempo prudencial (depende del tipo de andrógenos) a partir del cual se federase y compitiese.

Existe una solución al problema del doping

La solución no existe, pero sí podemos evitar ciertas incongruencias que facilitan el que los atletas se droguen, como el excesivo número de competiciones, de esfuerzos intensos y con poco tiempo de recuperación como ocurre con la vuelta ciclista a Francia.

El deporte de alta competición y la salud

Hay que considerar que el deporte de elite no se hace para conseguir una mejor salud, sino para mejorar unas marcas determinadas. «El deporte de alto nivel exige un entrenamiento exhaustivo y el fin de éste no es la mejora de la salud, sino la búsqueda del triunfo deportivo a veces al precio que sea».

Doping o preparación biológica

Existe cierta dificultad en saber o poder distinguir entre el doping o la preparación biológica y hasta psicológica (autosugestión, hipnosis, etc.).

En Estados Unidos los atletas han llegado a tomar dosis exageradas de vitaminas C, PP, E, B_1, B_6, B_{12}, aminoácidos, ácido aspártico y tióctico y ginseng.

Los «puristas» aconsejan a los atletas evitar el consumo de alcohol, café, tabaco y dormir como mínimo 8 a 10 horas al día. Los deportistas con problemas de sueño recurren al Noctamid que es uno de los mejores inductores del sueño, sin embargo las interacciones y los efectos secundarios son los mismos que para cualquier otro medicamento.

Los conceptos de doping van cambiando y lo que actualmente está permitido posiblemente dentro de algunos años no lo esté. Hace algunos años un atleta podía tomarse impunemente una Coca-Cola y seguidamente un café bien cargado.

De todas las sustancias prohibidas hay dos que destacan entre todas las demás, las anfetaminas y los andrógenos.

Las anfetaminas

Entre los años 50 y 60 las anfetaminas se recetaban contra la depresión, en la actualidad se ha abandonado dicho tratamiento, sin embargo, aparte de los deportistas de resistencia muchos adolescentes las toman los fines de semana para «ir de marcha», ya que los usuarios adquieren confianza y se sienten llenos de energía, están más despiertos y pierden el apetito (también se recetaban en los casos de obesidad).

Como la energía propia disminuye, las «subidas» pueden ir seguidas de irritabilidad, nerviosismo, y hambre intensa y a continuación de depresión y agotamiento. Se puede producir tolerancia y el abuso sucesivo puede ocasionar problemas cardiacos, delirios, pánico, alucinaciones y manía persecutoria que pueden desarrollar una psicosis de la que se tarda varios días en recuperarse. En la mayoría de los casos, las «anfetas» suponen una etapa, pero hay jóvenes que llegan a inyectársela, lo que es verdaderamente peligroso.

LOS ANABOLIZANTES HORMONALES

Los anabolizantes hormonales son variaciones moleculares de los andrógenos, su utilidad principal se encuentra en las alteraciones del metabolismo proteico (cuando existe pérdida de masa muscular), ya que disminuye el balance nitrogenado negativo produciendo sensación de bienestar y a veces aumento del apetito, sin embargo en estos casos es preferible recurrir a los estimulantes del apetito asociándolos a los relajantes y a los miorrelajantes, así como a una dieta hipercalórica y personalizada (sin recurrir a los anabolizantes, con esta terapia he conseguido que los alumnos delgados consigan aumentar entre 7 a 15 kg de peso corporal).

Entre los anabolizantes orales o inyectables es preferible recurrir a los inyectables ya que aunque los orales son más cómodos de administrar tienen un mayor riesgo de hepatotoxidad, aunque el estanozolol aun siendo inyectable, puede producir alteraciones en los parámetros del funcionalismo hepático.

Los dos mejores anabolizantes son sin duda los derivados de la nandrolona y la metenolona.

Aunque los efectos sean muy inferiores al de los anabolizantes hormonales, en casos leves, se recurre a la cobalamina que es una forma fisiológicamente activa de la vitamina B_{12} ya que en ensayos farmacológicos ha demostrado que influye en el balance nitrogenado en el sentido de favorecer el proceso de síntesis de las proteínas.

Efectos negativos de los anabolizantes

En dosis terapéuticas o usuales:
Ningún efecto secundario.

Cuatro veces la dosis terapéutica:
Aumento del deseo sexual y priapismo.
Ligero aumento del colesterol y triglicéridos.
Ligero aumento de la hipertensión arterial.
Agresividad.

Treinta veces la dosis terapéutica:
Deterioración de la célula hepática.
Atrofia testicular.
Esterilidad reversible.
Acné.
Aumento del colesterol y triglicéridos.
Hipertensión arterial.
Posibilidad de:
Cáncer de hígado.
Infarto.

LISTA DE SUSTANCIAS PROHIBIDAS

Estimulantes psicomotores

Anfetamin.
Benzanfetamina.
Cocaína.
Dietilpropión.
Dimetilanfetamina.
Etilanfetamina.
Fencanfamina.
Metilanfetamina.
Metilfenidato.

Norseudoefredina.
Fendimetracina.
Prolintano.
Fenfermina.
Clofentermina.
Meclofenoxato.
Pelomina.
Pipradol y derivados.

Estimulantes del sistema nervioso central

Aminofenaxol.
Bemegrida.
Leptazol.
Niquetamida.
Estricnina.
Isoctacina.
Isoprenalina.
Clorprenalina y derivados.

Aminas simpaticomiméticas

Efedrina.
Metilefedrina.
Metoxifenamina.
Etafedrina.
Cafeína.
Doxapran.

Etamivan.
Picrotoxin.

Esteroides anabolizantes

Testosterona y compuestos.
Metadienona.
Oximetolona.
Oximetorona.
Metandrolona.
Metretestosterona.
Nandrolona.

Analgésicos narcóticos

Heroína.
Morfina.
Metadona.
Petidina.
Dipipanona.
Codeína.
Dihidrocodeína.
Pentazocina.
Hidrocodeína.
Hidromorfina.
Levorfanol.
Trimeperidina.
Metracón.

BIBLIOGRAFÍA

BLANCHARD. M. *La Sauna Finlandaise.* Maloine- París.

Diccionario de los Alimentos. Ediciones Cedel- Viladrau (Girona).

BUSS, TYLER, BARBER y CRAWLEY. *Manual de Nutrición.* Acribia- Zaragoza.

COROMINAS, A. y GANDARIAS, J. M. *Elementos de Nutrición.* Eunibar- Barcelona.

CREFF y BERARD. *Sport et Alimentation.* La Table Ronde- París.

CREFF y BERARD. *Guide alimentaire du Sportif.* Stock- París.

CREFG y BERARD. *Guía Alimenticia del Deportista.* Mensajero- Bilbao.

DECORMEILLE. G. M. *Maigrir sans larmes.* Marabout- Bélgica.

DEMOLE, M. *Cómo interpretar una prescripción dietética.* Daimon- Barcelona.

ESPEJO SOLÁ, J. *Dietoterapia.* El Ateneo- Buenos Aires.

ESTRUCH BATLLE, J. *Alimentación y Deporte.* C.I.M.D. Barcelona.

FERRIMAN y GILLILAND. *Endocrinología y metabolismo.* Editorial Científico-Médica- Barcelona.

Guía de la composición de los Alimentos. Integral- Barcelona.

FISHER, P. y BENDER, A. *Valor Nutritivo de los Alimentos.* Limusa- México.

FRANK, R. *Dieta moderna.* Editorial Everest- León.

GALLOT, S. *Les Vitamines.* P.U.F.- París.

GOUNELLE y MARNAY. *Cómo interpretar los signos y pruebas de las carencias vitamínicas.* Daimon- Barcelona.

GRANDE COVIAN, F. *Nutrición y Salud.* Temas de Hoy- Madrid.

HOLTMEIER. H. J. *Dietética y Nutrición.* Salvat- Barcelona.

LAFFONT, D. y G. *Las enfermedades de la Nutrición.* Oikos-Tau- Barcelona.

LYON, J. *El libro de las Vitaminas.* Martínez Roca- Barcelona.

MINDELL, E. *Todo sobre las Vitaminas.* Libros Cúpula- Barcelona.

MITCHELL, RYNBERGEN, ANDERSEN y DIBBLE. *Nutrición y Dieta de Cooper.* Interamericana- México.

MOIOLI, G. *Diccionario Dietético.* Editorial de Vecchi- Barcelona.

NORET, A. *Le Dopage.* Vigot- París.

NUGON-BAUDON. L. *Toxic Bouffe.* Jean Claude Lattès- París.

RAPP, J. C. *Le doping des Sportifs.* Éditions Médicales Universitaires - París.

ROUET. M. *Régimen y Ejercicio.* Editorial Hispano Europea- Barcelona.

ROUET, M. *La salud por la comida.* Colección Mensajero- Bilbao.

SIGURD NASSET, E. *Manual de Nutrición.* Continental- México.

SINTES PROS, J. *Vademecum de vitaminoterapia.* Editorial Sintes- Barcelona.

SÁNCHEZ, M. B. *Cuadernos de Fisiopatología y Clínica de la Alimentación.* El Ateneo- Buenos Aires.

TEXIER, J. *Les Vitamines.* Éditions Jibena- París.

TEXIER, J. *Les Mineraux.* Jibena- París.

TEXIER, J. *Tout savoir sur les anabolisants.* Éditions Jibena- París.

TEXIER, J. *Le doping naturel.* Éditions Jibena - París.

VARIOS AUTORES. *Obesidad.* Panamericana- Buenos Aires.

Exceso de peso. Laboratorios Sandoz.

VARIOS AUTORES. *Dictionnarie de Diététique et de Nutrition.* Masson- París.

VARIOS AUTORES. *Nutrición y Metabolismo.* Espaxs- Barcelona.

VARIOS AUTORES. *Nutrición Humana.* Ediciones Bellaterra- Barcelona.

Vitaminas y minerales para la salud. Ediciones Bellaterra- Barcelona.

WILSON, FISHER, FUGNA. *Fisiología de la Alimentación.* Interamericana- México.

– *Diccionario Enciclopédico de Nutrición y Alimentos.* Bellaterra- Barcelona.

WOOT-TSUEN WU LEUNG. *Tabla de Composición de Alimentos.* Interamericana- México.

– *Recommended Dietary Allowances.* Ediciones Consulta- Barcelona.

EL ENTRENAMIENTO DE LA FUERZA

La fuerza puede ser definida como la tensión desarrollada en un momento dado para superar un peso o resistencia impuesta, o la capacidad para vencer una resistencia, independientemente del tiempo empleado.

Los fisicoculturistas, si desean obtener un gran desarrollo muscular deben y tienen que desarrollar la fuerza, ya que existe una relación entre el volumen muscular y la fuerza (en general). Es imposible desarrollar brazos de 50 cm efectuando curls con una barra de 10 kg y unos muslos de 70 cm haciendo sentadillas con 20 kg.

A fin de aumentar la fuerza de un músculo mediante el ejercicio con resistencias progresivas (pesas), es necesario conocer el máximo de la capacidad muscular del individuo para un ejercicio específico, y pensar que las cargas con las que tiene que trabajar no pueden ser inferiores al 60 % de dicho máximo.

Número de repeticiones (mínimas y máximas) realizadas por los alumnos de mi gimnasio, según el porcentaje utilizado después de tres series de calentamiento.

Calentamiento:

10 repeticiones con el 35 % del máximo.
8 repeticiones con el 50 % del máximo.
6 repeticiones con el 65 % del máximo.

	Mínimo	Máximo
60 %	18	25
65 %	18	24
70 %	13	18
75 %	11	17
80 %	8	11
85 %	6	10
90 %	4	6

Han colaborado en esta estadística 30 alumnos.

Los intentos con cada porcentaje se han realizado dejando 48 horas de descanso.

¿Qué indica el número de repeticiones con cada porcentaje?

Si un alumno con el 80 % de su récord realiza 18 repeticiones, quiere decir que su «récord» no es real y que si no logra superar su marca puede ser debido a falta de confianza en sí mismo, de concentración o de técnica

Si, por el contrario, con el 80 % realiza tan sólo 5 repeticiones significa que va «muy forzado» y que, difícilmente batirá su récord. En este caso deberá entrenar con porcentajes del 80, 85 y 90 % tratando de aumentar el número de repeticiones con estos porcentajes. Cuando haya conseguido aumentar dos repeticiones con cada uno de estos porcentajes podrá intentar de nuevo el récord.

El intento de récord se realizará con tan sólo dos kilos por encima del anterior récord. Aunque se tengan posibilidades de hacerlo con más kilos, nunca se debe intentar pues lo único que conseguiríais es quedaros estancados durante más tiempo.

EL DESARROLLO DE LA FUERZA

Los sistemas clásicos para desarrollar la fuerza se basan en lo siguiente:

– No sobrepasar las 3-4 repeticiones por serie.

– Entrenar dos o tres días a la semana.

– Aumentar progresivamente las resistencias empezando con el 40 % hasta el 90 % del récord.

– Totalizar entre 8 a 12 series del ejercicio principal.

MI SISTEMA DE ENTRENAMIENTO PARA LA FUERZA

En los últimos viente años no se ha propuesto ningún sistema relevante.

Durante el invierno 1988-1989 puse en práctica un nuevo sistema de entrenamiento que proporcionó a mis alumnos unos resultados extraordinarios, ya que las ganancias de fuerza fueron espectaculares: 25, 22, 22, 22, 18, 17, 17, 17, 15, 15, 12, 10, 10, 9, 7, 7, 6 y 5 kg. A pesar de que 12 alumnos aumentaron su peso corporal fue tan ligero que

no justificó, en modo alguno, el incremento de fuerza, pues dos meses más tarde de haber abandonado mi sistema de entrenamiento sólo un alumno (sobre 18) había logrado superar su récord de tres kg.

Durante los inviernos 1989-1990, 1991-1992, 1993-1994 repetí la experiencia y los resultados fueron igualmente espectaculares.

EL ENTRENAMIENTO DEL POWER-LIFTING

El power-lifting se caracteriza por entrenarse para competir con los tres ejercicios básicos de fuerza culturista:

Press de banca.
Peso muerto.
Sentadilla.

El entrenamiento se divide en cuatro ciclos distintos.

Entrenamientos fuera de la competición (habitual), tres meses antes de una competición, dos meses antes de una competición y un mes antes de una competición.

Entrenamiento de fuerza (Power-lifting)

Tres meses antes de una competición

Lunes
Sentadilla........................10 con el 40 %
8 con el 50 %
6 con el 60 %
4 con el 70 %

5 con el 80 %
5 con el 80 %
8 con el 75 %
8 con el 75 %
8 con el 75 %

Prensa oblicua............... 2 de 8 con el
máximo de peso

Press de banca.............10 con el 40 %
8 con el 50 %
6 con el 60 %
4 con el 70 %
2 con el 90 %
5 con el 80 %
5 con el 80 %
8 con el 75 %
8 con el 75 %

Bíceps con barra .... 6 de 8

Miércoles
Hiperextensiones........... 1 de 20
Peso muerto completo... 5 con el 60 %
3 con el 70 %
1 con el 75 %
4 con el 80 %
4 con el 80 %
4 con el 80 %
3 con el 85 %
3 con el 85 %
3 con el 85 %

Ejercicios con bastón..... 5 minutos
Elevaciones laterales..... 3 de 20
Press de banca.............. 6 con el 50 %
5 con el 60 %
6 con el 70 %
6 con el 70 %
6 con el 70 %

Polea tras nuca............. 5 de 8
Encogimientos .... 3 de 8

Viernes
Idéntico entrenamiento al del lunes

Sábado
Hiperextensiones........... 1 de 20
Peso muerto (ligero) ...... 5 con el 40 %,
4 con el 60 %,
3 con el 70 %, y
5 con el 75 %.

Polea tras nuca............. 5 de 8
Encogimientos .... 3 de 8

Dos meses antes de una competición

Lunes
Sentadilla......................10 con el 40 %
8 con el 50 %
6 con el 60 %
4 con el 85 %
4 con el 85 %
5 con el 80 %
5 con el 75 %

Prensa oblicua............... 2 de 8 con el
máximo de peso

Press de banca.............10 con el 40 %
8 con el 50 %
6 con el 60 %
4 con el 70 %
4 con el 85 %
4 con el 85 %
5 con el 80 %
5 con el 80 %

Bíceps........................... 4 de 8

Miércoles
Hiperextensiones........... 1 de 20
Peso muerto completo... 5 con el 55 %
3 con el 65 %
3 con el 75 %
3 con el 85 %

3 con el 85 %
3 con el 85 %
2 con el 90 %
2 con el 90 %
Press de banca..............10 con el 55 %
8 con el 65 %
6 con el 75 %
4 con el 85 %
4 con el 85 %
5 con el 80 %
5 con el 80 %
Polea tras nuca.............. 4 de 8
Encogimientos .... 3 de 8

Viernes
Idéntico entrenamiento al del lunes

Sábado
Hiperextensiones........... 1 de 20
Peso muerto (ligero) ...... 5 con el 40 %,
4 con el 60 %,
3 con el 70 %, y
5 con el 75 %.
Polea tras nuca.............. 4 de 8
Encogimientos .... 3 de 8

Un mes antes de la competición

Lunes
Sentadilla......................10 con el 40 %
8 con el 50 %
6 con el 60 %
4 con el 70 %
3 con el 80 %
3 con el 90 %
1 con el 95 %
5 con el 80 %
5 con el 80 %
Prensa oblicua.............. 2 de 8 con el
máximo de peso

Ejercicios con bastón..... 5 minutos
Elevaciones frontales .... 3 de 20
Press de banca..............10 con el 40 %
8 con el 50 %
6 con el 60 %
4 con el 70 %
3 con el 80 %
3 con el 90 %
3 con el 90 %
1 con el 95 %
5 con el 80 %
5 con el 80 %
Bíceps, curl con barra.... 3 de 8

Miércoles
Hiperextensiones........... 1 de 20
Peso muerto completo... 5 con el 60 %
3 con el 70 %
1 con el 75 %
1 con el 80 %
3 con el 85 %
3 con el 85 %
3 con el 85 %
2 con el 90 %
2 con el 90 %
Peso muerto parcial
(medio recorrido) .... 3 con el 90 %
3 con el 90 %
1 con el 105 %
1 con el 110 %
Press de banca.............. 6 con el 50 %
5 con el 60 %
6 con el 70 %
6 con el 70 %
6 con el 70 %
Polea tras nuca.............. 3 de 8
Encogimientos con barra 3 de 8

Viernes

Idéntico entrenamiento al del lunes

Sábado

Hiperextensiones	1 de 20
Peso muerto	5 con el 40 %
	4 con el 60 %
	3 con el 70 %
	3 con el 75 %
Polea tras nuca	3 de 8
Encogimientos	3 de 8

PRESS DE BANCA

Las competiciones de press de banca se han puesto de moda en estos últimos quince años.

En España he sido la primera persona que ha organizado competiciones de resistencia en press de banca, ganando (mi equipo) en todas las competiciones que han participado. Lamento decir, sin ánimo de ofender a los demás equipos, que hemos dejado de competir debido a que ganábamos con excesiva facilidad.

Personalmente, a pesar de tener unos 80 trofeos (entre las competiciones de culturismo, power lifting y press de banca) nunca he sido un coleccionista de trofeos, ya que las competiciones carecen de interés si no existe rivalidad o cuando un culturista o practicante de fuerza es muy superior a los demás competidores.

En la mejor época de Serge Nubret (2º Mister Olimpia detrás de Arnold) éste me decía: ¿Para qué voy a competir en el campeonato de Francia de culturismo si sé que voy a ganar con absoluta seguridad?

Nubret tenía razón, participar en un campeonato sabiendo de antemano que tenemos todas las opciones de ganar carece de interés y no produce ninguna satisfacción personal.

REGLAMENTO DEL PRESS DE BANCA

1. Los glúteos deberán estar apoyados en el banco.

2. La barra se levantará verticalmente hacia arriba, hasta que los brazos estén completamente estirados.

3. La separación de las manos no será superior a los 81 cm desde dedo pulgar a dedo pulgar.

4. Se permitirán de dos a cuatro auxiliares para sacar la barra del soporte. Los auxiliares podrán ayudar a sacar la barra del soporte pero no podrán ayudar a dejar la barra en el soporte pues el levantamiento sería nulo.

5. Será motivo de nulo todo rebote o subir demasiado rápido la barra sin haber llegado a tocar el pecho.

6. Será motivo de nulo cuando los brazos suban desnivelados.

7. Ningún competidor podrá protestar ni comportarse de forma antideportiva por respeto a sí mismo, hacia los demás y hacia el club que representa. Podrá presentar sus quejas al delegado del gimnasio que le represente, que en ningún caso podrá ser competidor.

8. El jurado se formará por un mínimo de tres y un máximo de cinco miembros.

9. El levantador ha de llevar una camiseta o suéter de manga corta.

10. Se podrán usar muñequeras, siempre que no excedan los 10 cm de anchura.

11. No se permitirá llevar coderas o protecciones en los codos.

12. Se aumentará el peso de la barra en 2,5 kg a cada intento, empezando por el peso mínimo solicitado, hasta llegar al peso máximo solicitado por el competidor más fuerte.

13. El levantador dispondrá de un minuto de tiempo desde que sea llamado hasta que empiece el movimiento.

14. Si el levantador emplea más de un minuto, el movimiento será nulo.

15. El levantador podrá realizar un máximo de tres intentos, pero nunca con un peso inferior al que tenga la barra.

16. Si un levantador ha de realizar los tres intentos seguidos sin que haya ningún otro levantador entremedio, dispondrá como máximo de tres minutos de descanso y se le avisará a los dos minutos indicándole que dispone de un minuto.

DESARROLLO DE LA FUERZA EN EL PRESS DE BANCA

A continuación ofrecemos dos sistemas distintos para desarrollar la fuerza en el press de banca.

El primer sistema es el más «convencional» con dos rutinas distintas. La primera rutina se efectuará en periodo normal sin competición a la vista, la segunda rutina se efectuará tres meses antes de una competición.

En segundo lugar encontraréis las 63 rutinas que han permitido a mis alumnos progresar más rápidamente que con las rutinas clásicas para el desarrollo de la fuerza.

Nota

El sistema de fuerza que propongo es también válido para la sentadilla y el peso muerto. Si he elegido el press de banca ha sido debido a que es el ejercicio preferido por la mayoría de fisicoculturistas.

RUTINA ESPECÍFICA PARA EL DESARROLLO DE LA FUERZA EN EL PRESS DE BANCA (PERIODO NORMAL)

Tres rutinas en rotación de lunes a viernes

Rutina n° 1

Ejercicios con bastón ......5 minutos
Elevaciones laterales ......2 de 20
Elevaciones frontales......2 de 20
Pájaro............................2 de 20
Press de banca 6 rep. con el 40 % del récord
    4 rep. con el 55 % del récord
    4 rep. con el 65 % del récord
    2 rep. con el 70 % del récord
    2 rep. con el 80 % del récord
    2 rep. con el 80 % del récord
    2 rep. con el 85 % del récord
Aberturas ....5 de 10
Pull-over..........................5 de 10
Polea alta ....5 de 10
Polea baja ....5 de 10

Rutina n° 2

Leg-extensión ....4 de 12
Leg-curl ....6 de 10
Sentadilla 12-10-8-6-4-12
Leg-press oblicuo............3 de 20
Gemelos..........................5 de 12

Sóleo ....5 de 20
Abdominales ....10 minutos

Rutina n° 3

Elevaciones laterales 12-10-8-6-10
Pájaro............................12-10-10-10-10
Press con mancuernas ...12-10-8-6
Remo de pie....................3 de 12
Encogimientos ....3 de 20
Curl bíceps con
mancuernas en
banco inclinado ....3 de 10
Tríceps a la polea............3 de 20
Curl bíceps de pie
con barra.........................12-10-8-6-4
Tríceps de pie
a dos manos 12-10-8-6
Curl bíceps en banco
Larry Scott......................3 de 12
Tríceps francés 12-10-8-6-20

RUTINA ESPECÍFICA PARA EL DESARROLLO DE LA FUERZA EN EL PRESS DE BANCA (PERIODO PRECOMPETITIVO, TRES MESES ANTES DE UN CAMPEONATO)

Tres rutinas en rotación de lunes a viernes

Rutina n° 1

Ejercicios con bastón ......5 minutos
Elevaciones laterales ......2 de 20
Elevaciones frontales......2 de 20
Pájaro............................2 de 20

Press de banca ....6 rep. con el
40 % del récord
4 rep. con el
55 % del récord
4 rep. con el
65 % del récord
2 rep. con el
70 % del récord
1 rep. con el
75 % del récord
1 rep. con el
80 % del récord
1 rep. con el
80 % del récord
1 rep. con el
85 % del récord
1 rep. con el
90 % del récord
1 rep. con el
95 % del récord
1 rep. con el
100 % del récord

La repetición con el 100 % sólo se intentará dos veces al mes.

Aberturas ....3 de 10
Pull-over ....3 de 10
Polea alta ....4 de 10
Polea baja ....4 de 10

Rutina n° 2

Leg-extensión ....4 de 12
Leg-curl ....4 de 10
Sentadilla 12-10-8-6
Leg-press oblicuo............3 de 20
Gemelos..........................4 de 12
Sóleo ....4 de 20
Abdominales ....10 minutos

Rutina 3

Elevaciones laterales.............12-10-8-10
Pájaro 12-10-10
Press con mancuernas.........12-10-8
Remo de pie ....2 de 12
Encogimientos......................2 de 20
Curl bíceps con
mancuernas en
banco inclinado......................3 de 10
Tríceps a la polea ....3 de 20
Curl bíceps de pie
con barra 10-8-6
Tríceps de pie a
dos manos 20-12-10
Curl bíceps en banco
Larry Scott ....3 de 12
Tríceps francés 12-10-10-10

Mis 64 rutinas de entrenamiento

Rutina nº 1 Lunes

Press de banca.....................10 con el
                                        35 %
                                        8 con el 50 %
                                        6 con el 65 %
Máximo de repeticiones........con el 80 %
Máximo de repeticiones........con el 70 %
Remo a un brazo ....5x6 con el
                                        máximo de
                                        peso.
Bíceps de pie
con mancuernas ....6x6 con el
                                        máximo de
                                        peso
Tríceps acostado
o de pie 20-12-10-10-10-10

Rutina nº 2 Martes

Leg-extensión 3x10
Sentadilla.............................10-8-6-4-2
Leg-curl................................6x10
Burro....................................4x10
Sóleo 4x20
Abdominales

Rutina nº 3 Miércoles

Press de banca...................10 con el 35 %
                                     8 con el 50 %
                                     6 con el 65 %
Máximo de repeticiones........con el 70 %
Máximo de repeticiones........con el 70 %
Elevaciones laterales............10-8-6-4-4-4
Tríceps acostado
o de pie 20-12-10-10-10-10

Rutina nº 4 Jueves

Polea alta..............................10-8-6-4-4
Bíceps de pie
con mancuernas 6x6
Leg-curl................................6x10
Burro....................................4x10
Sóleo 4x20
Abdominales

Rutina nº 5 Viernes

Press de banca...................10 con el 35 %
                                     8 con el 50 %
                                     6 con el 65 %
Máximo de repeticiones........con el 70 %
Máximo de repeticiones........con el 80 %
Máximo de repeticiones........con el 70 %
Máximo de repeticiones........con el 70 %

Elevaciones laterales............10-8-6-4-4-4
Sentadilla..............................10-8-6-4-2

Rutina n° 6 Lunes

Press de banca...................10 con el 35 %
                                              8 con el 50 %
                                              6 con el 65 %
Máximo de repeticiones........con el 80 %
Máximo de repeticiones........con el 70 %
Remo a un brazo.................5x6 con el
                                              máximo de
                                              peso.
Bíceps barra.........................6x8
Tríceps acostado
o de pie.........................20-12-10-10-10-10

Rutina n° 7 Martes

Leg-extensión.......................3x12
Sentadilla..............................10-8-6-4-2
Leg-curl................................6x10
Burro.....................................4x10
Sóleo....................................4x20
Abdominales

Rutina n° 8 Miércoles

Press de banca...................10 con el 35 %
                                              8 con el 50 %
                                              6 con el 65 %
Máximo de repeticiones........con el 70 %
Máximo de repeticiones........con el 85 %
Máximo de repeticiones........con el 85 %
Máximo de repeticiones........con el 70 %
Elevaciones laterales............10-8-6-4-4-4
Tríceps acostado
o de pie.........................20-12-10-10-10-10

Rutina n° 9 Jueves

Polea alta
o dominadas.........................12-10-8-6-10
                                              o 5x10
Bíceps barra o mancuernas .6x10
Leg-curl................................6x10
Gemelos..............................5x10
Sóleo....................................5x10
Abdominales

Rutina n° 10 Viernes

Press de banca...................10 con el 35 %
                                              8 con el 50 %
                                              6 con el 65 %
Intento de récord
Máximo de repeticiones........con el 70 %
Elevaciones laterales............10-8-6-4-4-4
Leg-extensión.......................4x12
Sentadilla..............................10-8-6-4-2

Rutina n° 11 Lunes

Press de banca...................10 con el 35 %
                                              8 con el 50 %
                                              6 con el 65 %
Máximo de repeticiones........con el 80 %
Máximo de repeticiones........con el 70 %
Máximo de repeticiones ....con el 70 %
Polea alta...........................10-8-6-4-4-4
Bíceps de pie con
mancuernas.........................6x6
Tríceps acostado
o de pie.............................20-12-10-8-8-8
(Los dos últimos ejercicios en super-set)

Rutina n° 12 Martes

Leg-extensión 5x12
Sentadilla.............................10-8-6-4-2
Leg-curl................................5x10
Burro...................................5x10
Sóleo 5x12
Abdominales
La sentadilla y el leg-curl se pueden hacer en super-set.
El burro y el sóleo también se pueden hacer en super-set.

Rutina n° 13 Miércoles

Press de banca ....10 con el 35 %
                                8 con el 50 %
                                6 con el 65 %
Máximo de repeticiones........con el 80 %
Máximo de repeticiones........con el 70 %
Máximo de repeticiones........con el 70 %
Elevaciones laterales............10-8-6-4-4-4
Tríceps acostado barra.......20-12-10-8-6-6

Rutina n° 14 Jueves

Polea alta o dominadas........20-12-10-8-6
                                o 5x10
Bíceps barra 12-10-8-6-6-10
Leg-curl................................6x10
Gemelos 4x20
Sóleo 4x12
Abdominales

Rutina n° 15 Viernes

Press de banca ....10 con el 35 %
                                8 con el 50 %

6 con el 65 %
Máximo de repeticiones........con el 85 %
Máximo de repeticiones........con el 75 %
Elevaciones laterales............12-10-8-6-6-6
Leg-extensión 4x12
Sentadilla.............................10-8-6-4-2

Rutina n° 16 Lunes

Press de banca...................10 con el 35 %
                                8 con el 50 %
                                6 con el 65 %

Intento de récord
Máximo de repeticiones........con el 70 %
Dominadas o polea alta........5x8 o 5x10
Bíceps concentrado..............6x10
Tríceps de pie 20-12-10-8-10

Rutina n° 17 Martes

Leg-extensión 5x12
Leg-curl................................5x10
Sentadilla.............................10-8-6-4-2
Gemelos 4x12
(en super-set)
Sóleo 4x20
Abdominales

Rutina n° 18 Miércoles

Press de banca ....10 con el 35 %
                                8 con el 50 %
                                6 con el 65 %
Máximo de repeticiones........con el 70 %
Máximo de repeticiones........con el 70 %
Máximo de repeticiones........con el 70 %
Elevaciones laterales.........12-10-8-6-4-4-4
Tríceps acostado barra 20-12-10-10-10

Rutina nº 19 Jueves

Remo a un brazo 12-10-8-6-8-10
Bíceps de pie barra...........12-10-8-6-10-12
Leg-curl................................6x10
Gemelos 4x12
(en super-set)
Sóleo 4x20
Abdominales

Rutina nº 20 Viernes

Press de banca ....10 con el 35 %
                                    8 con el 50 %
                                    6 con el 65 %
Máximo de repeticiones........con el 70 %
Elevaciones laterales 12-10-8-6-4-4-4
Leg-extensión 5x12
Sentadilla..............................10-8-6-4-2

Rutina nº 21 Lunes

Press de banca ....10 con el 35 %
                                    8 con el 50 %
                                    6 con el 65 %
Máximo de repeticiones........con el 85 %
Máximo de repeticiones........con el 70 %
Máximo de repeticiones........con el 70 %
Dominadas o polea alta........5x8 o 6x10
Bíceps mancuernas..............5x8
Tríceps acostado barra......20-12-10-10-10

Rutina nº 22 Martes

Leg-extensión......................5x10
Leg-curl 5x10
Sentadilla..............................10-8-6-4-2
Gemelos..............................5x12
(en super-set)

Sóleo 5x20
Abdominales

Rutina nº 23 Miércoles

Press de banca...................10 con el 35 %
                                    8 con el 50 %
                                    6 con el 65 %
Intento de récord
Máximo de repeticiones........con el 80 %
Elevaciones laterales 20-12-10-8-6-4
Tríceps de pie con barra.....20-12-10-8-6-4

Rutina nº 24 Jueves

Dominadas o Polea alta ....5x8 o 5x10
Bíceps concentrado..............12-10-8-6-6
Gemelos 5x12
(en super-set)
Sóleo 5x20
Leg-curl................................5x10

Rutina nº 25 Viernes

Press de banca...................10 con el 35 %
                                    8 con el 50 %
                                    6 con el 65 %
Intento de récord
Máximo de repeticiones........con el 80 %
Elevaciones laterales 20-12-10-8-6-4
Leg-extensión......................5x10
Sentadilla..............................10-8-6-4-2

Rutina nº 26 Lunes

Press de banca ....10 con el 35 %
                                    8 con el 50 %
                                    6 con el 65 %

Intento de récord
Máximo de repeticiones........con el 80 %
Dominadas o polea alta........5x8 o 5x10
Bíceps de pie barra 6x10
Tríceps de pie barra 20-12-10-10-10

Rutina n° 27 Martes

Leg-extensión 6x10
(en super-set)
Leg-curl..............................6x10
Sentadilla............................10-8-6-4-2
Gemelos 5x10
(en super-set)
Sóleo 5x20
Abdominales

Rutina n° 28 Miércoles

Press de banca ....10 con el 35 %
                                8 con el 50 %
                                6 con el 65 %
Intento de récord
Máximo de repeticiones........con el 85 %
Elevaciones laterales....20-12-10-8-6-4-4-4
Tríceps acostado barra 20-12-10-10-10

Rutina n° 29 Jueves

Polea baja 6x10
Bíceps mancuernas..............6x10
Gemelos 5x10
(en super-set)
Sóleo 5x20
Leg-curl 6x10
Abdominales

Rutina n° 30 Viernes

Press de banca ....10 con el 35 %
                                8 con el 50 %
                                6 con el 65 %
Máximo de repeticiones........con el 80 %
Elevaciones laterales............20-12-10-8-8-
                                6-6-4-4
Leg-extensión 5x10
Sentadilla............................10-8-6-4-2

Rutina n° 31 Lunes

Press de banca ....10 con el 35 %
                                8 con el 50 %
                                6 con el 65 %
Máximo de repeticiones........con el 80 %
Dominadas o polea alta........5x8 o 5x10
Bíceps concentrado..............5x10
Tríceps a una mano
de pie 20-12-10-10-10

Rutina n° 32 Martes

Leg-extensión 5x10
(en super-set)
Leg-curl..............................5x10
Sentadilla............................10-8-6-4-2
Gemelos 5x10
(en super-set)
Sóleo 5x20
Abdominales

Rutina n° 33 Miércoles

Press de banca..................10 con el 35 %
                                8 con el 50 %
                                6 con el 65 %
Máximo de repeticiones........con el 70 %

Elevaciones laterales 20-12-10-8-6-4
Tríceps acostado barra.......20-12-10-10-10

Rutina nº 34 Jueves

Dominadas o Polea alta ....5x8 o 5x10
Bíceps de pie barra 12-10-8-6-6
Leg-curl...............................6x10
Gemelos 5x10
(en super-set)
Sóleo 5x20
Abdominales

Rutina nº 35 Viernes

Press de banca ....10 con el 35 %
                                       8 con el 50 %
                                       6 con el 65 %
Máximo de repeticiones........con el 90 %
Máximo de repeticiones........con el 90 %
Elevaciones laterales..........20-12-10-8-6-4
Leg-extensión 5x12
Sentadilla.............................10-8-6-4-2

Rutina nº 36 Lunes

Press de banca...................10 con el 35 %
                                       8 con el 50 %
                                       6 con el 65 %
Intento de récord
Máximo de repeticiones........con el 85 %
Máximo de repeticiones........con el 80 %
Dominadas o polea alta........5x8 o 5x10
Bíceps mancuernas..............6x10
Tríceps acostado barra.........20-12-10-8-10

Rutina nº 37 Martes

Leg-extensión 6x10
(en super-set)

Leg-curl................................6x10
Sentadilla.............................10-8-6-4-2
Gemelos 5x10
(en super-set)
Sóleo 5x20
Abdominales

Rutina nº 38 Miércoles

Press de banca ....10 con el 35 %
                                       8 con el 50 %
                                       6 con el 65 %
Intento de récord
Máximo de repeticiones........con el 85 %
Máximo de repeticiones........con el 80 %
Elevaciones laterales ...20-12-10-8-6-4-4-4
Tríceps de pie barra 20-12-10-8-6-10

Rutina nº 39 Jueves

Dominadas o Polea alta ....5x8 o 5x10
Bíceps concentrado..............6x10
Leg-curl................................6x10
Gemelos 5x10
(en super-set)
Sóleo 5x20
Abdominales

Rutina nº 40 Viernes

Press de banca...................10 con el 35 %
                                       8 con el 50 %
                                       6 con el 65 %
Máximo de repeticiones........con el 85 %
Máximo de repeticiones........con el 90 %
Leg-extensión 5x10
Sentadilla.............................10-8-6-4-2
Elevaciones laterales ...20-12-10-8-6-4-4-4

Rutina n° 41 Lunes

Press de banca..................10 con el 35 %
         8 con el 50 %
         6 con el 65 %
Máximo de repeticiones........con el 90 %
Máximo de repeticiones........con el 90 %
Polea baja..........................12-10-8-6-4
Bíceps de pie barra 6x8
Tríceps acostado barra.........20-12-10-8-6

Rutina n° 42 Martes

Leg-extensión 5x10
(en super-set)
Leg-curl.................................5x10
Sentadilla..............................10-8-6-4-2
Gemelos 5x10
(en super-set)
Sóleo 5x20
Abdominales

Rutina n° 43 Miércoles

Press de banca..................10 con el 35 %
         8 con el 50 %
         6 con el 65 %
Máximo de repeticiones........con el 90 %
Elevaciones laterales............10-8-6-4-4-4
Tríceps de pie a una mano...20-12-10-8-10

Rutina n° 44 Jueves

Dominadas o Polea alta ....5x8 o 5x10
Bíceps mancuernas..............6x10
Leg-curl.................................6x10
Abdominales

Rutina n° 45 Viernes

Press de banca..................10 con el 35 %
         8 con el 50 %
         6 con el 65 %
Máximo de repeticiones........con el 85 %
Elevaciones laterales 20-12-10-8-6-4
Leg-extensión 5x10
Sentadilla............................10-8-6-4-2

Rutina n° 46 Lunes

Press de banca..................10 con el 35 %
         8 con el 50 %
         6 con el 65 %
Máximo de repeticiones........con el 85 %
Remo a un brazo 6x10
Bíceps concentrado..............6x10
Tríceps acostado barra......20-12-10-10-10

Rutina n° 47 Martes

Leg-extensión 6x10
(en super-set)
Leg-curl.................................6x10
Sentadilla..............................10-8-6-4-2
Gemelos 5x10
(en super-set)
Sóleo 5x20
Abdominales

Rutina n° 48 Miércoles

Press de banca..................10 con el 35 %
         8 con el 50 %
         6 con el 65 %
Máximo de repeticiones........con el 70 %
Elevaciones laterales 20-12-10-8-6-4
Tríceps de pie a una mano...20-12-10-8-8

Rutina n° 49 Jueves

Dominadas o Polea alta ....5x8 o 5x10
Bíceps barra 6x10
Gemelos 5x10
(en super-set)
Sóleo 5x20
Leg-curl...............................6x10
Abdominales

Rutina n° 50 Viernes

Press de banca...................10 con el 35 %
        8 con el 50 %
        6 con el 65 %
Máximo de repeticiones........con el 90 %
Máximo de repeticiones........con el 85 %
Elevaciones laterales............20-12-10-8-6-
        4-6-8-10-12-20
Leg-extensión 5x10
Sentadilla.............................10-8-6-4-2

Rutina n° 51 Lunes

Press de banca...................10 con el 35 %
        8 con el 50 %
        6 con el 65 %
Intento de récord
Máximo de repeticiones........con el 90 %
Polea baja............................12-10-8-6-4
Bíceps mancuerna...............6x10
Tríceps acostado barra......20-12-10-10-10

Rutina n° 52 Martes

Leg-extensión 5x10
(en super-set)

Leg-curl................................5x10
Sentadilla.............................10-8-6-4-2
Gemelos 5x10
(en super-set)
Sóleo 5x20
Abdominales

Rutina n° 53 Miércoles

Press de banca...................10 con el 35 %
        8 con el 50 %
        6 con el 65 %
Máximo de repeticiones........con el 90 %
Elevaciones laterales 20-12-10-8-6-4
(en super-set)
Tríceps de pie barra 20-12-10-8-6-6

Rutina n° 54 Jueves

Remo a un brazo 6x10
Bíceps concentrado..............6x10
Leg-curl...............................6x10
Gemelos 5x10
(en super-set)
Sóleo 5x20
Abdominales

Rutina n° 55 Viernes

Press de banca...................10 con el 35 %
        8 con el 50 %
        6 con el 65 %
Intento de récord
Elevaciones laterales............20-12-10-8-6-
        4-6-8-10-12-20
Leg-extensión 5x10
Sentadilla.............................10-8-6-4-2

Rutina n° 56 Lunes

Press de banca...................10 con el 35 %
                              8 con el 50 %
                              6 con el 65 %

Intento de récord
Dominadas o Polea alta ....5x8 o 5x10
Bíceps barra 6x10
Tríceps acostado barra......20-12-10-10-10

Rutina n° 57 Martes

Leg-extensión 5x10
(en super-set)
Leg-curl................................5x10
Sentadilla............................10-8-6-4-2
Gemelos 5x10
(en super-set)
Sóleo 5x20
Abdominales

Rutina n° 58 Miércoles

Press de banca...................10 con el 35 %
                              8 con el 50 %
                              6 con el 65 %

Máximo de repeticiones........con el 90 %
Elevaciones laterales..........20-12-10-8-6-4
(en super-set)
Tríceps de pie barra............20-12-10-8-6-4

Rutina n° 59 Jueves

Remo a un brazo 6x10
Bíceps mancuernas..............6x10
Leg-curl................................6x10
Gemelos 5x10
(en super-set)
Sóleo 5x20
Abdominales

Rutina n° 60 Viernes

Press de banca...................10 con el 35 %
                              8 con el 50 %
                              6 con el 65 %

Máximo de repeticiones........con el 85 %
Máximo de repeticiones........con el 85 %
Máximo de repeticiones........con el 85 %
Elevaciones laterales 20-12-10-8-6-4
Leg-extensión 5x10
Sentadilla............................10-8-6-4-2

Rutina n° 61 Lunes

Press de banca...................10 con el 35 %
                              8 con el 50 %
                              6 con el 65 %

Intento de récord
Polea baja 12-10-8-6-8-10
Bíceps concentrado..............6x10
Tríceps acostado barra......20-12-10-10-10

Rutina n° 62 Martes

Leg-extensión 5x10
(en super-set)
Leg-curl................................5x10
Sentadilla............................10-8-6-4-2
Gemelos 5x10
(en super-set)
Sóleo 5x20
Abdominales

Rutina n° 63 Miércoles

Press de banca...................10 con el 35 %
                              8 con el 50 %
                              6 con el 65 %

Máximo de repeticiones........con el 90 %

Elevaciones laterales..........20-12-10-8-6-4
(en super-set)
Tríceps de pie barra......20-12-10-10-10-10

Rutina nº 64 Jueves

Remo a un brazo 6x10
Bíceps barra 6x10
Leg-curl...............................6x10
Gemelos 6x10
(en super-set)
Sóleo 6x10
Abdominales

Porcentajes a utilizar en el press de banca

Rutina nº 1 Lunes

80 % =
70 % =

Rutina nº 3 Miércoles

70 % =
70 % =

Rutina nº 5 Viernes

70 % =
80 % =
70 % =
70 % =

Rutina nº 6 Lunes

80 % =
70 % =

Rutina nº 8 Miércoles

70 % =
85 % =
85 % =
70 % =

Rutina nº 10 Viernes

Intento de récord
70 % =

Rutina nº 11 Lunes

80 % =
70 % =
70 % =

Rutina nº 13 Miércoles

80 % =
70 % =
70 % =

Rutina nº 15 Viernes

85 % =
75 % =

Rutina nº 16 Lunes

Intento de récord
70 % =

Rutina nº 18 Miércoles

70 % =
70 % =
70 % =

Rutina n° 20 Viernes

70 % =

Rutina n° 21 Lunes

85 % =
70 % =
70 % =

Rutina n° 23 Miércoles

Intento de récord
80 % =

Rutina n° 25 Viernes

Intento de récord
80 % =

Rutina n° 26 Lunes

Intento de récord
80 % =

Rutina n° 28 Miércoles

85 % =

Rutina n° 30 Viernes

80 % =

Rutina n° 31 Lunes

80 % =

Rutina n° 33 Miércoles

70 % =

Rutina n° 35 Viernes

85 % =
80 % =

Rutina n° 36 Lunes

Intento de récord

Rutina n° 38 Miércoles

Intento de récord
85 % =
80 % =

Rutina n° 40 Viernes

85 % =
90 % =

Rutina n° 41 Lunes

90 % =
90 % =

Rutina n° 43 Miércoles

90 % =

Rutina n° 45 Viernes

85 % =

Rutina n° 46 Lunes

80 % =

Rutina n° 48 Miércoles

70 % =

Rutina n° 50 Viernes

90 % =
85 % =

Rutina n° 51 Lunes

Intento de récord
90 % =

Rutina n° 53 Miércoles

90 % =

Rutina n° 55 Viernes

85 % =

Rutina n° 56 Lunes

Intento de récord

Rutina n° 58 Miércoles

90 % =

Rutina n° 60 Viernes

85 % =
85 % =
85 % =

Rutina n° 61 Lunes

Intento de récord

Rutina n° 63 Miércoles

90 % =

LOS CARNETS DE FUERZA

Hace veinte años establecí unos carnets de fuerza basándome en los trabajos del profesor de Educación Física y de Culturismo Jean Villenave. Dichos carnets tuvieron muy poca aceptación si excluimos a media docena de gimnasios españoles.

Villenave estableció una serie de grados lo mismo que en las artes marciales.

Existen dos posibilidades para obtener un determinado grado:

Por la suma de los dos movimientos (fuerza absoluta) o al índice (fuerza relativa) que se establece multiplicando el total de los dos movimientos por la altura del participante y dividiendo por el peso corporal.

Por ejemplo:
Banca ....120 kg
Sentadilla...........................150 kg
Altura ....170 cm
Peso corporal .... 80 kg

$$(120+150) \times \frac{170}{80} = 5{,}73 \text{ (índice)}$$

5,73 = Estrella verde
Estrella blanca
Banca ....45-50 kg
Sentadilla...........................60-65 kg
Índice ....3,40 a 4
Estrella amarilla
Banca ....65 kg
Sentadilla...........................80-85 kg
Índice ....4 a 4,59
Estrella naranja
Banca ....80-85 kg
Sentadilla...........................105-110 kg
Índice ....4,60 a 5,19

Estrella verde

Banca ....100 kg

Sentadilla............................125-130 kg

Índice ....5,20 a 5,79

Estrella azul

Banca ....115-120 kg

Sentadilla............................150-155 kg

Índice ....5,80 a 6,39

Estrella marrón

Banca ....135 kg

Sentadilla............................170-175 kg

Índice ....6,40 a 6,99

Estrella negra

Banca ....150-155 kg

Sentadilla............................195-200 kg

Índice ....7,00 a 7,29

Estrella negra 2° dan

Banca ....160-165 kg

Sentadilla............................205-210 kg

Índice ....7,30 a 7,59

Estrella negra 3er dan

Banca ....170 kg

Sentadilla............................215-220 kg

Índice ....7,60 a 7,89

Estrella negra 4° dan

Banca ....175-180 kg

Sentadilla............................230-235 kg

Índice ....7,90 a 8,19

Estrella negra 5° dan

Banca ....185-190 kg

Sentadilla............................240 a 248 kg

Índice ....8,20 a 8,49

Estrella negra 6° dan

Banca ....195-200 kg

Sentadilla............................250 a 255 kg

Índice ....8,50 a 8,79

Estrella negra 7° dan

Banca ....205 kg

Sentadilla............................260 a 265 kg

Índice ....8,80 a 9,09

Porcentajes

Record Kg	60,00 %	65,00 %	70,00 %	75,00 %	80,00 %	82,50 %	85,00 %	87,50 %	90,00 %	95,00 %	97,50 %	100,00 %
20,00	12,00	13,00	20,00	15,00	16,00	16,50	17,00	17,50	18,00	19,00	19,50	20,00
22,50	13,50	14,63	20,00	16,88	18,00	18,56	19,13	19,69	20,25	21,38	21,94	22,50
25,00	15,00	16,25	20,00	18,75	20,00	20,63	21,25	21,88	22,50	23,75	24,38	25,00
27,50	16,50	17,88	20,00	20,63	22,00	22,69	23,38	24,06	24,75	26,13	26,81	27,50
30,00	18,00	19,50	20,00	22,50	24,00	24,75	25,50	26,25	27,00	28,50	29,25	30,00
32,50	19,50	21,13	20,00	24,38	26,00	26,81	27,63	28,44	29,25	30,88	31,69	32,50
35,00	21,00	22,75	20,00	26,25	28,00	28,88	29,75	30,63	31,50	33,25	34,13	35,00
37,50	22,50	24,38	20,00	28,13	30,00	30,94	31,88	32,81	33,75	35,63	36,56	37,50
40,00	24,00	26,00	20,00	30,00	32,00	33,00	34,00	35,00	36,00	38,00	39,00	40,00
42,50	25,50	27,63	20,00	31,88	34,00	35,06	36,13	37,19	38,25	40,38	41,44	42,50
45,00	27,00	29,25	20,00	33,75	36,00	37,13	38,25	39,38	40,50	42,75	43,88	45,00
47,50	28,50	30,88	20,00	35,63	38,00	39,19	40,38	41,56	42,75	45,13	46,31	47,50
50,00	30,00	32,50	20,00	37,50	40,00	41,25	42,50	43,75	45,00	47,50	48,75	50,00
52,50	31,50	34,13	20,00	39,38	42,00	43,31	44,63	45,94	47,25	49,88	51,19	52,50
55,00	33,00	35,75	20,00	41,25	44,00	45,38	46,75	48,13	49,50	52,25	53,63	55,00
57,50	34,50	37,38	20,00	43,13	46,00	47,44	48,88	50,31	51,75	54,63	56,06	57,50
60,00	36,00	39,00	20,00	45,00	48,00	49,50	51,00	52,50	54,00	57,00	58,50	60,00
62,50	37,50	40,63	20,00	46,88	50,00	51,56	53,13	54,69	56,25	59,38	60,94	62,50
65,00	39,00	42,25	20,00	48,75	52,00	53,63	55,25	56,88	58,50	61,75	63,38	65,00
67,50	40,50	43,88	20,00	50,63	54,00	55,69	57,38	59,06	60,75	64,13	65,81	67,50

Porcentajes

Record Kg	60,00 %	65,00 %	70,00 %	75,00 %	80,00 %	82,50 %	85,00 %	87,50 %	90,00 %	95,00 %	97,50 %	100,00 %
70,00	42,00	45,50	49,00	52,50	56,00	57,75	59,50	61,25	63,00	66,50	68,25	70,00
72,50	43,50	47,13	50,75	54,38	58,00	59,81	61,63	63,44	65,25	68,88	70,69	72,50
75,00	45,00	48,75	52,50	56,25	60,00	61,88	63,75	65,63	67,50	71,25	73,13	75,00
77,50	46,50	50,38	54,25	58,13	62,00	63,94	65,88	67,81	69,75	73,63	75,56	77,50
80,00	48,00	52,00	56,00	60,00	64,00	66,00	68,00	70,00	72,00	76,00	78,00	80,00
82,50	49,50	53,63	57,75	61,88	66,00	68,06	70,13	72,19	74,25	78,38	80,44	82,50
85,00	51,00	55,25	59,50	63,75	68,00	70,13	72,25	74,38	76,50	80,75	82,88	85,00
87,50	52,50	56,88	61,25	65,63	70,00	72,19	74,38	76,56	78,75	83,13	85,31	87,50
90,00	54,00	58,50	63,00	67,50	72,00	74,25	76,50	78,75	81,00	85,50	87,75	90,00
92,50	55,50	60,13	64,75	69,38	74,00	76,31	78,63	80,94	83,25	87,88	90,19	92,50
95,00	57,00	61,75	66,50	71,25	76,00	78,38	80,75	83,13	85,50	90,25	92,63	95,00
97,50	58,50	63,38	68,25	73,13	78,00	80,44	82,88	85,31	87,75	92,63	95,06	97,50
100,00	60,00	65,00	70,00	75,00	80,00	82,50	85,00	87,50	90,00	95,00	97,50	100,00
102,50	61,50	66,63	71,75	76,88	82,00	84,56	87,13	89,69	92,25	97,38	99,94	102,50
105,00	63,00	68,25	73,50	78,75	84,00	86,63	89,25	91,88	94,50	99,75	102,38	105,00
107,50	64,50	69,88	75,25	80,63	86,00	88,69	91,38	94,06	96,75	102,13	104,81	107,50
110,00	66,00	71,50	77,00	82,50	88,00	90,75	93,50	96,25	99,00	104,50	107,25	110,00
112,50	67,50	73,13	78,75	84,38	90,00	92,81	95,63	98,44	101,25	106,88	109,69	112,50
115,00	69,00	74,75	80,50	86,25	92,00	94,88	97,75	100,63	103,50	109,25	112,13	115,00
117,50	70,50	76,38	82,25	88,13	94,00	96,94	99,88	102,81	105,75	111,63	114,56	117,50
120,00	72,00	78,00	84,00	90,00	96,00	99,00	102,00	105,00	108,00	114,00	117,00	120,00
122,50	73,50	79,63	85,75	91,88	98,00	101,06	104,13	107,19	110,25	116,38	119,44	122,50
125,00	75,00	81,25	87,50	93,75	100,00	103,13	106,25	109,38	112,50	118,75	121,88	125,00
127,50	76,50	82,88	89,25	95,63	102,00	105,19	108,38	111,56	114,75	121,13	124,31	127,50
130,00	78,00	84,50	91,00	97,50	104,00	107,25	110,50	113,75	117,00	123,50	126,75	130,00
132,50	79,50	86,13	92,75	99,38	106,00	109,31	112,63	115,94	119,25	125,88	129,19	132,50
135,00	81,00	87,75	94,50	101,25	108,00	111,38	114,75	118,13	121,50	128,25	131,63	135,00
137,50	82,50	89,38	96,25	103,13	110,00	113,44	116,88	120,31	123,75	130,63	134,06	137,50
140,00	84,00	91,00	98,00	105,00	112,00	115,50	119,00	122,50	126,00	133,00	136,50	140,00
142,50	85,50	92,63	99,75	106,88	114,00	117,56	121,13	124,69	128,25	135,38	138,94	142,50
145,00	87,00	94,25	101,50	108,75	116,00	119,63	123,25	126,88	130,50	137,75	141,38	145,00
147,50	88,50	95,88	103,25	110,63	118,00	121,69	125,38	129,06	132,75	140,13	143,81	147,50
150,00	90,00	97,50	105,00	112,50	120,00	123,75	127,50	131,25	135,00	142,50	146,25	150,00
152,50	91,50	99,13	106,75	114,38	122,00	125,81	129,63	133,44	137,25	144,88	148,69	152,50
155,00	93,00	100,75	108,50	116,25	124,00	127,88	131,75	135,63	139,50	147,25	151,13	155,00
157,50	94,50	102,38	110,25	118,13	126,00	129,94	133,88	137,81	141,75	149,63	153,56	157,50
160,00	96,00	104,00	112,00	120,00	128,00	132,00	136,00	140,00	144,00	152,00	156,00	160,00
162,50	97,50	105,63	113,75	121,88	130,00	134,06	138,13	142,19	146,25	154,38	158,44	162,50
165,00	99,00	107,25	115,50	123,75	132,00	136,13	140,25	144,38	148,50	156,75	160,88	165,00
167,50	100,50	108,88	117,25	125,63	134,00	138,19	142,38	146,56	150,75	159,13	163,31	167,50
170,00	102,00	110,50	119,00	127,50	136,00	140,25	144,50	148,75	153,00	161,50	165,75	170,00
172,50	103,50	112,13	120,75	129,38	138,00	142,31	146,63	150,94	155,25	163,88	168,19	172,50
175,00	105,00	113,75	122,50	131,25	140,00	144,38	148,75	153,13	157,50	166,25	170,63	175,00
177,50	106,50	115,38	124,25	133,13	142,00	146,44	150,88	155,31	159,75	168,63	173,06	177,50
180,00	108,00	117,00	126,00	135,00	144,00	148,50	153,00	157,50	162,00	171,00	175,50	180,00

Porcentajes

Record Kg	60,00 %	65,00 %	70,00 %	75,00 %	80,00 %	82,50 %	85,00 %	87,50 %	90,00 %	95,00 %	97,50 %	100,00 %
182,50	109,50	118,63	127,75	136,88	146,00	150,56	155,13	159,69	164,25	173,38	177,94	182,50
185,00	111,00	120,25	129,50	138,75	148,00	152,63	157,25	161,88	166,50	175,75	180,38	185,00
187,50	112,50	121,88	131,25	140,63	150,00	154,69	159,38	164,06	168,75	178,13	182,81	187,50
190,00	114,00	123,50	133,00	142,50	152,00	156,75	161,50	166,25	171,00	180,50	185,25	190,00
192,50	115,50	125,13	134,75	144,38	154,00	158,81	163,63	168,44	173,25	182,88	187,69	192,50
195,00	117,00	126,75	136,50	146,25	156,00	160,88	165,75	170,63	175,50	185,25	190,13	195,00
197,50	118,50	128,38	138,25	148,13	158,00	162,94	167,88	172,81	177,75	187,63	192,56	197,50

RÉCORDS ABSOLUTOS EN EL PRESS DE BANCA

(En mi gimnasio durante el periodo de 1970 a 1997)

Nombre	Récord	Peso corporal
Enrique Llabería	182	105
Pedro Vacas	177	105
Jaime Llabería	170	100
Clemente Hernández	160	80
José Roberto Rodríguez	160	90
Jaime Queralt	155	85
Emilio Consarnau	155	90
J. C. Fernández Pacheco	155	95
Roberto González	150	84
Jaime Villasevil	145	84
Salvador Coch	145	84
F. Sepúlveda	145	84
E. Vidal	145	80
J. Marqués	145	85
Jesús Aguilera	145	85
José Lozano	140	82
Ricardo Cueto	137	90
Nicolás Oyonate	137	78
Solé Plana	137	80
Manolo Castillo	130	80
Domingo Cortijo	130	90
J. M. Cambra	130	81
Juan Marchante	130	90
Juan Artacho	130	68
Agustín Pozo	130	82
R. Millán	130	78
Miguel Pujol	130	74
Alejandro Francino	127	84
J. Pla	127	80
Isidro Asensio	128	84
Alberto Mercadé	125	74
Gaspar Miró	125	68
F. Cuéllar	125	75
Magí Aloguín	125	90
E. Barea	122	80
J. Martínez	120	75
P. Olalla	120	75
F. Arjona	120	80
Antonio Eraso	120	80
J. L. Giménez	125	75
Elias Torres	125	80
Carlos Plana	120	74
J. J. Coll	120	75
Carlos Martínez	118	80
Xavier Pla	116	68
F. Recuenco	116	80
Ramón Llistosella	115	75
J. L. Romero	115	80
Francisco Torres	115	80
Miguel Pérez	115	85
J. M. Moncunill	115	80

Leandro Roig.......................115 75
J. Moix...............................115 75
R. Moix 115 75
Juan Faro 115 80

LA ALIMENTACIÓN
DEL PRACTICANTE DE FUERZA

Desayuno
Dos huevos pasados por agua.
150 g de pan.
100 g de mermelada o compota
200 g de leche con una cucharadita de café
Almuerzo
200 g de arroz hervido mezclados con 200 g de pescado.
Dos patatas a la brasa con ensalada (lechuga y tomate).
100 gr de pan.

50 gr de queso.
Un jugo de naranja con miel.
Sustitutivos:
El arroz hervido por judías, lentejas, garbanzos, macarrones o fideos.
Merienda
Un vaso de proteína al 70-80 % con 4 cucharadas soperas de proteína, 2 cucharadas soperas de leche en polvo desnatada, 2 cucharadas soperas de azúcar + 400 ml de agua (mezclad con la batidora).
Un plátano
Cena
200 g de carne con judías verdes, guisantes o acelgas.
150 g de pan con mermelada
Un zumo de naranja
Antes de acostarse
Un vaso de leche con una cucharada sopera de miel.

8

LA GIMNASIA FEMENINA

Nunca hemos podido comprender en qué reside la diferencia entre la gimnasia «masculina» y la gimnasia «femenina». Los libros sobre gimnasia femenina publicados hasta ahora hacen referencia a ejercicios a manos libres, prohibiendo a la mujer que entrene con pesas porque éstas harían perder la «feminidad» a la mujer.

Si intentamos comprender el significado de las palabras, las «especialistas» del entrenamiento femenino (que nunca han practicado el fisicoculturismo) nos quieren hacer creer que una mujer con músculo deja de ser mujer, lo cual es evidente ya que será un esqueleto con tejido adiposo, y añaden que el músculo hace perder el encanto a la mujer.

Tantos son los prejuicios, ignorancia e idiotez acerca del entrenamiento femenino con pesas que preferimos no esgrimir todos los argumentos en contra de estas afirmaciones ya que sólo de pensarlo nos alteramos.

Al establecer las rutinas femeninas deberíamos tener en cuenta:

1° Las constituciones femeninas.

Las tres principales constituciones femeninas son:

Morfología Calypso (fig. n° 1) más ancha de caderas que de hombros, Diana más ancha de hombros que de caderas (fig. n° 2) y Venus (fig. n° 3), considerada como la más perfecta, proporcionada entre los hombros y las caderas.

2° Evitar aquellos ejercicios que puedan masculinizar excesivamente la figura (remo de pie, press tras nuca, remo a un brazo, peso muerto, curl bíceps concentrado, flexión lateral con peso, etc.)

3° Trabajar particularmente los lugares donde se acostumbra a localizar el tejido adiposo (glúteos, femorales, muslos, vientre, abductores y aductores, nuca).

4° Trabajar aquellos músculos que por la edad pierden tonicidad: parte superior del pecho, bíceps, tríceps (particularmente la porción larga).

5° Fortalecer la espalda ya que la inmensa mayoría de mujeres, a partir de los cuarenta años padecen de dolores en las regiones lumbares y dorsales.

6° Complementar los ejercicos fisicoculturistas con ejercicios a manos libres (mal llamados ejercicios de gimnasia sueca).

Entrenamiento tipo Morfología Calypso

Rutina n° 1

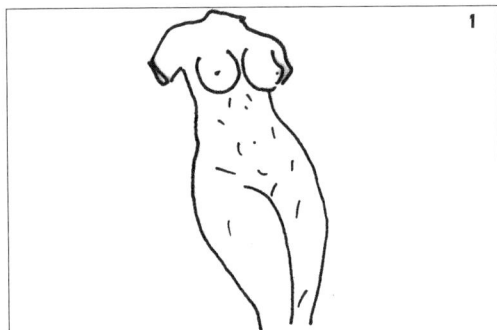

Fig. n° 1.

Ejercicios a manos libres:
1-3-5-7-8-9-10-11-12-15
Una serie de 10 repeticiones de cada ejercicio.

Press superior 10-8-6-4-10
Polea alta 10-8-6-4-10
Abdominales superiores ....5 de 12
Abdominales inferiores ....5 de 12

Rutina n° 2

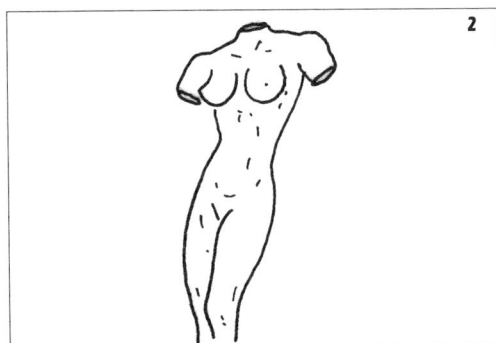

Fig. n° 2.

Ejercicios a manos libres:
18-21-31-16-17-19-22-24

Una serie de 10 repeticiones de cada ejercicio.

Elevaciones laterales ....6 de 10
Pájaro...4 de 10
Bíceps de pie con barra 10-8-6-4-10
Tríceps a una mano de pie.......10-8-6-4-10
Tríceps a la polea...........................4 de 10

Rutina n° 3

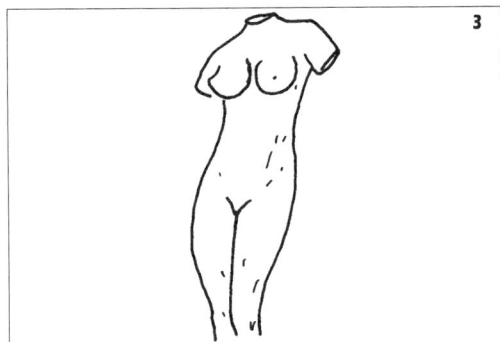

Fig. n° 3.

Ejercicios a manos libres:
34-39-40-43-25-26-27-30-39-20-21-22-23
Una serie de 10 repeticiones de cada ejercicio.

Leg-extensión ....3 de 20
Caída frontal.........3 de 12 con cada pierna
Caída lateral ....3 de 12 con cada pierna
Leg-curl ....5 de 10
Abductores.....................................4 de 10
Aductores.......................................4 de 10
Hiperextensiones ....5 de 12

Entrenamiento tipo Morfología Diana

Rutina n° 1

Ejercicios a manos libres:
1-3-5-3-14-23-24-32-35.

Una serie de 10 repeticiones de cada ejercicio.

Press de banca 10-8-6-4
Aberturas ....3 de 10
Pull-over.......................................3 de 12
Polea alta 10-8-6-4-10
Abductores ....2 de 12 con cada pierna
Abdominales...............................5 minutos

Rutina n° 2

Ejercicios a manos libres:
16-17-18-19-21-31-33-36
Una serie de 10 repeticiones de cada ejercicio.
Elevaciones laterales ....2 de 20
Pájaro...2 de 20
Curl con mancuernas en
banco inclinado ....6 de 10
Tríceps acostado barra................10-8-6-10
Tríceps con mancuerna
a una mano de pie ....4 de 10

Rutina n° 3

Ejercicios a manos libres:
13-14-15-20-21-22-34-37-38-39-40-43
Una serie de 10 repeticiones de cada ejercicio.
Hiperextensiones ....4 de 12
Leg-curl..5 de 10
Leg-extensión ....3 de 20
Sentadilla 10-8-6-4-10
Burro ....3 de 12
Sóleo...3 de 20

Entrenamiento tipo Morfología Venus

Rutina n° 1

Ejercicios a manos libres:
1-3-5-10-11-12-15-23-24-32
Una serie de 10 repeticiones de cada ejercicio
Press superior 10-8-6-4-10
Aberturas superiores......................3 de 10
Pull-over.......................................3 de 12
Polea alta 10-8-6-4-10
Remo sentado................................4 de 10
Abdominales.............................10 minutos

Rutina n° 2

Ejercicios a manos libres:
16-17-18-19-21-22-24-31-33-36-37-38
Una serie de 10 repeticiones de cada ejercicio
Hiperextensiones ....4 de 12
Leg-curl..6 de 10
Leg-extensión ....4 de 12
Caída frontal.........3 de 12 con cada pierna
Caída lateral ....3 de 12 con cada pierna
Silla romana ....6 de 10
Abductores....................................3 de 10
Aductores......................................3 de 10

Rutina n° 3

Ejercicios a manos libres:
25-26-27-30-34-39-40-42-43-45-46-47
Una serie de 10 repeticiones de cada ejercicio.
Elevaciones laterales ....6 de 10
Pájaro...4 de 10

Curl bíceps inclinado con
mancuernas ....4 de 10
Curl bíceps de pie con barra...........4 de 10
Tríceps polea ....4 de 10
Tríceps acostado con barra.........10-8-6-10
Tríceps a una mano de pie ....4 de 10

Localización del tejido adiposo

Lugares donde, preferentemente, se localiza el tejido adiposo

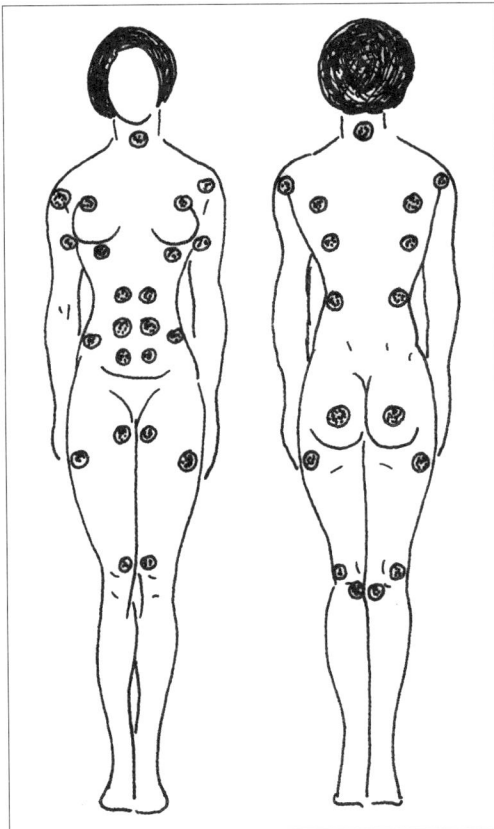

EJERCICIOS A MANOS LIBRES

Descripción de ejercicios a manos libres, complementarios del entrenamiento fisicoculturista.

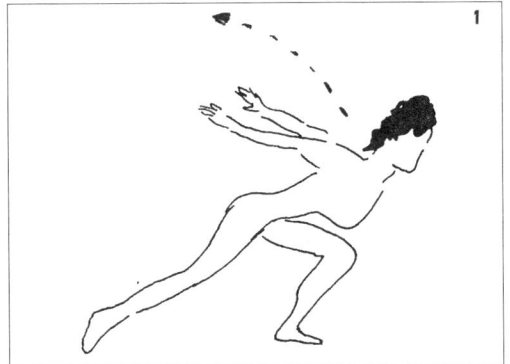

Ejercicio n° 1. De pie, una pierna adelantada sobre la otra unos 80 cm brazos en la vertical. Caída frontal llevando al mismo tiempo los brazos abajo y atrás.

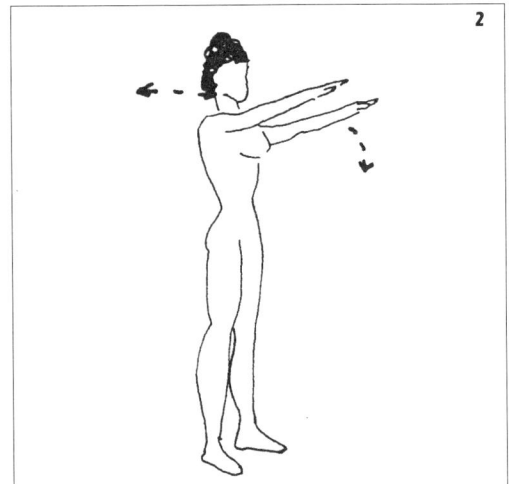

Ejercicio n° 2. De pie, piernas ligeramente separadas, brazos rectos al frente. Realizar una flexión de piernas, llevando al mismo tiempo los brazos hacia un lado.

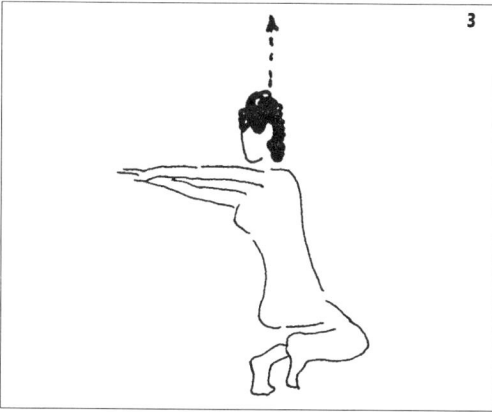

Ejercicio n° 3. De pie, piernas ligeramente separadas, brazos rectos al frente. Realizar una flexión de piernas, llevando al mismo tiempo los brazos hacia un lado.

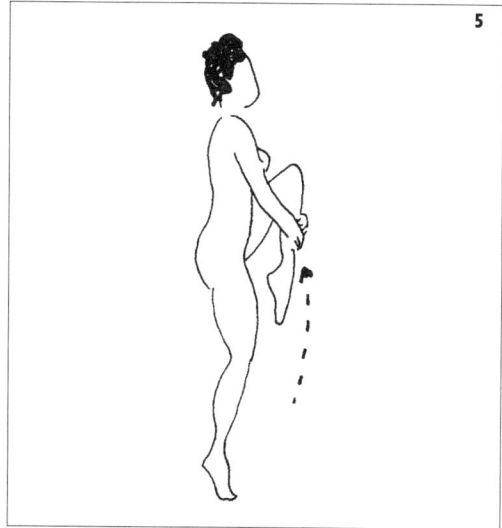

Ejercicio n° 4. De rodillas, una pierna estirada hacia atrás, brazos en la vertical. Flexionar el tronco hacia atrás.

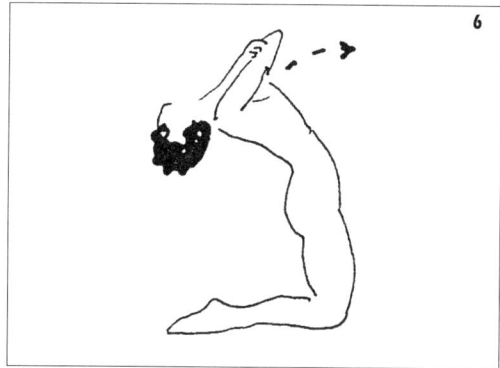

Ejercicio n° 5. De pie, brazos a lo largo del cuerpo. Ponerse de puntillas sobre una pierna, flexionando la otra al mismo tiempo y cogiéndola con las manos.

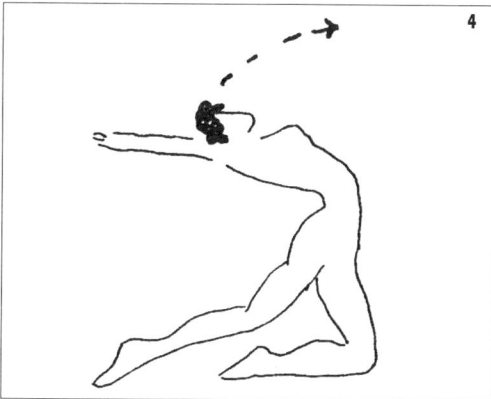

Ejercicio n° 6. De rodillas, ligeramente flexionadas, brazos cruzados delante del pecho. Flexionar el tronco hacia atrás.

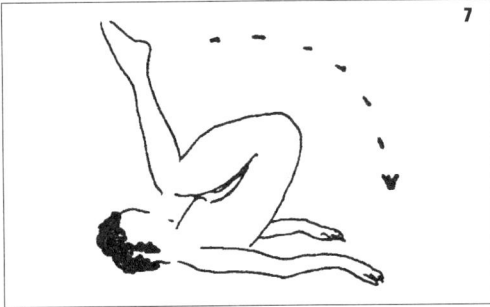

Ejercicio n° 7. Tendido supino, piernas ligeramente flexionadas, brazos a lo largo del cuerpo. Elevar las piernas y cadera a la vertical, flexionando a continuación las rodillas y llevándolas hacia los hombros.

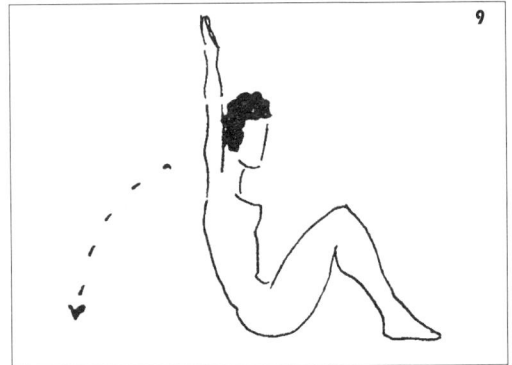

Ejercicio n° 8. Tendido supino, brazos a lo largo del cuerpo, piernas y tronco elevados a la vertical. Descender lentamente las dos piernas rectas hasta tocar el suelo con los pies por detrás de la cabeza.

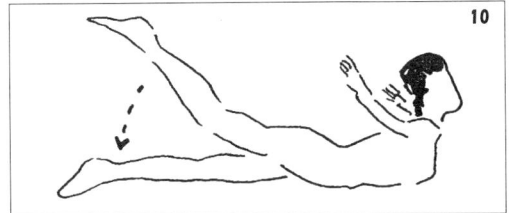

Ejercicio n° 9. Tendido supino, piernas flexionadas, brazos extendidos atrás. Flexionar el tronco hasta la vertical.

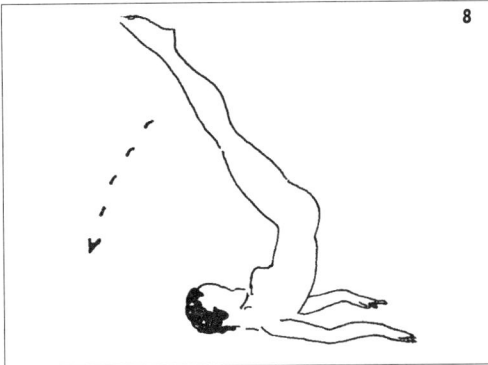

Ejercicio n° 10. Tendido prono, piernas juntas, brazos en cruz sobre el suelo. Elevar al mismo tiempo los brazos y una pierna.

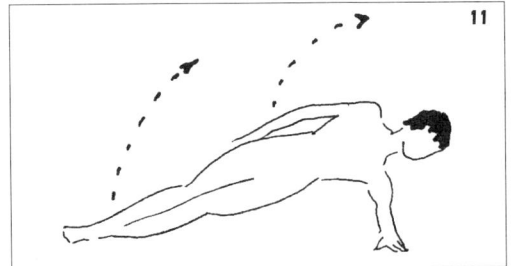

Ejercicio n° 11. Tendido lateral con el único apoyo de los pies y del antebrazo correspondiente al brazo del lado interno. Elevar al mismo tiempo la pierna y el brazo del lado externo.

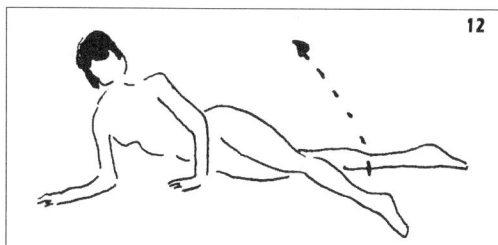

Ejercicio n° 12. Tendido lateral con apoyo del antebrazo. Balancear la pierna del lado externo hacia adelante y atrás.

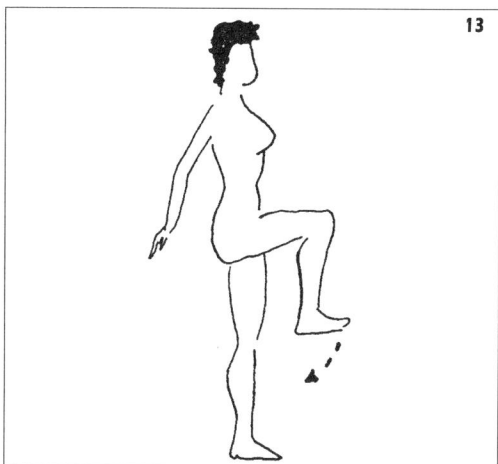

Ejercicio n° 13. De pie, los brazos ligeramente atrasados pueden apoyarse en una espaldera o similar, flexionar una pierna y mantenerla elevada. En esta posición, realizar una flexión y extensión del pie, moviendo sólo la articulación del tobillo.

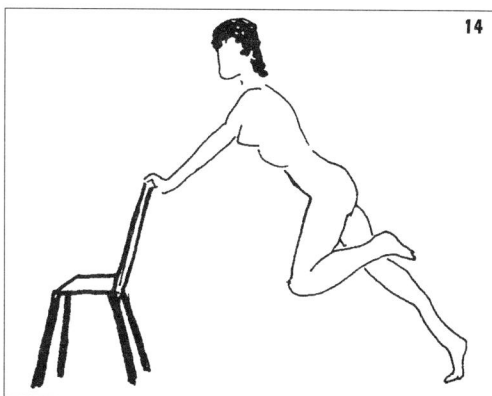

Ejercicio n° 14. De pie, cuerpo inclinado al frente, apoyando las manos en un peldaño de la espaldera, una pierna flexionada para que el pie no toque el suelo. Con la otra pierna, ponerse de puntillas.

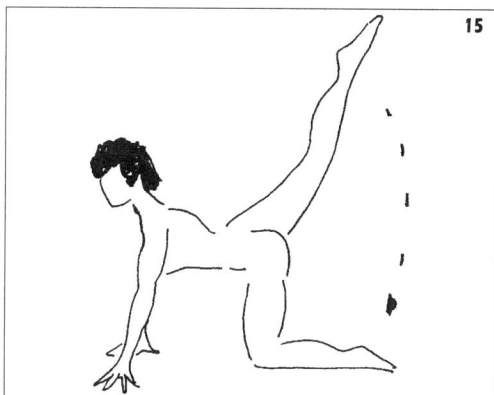

Ejercicio n° 15. De rodillas, manos apoyadas en el suelo. Elevación de una pierna.

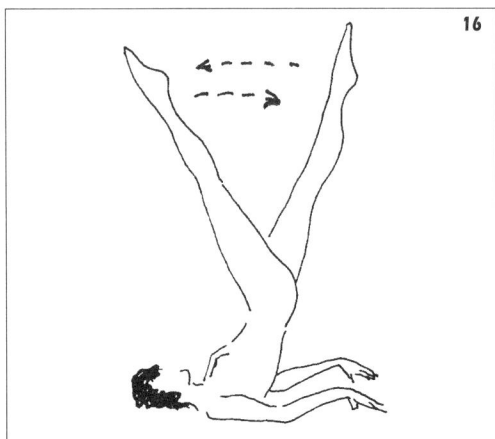

Ejercicio n° 16. Tendido supino, tronco y piernas elevadas a la vertical. Realizar una «tijera» con las piernas.

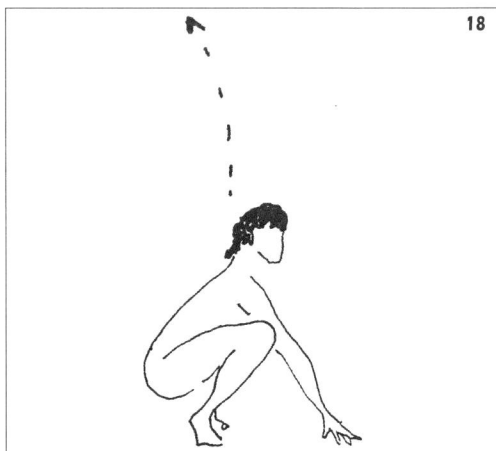

Ejercicio n° 18. De pie, brazos en la vertical. Realizar una flexión completa de piernas hasta tocar el suelo con las manos.

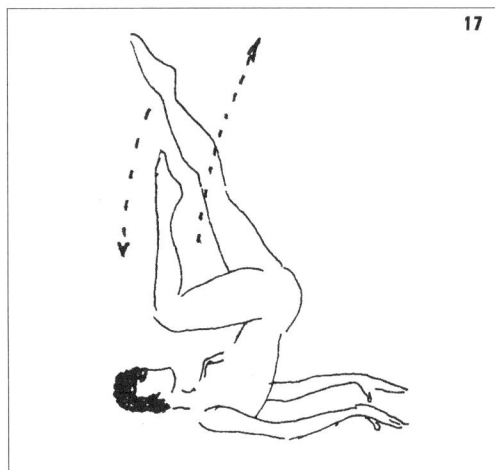

Ejercicio n° 17. Tendido supino, tronco y piernas elevadas a la vertical. Realizar una flexión-extensión alternada de las piernas.

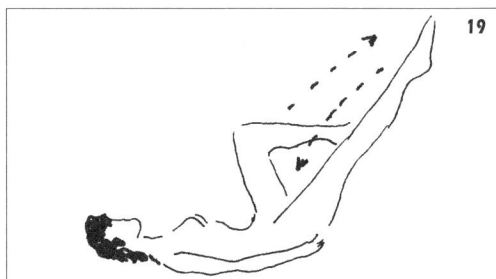

Ejercicio n° 19. Tendido supino, piernas elevadas a 45 grados. Realizar una flexión-extensión alternada de las piernas.

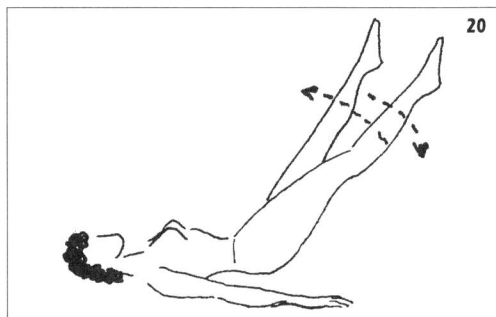

Ejercicio n° 20. Tendido supino, piernas elevadas a 45 grados. Realizar una pequeña tijera con las piernas.

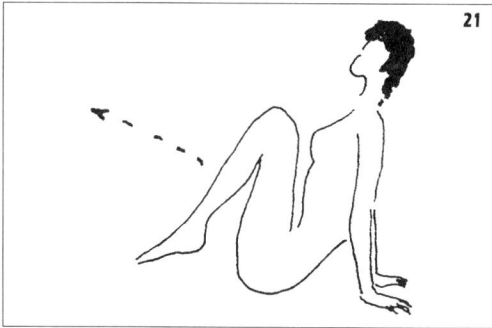

Ejercicio n° 21. Sentado, manos apoyadas en el suelo tras la espalda, piernas flexionadas sin que los pies toquen el suelo. Realizar una extensión de las piernas a ras de suelo.

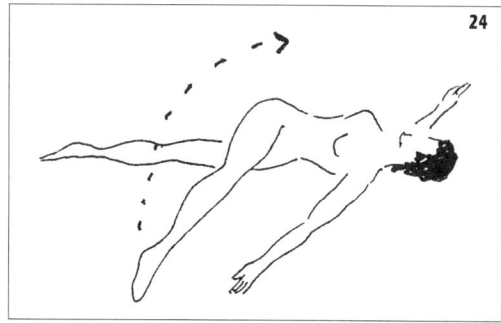

Ejercicio n° 22. De pie, piernas muy separadas y con un bastón tras la espalda. Realizar una flexión completa de una pierna, de forma alternada.

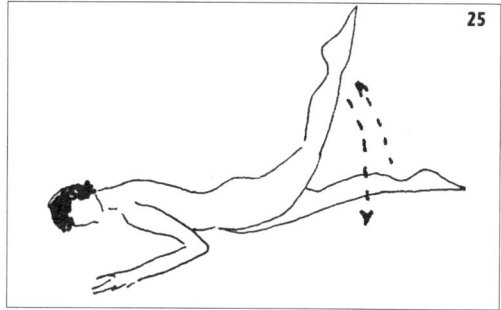

Ejercicio n° 23. Sentado, piernas separadas y brazos en cruz. Flexionar el tronco al frente para tocar con una mano el pie contrario.

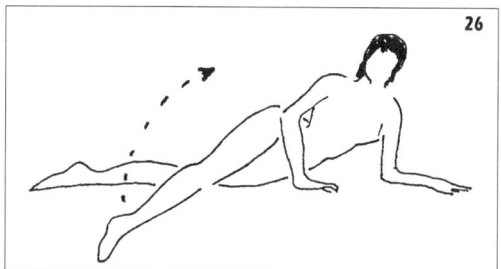

Ejercicio n° 24. Tendido supino, brazos en cruz sobre el suelo, una pierna elevada a la vertical. Bajar esa pierna a derecha e izquierda hasta tocar el suelo.

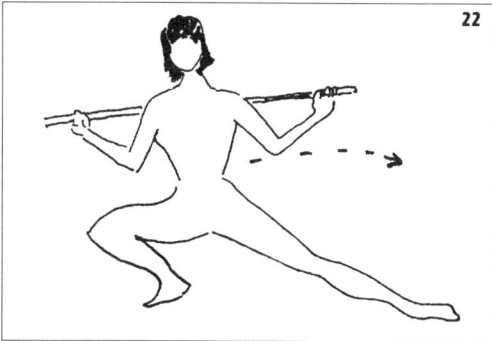

Ejercicio n° 25. Tendido prono. Realizar una tijera con las piernas.

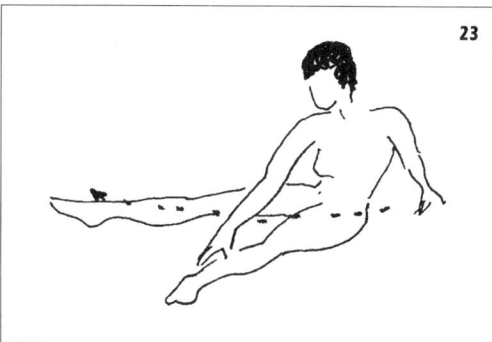

Ejercicio n° 26. Tendido lateral, la pierna externa más adelantada que la interna. Elevarla llevándola hacia atrás.

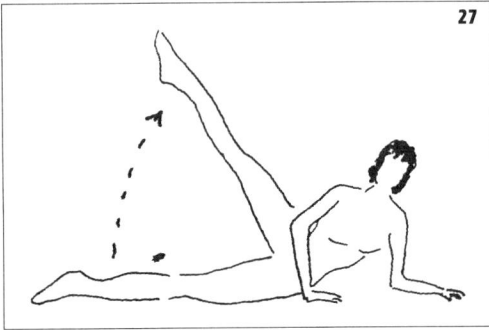

Ejercicio n° 27. Tendido lateral. Elevar la pierna externa.

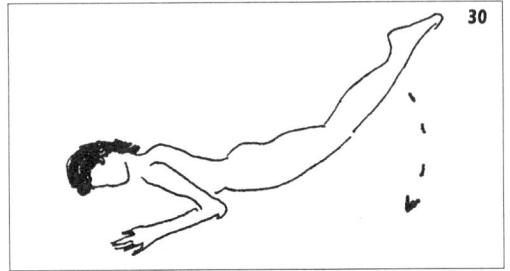

Ejercicio n° 28. Tendido prono, manos apoyadas en el suelo a la altura del pecho. Realizar una extensión de los brazos.

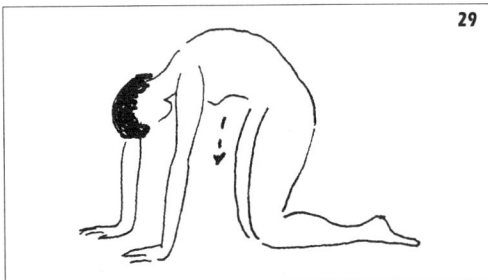

Ejercicio n° 29. De rodillas, manos apoyadas en el suelo. Arquear la espalda bajando la cabeza.

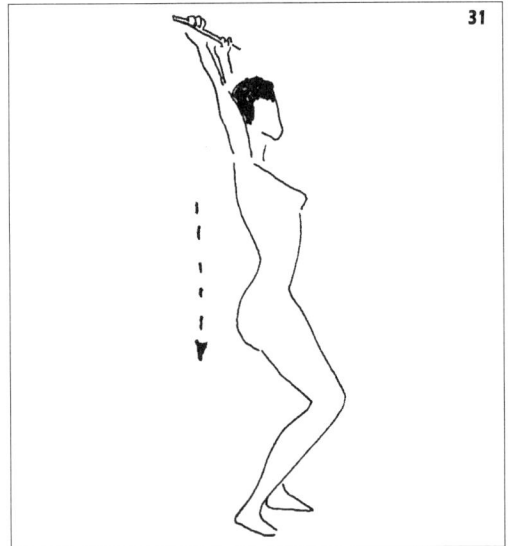

Ejercicio n° 30. Tendido prono. Elevar las dos piernas juntas.

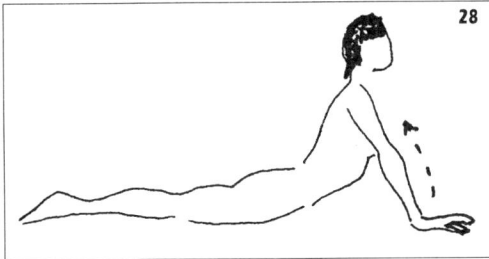

Ejercicio n° 31. De pie, piernas ligeramente flexionadas, brazos en la vertical con un bastón en las manos. Realizar una flexión completa de piernas, bajando el bastón tras la nuca.

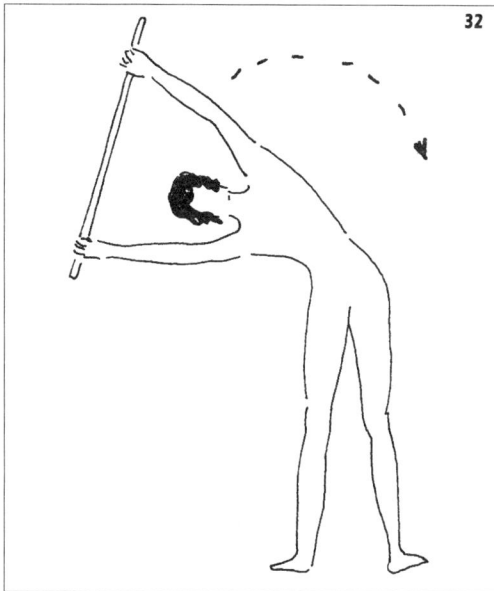

Ejercicio n° 32. De pie, piernas ligeramente separadas, brazos en la vertical con un bastón en las manos. Inclinar el tronco a derecha e izquierda.

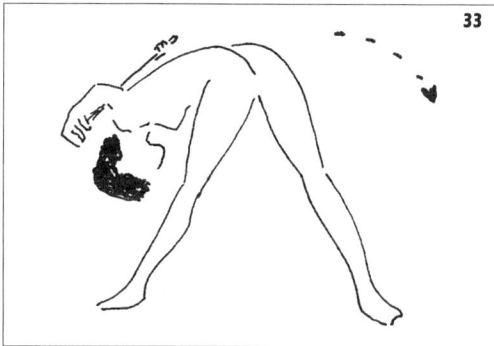

Ejercicio n° 33. De pie, piernas muy separadas, manos cogiendo el bastón tras la nuca, tronco inclinado al frente. Girar el tronco a derecha e izquierda para tocar la rodilla con la cabeza.

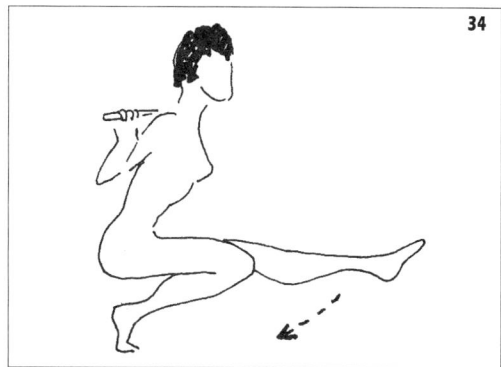

Ejercicio n° 34. En cuclillas, con bastón tras la nuca. Extender una pierna al frente.

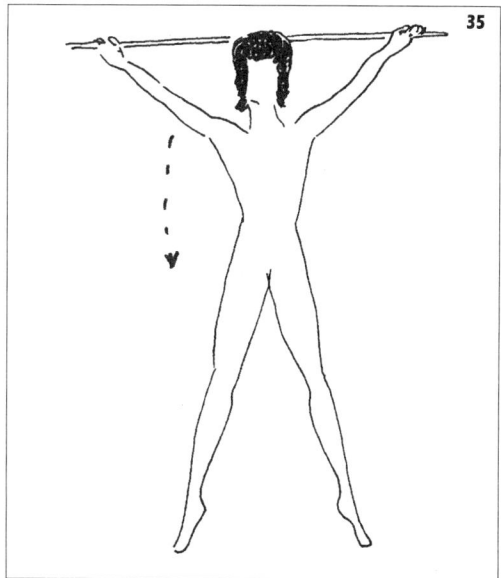

Ejercicio n° 35. De pie, piernas ligeramente separadas, brazos en la vertical muy separados con bastón en las manos y de puntillas. Bajar al mismo tiempo los brazos rectos por delante del cuerpo y los talones.

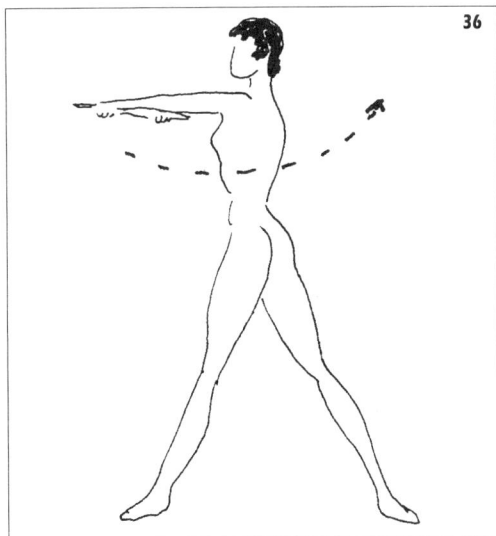

Ejercicio n° 36. De pie, piernas separadas, brazos rectos al frente con bastón en las manos. Girar el tronco a derecha e izquierda.

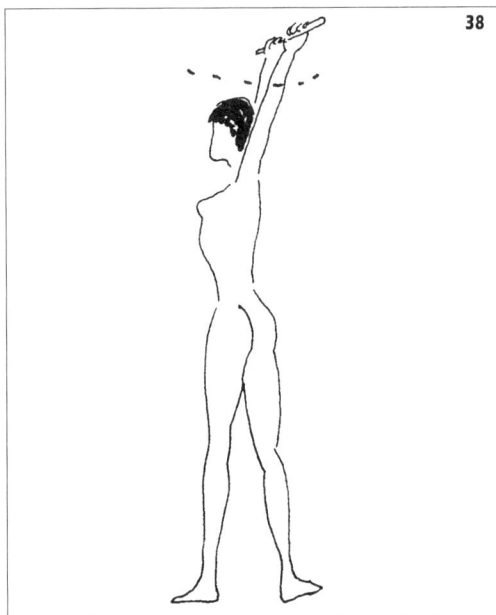

Ejercicio n° 37. De pie, piernas separadas con bastón tras la nuca y el cuerpo, parte superior, inclinado al frente. Girar el tronco a derecha e izquierda.

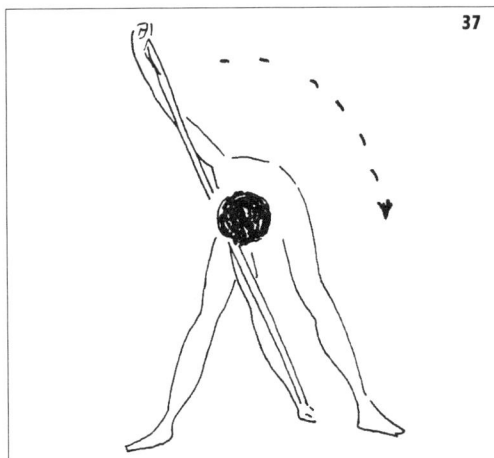

Ejercicio n° 38. De pie, piernas ligeramente separadas, brazos en la vertical con bastón en las manos. Girar el tronco a derecha e izquierda.

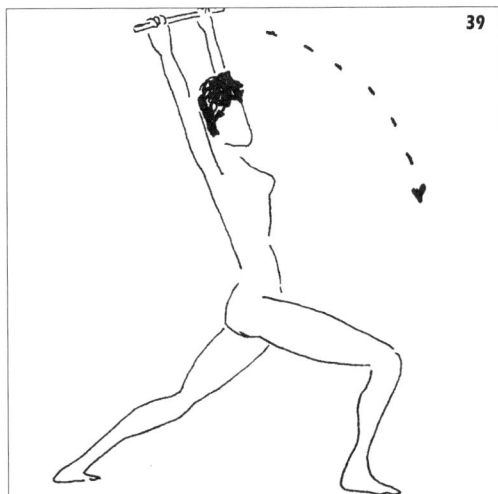

Ejercicio n° 39. De pie, en posición de caída frontal (una pierna bastante más adelantada que la otra y flexionada), brazos en la vertical con bastón en las manos. Flexionar el tronco al frente con la espalda recta.

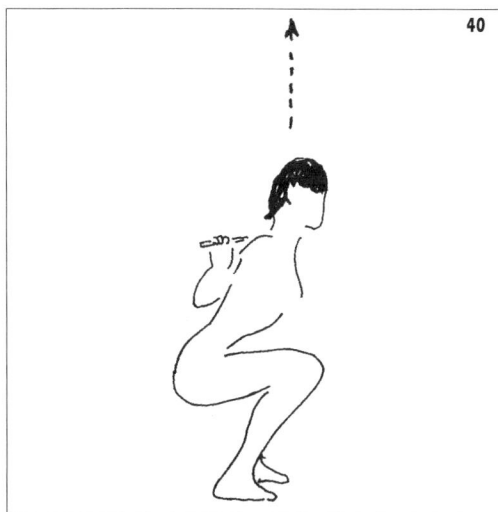

Ejercicio n° 40. De pie, piernas ligeramente separadas, bastón tras la nuca. Realizar una flexión completa de piernas, pies siempre planos en el suelo.

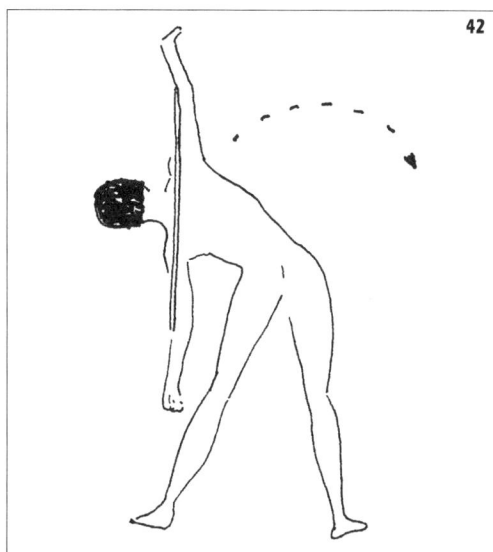

Ejercicio n° 42. De pie, piernas separadas, bastón tras nuca. Inclinar el tronco a derecha e izquierda.

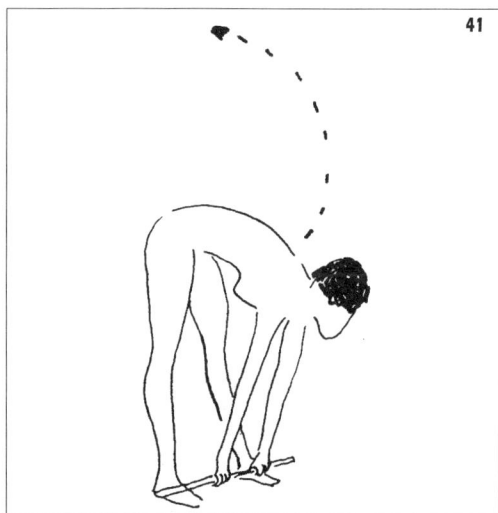

Ejercicio n° 41. De pie, piernas ligeramente separadas, brazos en la vertical con bastón en las manos. Bajar el tronco hasta tocar el suelo con las manos.

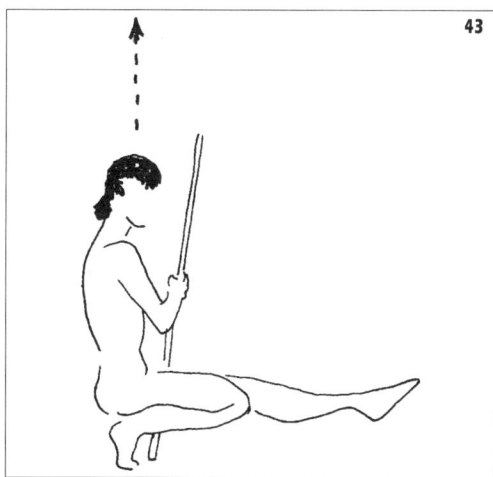

Ejercicio n° 43. De pie, con apoyo de manos para mantener el equilibrio, una pierna extendida al frente. Realizar una flexión completa con la otra pierna.

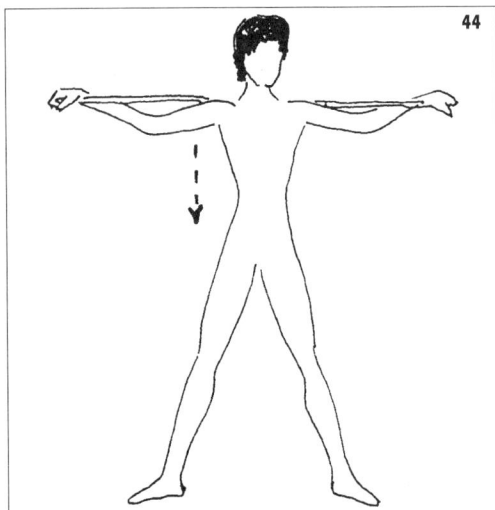

Ejercicio n° 44. De pie, piernas separadas, bastón tras la nuca. Bajar el tronco hasta la horizontal con la espalda recta.

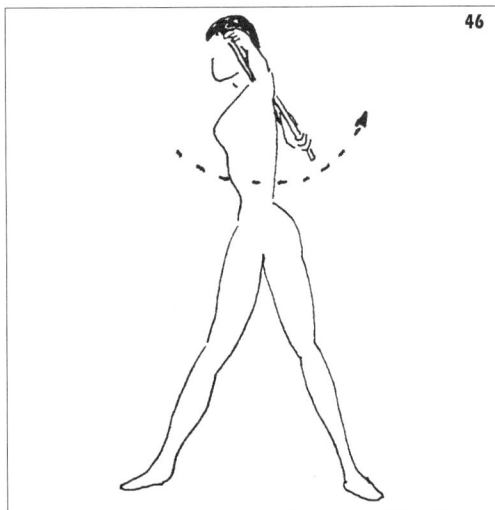

Ejercicio n° 46. De pie, piernas separadas, bastón tras la nuca. Girar el tronco a derecha e izquierda.

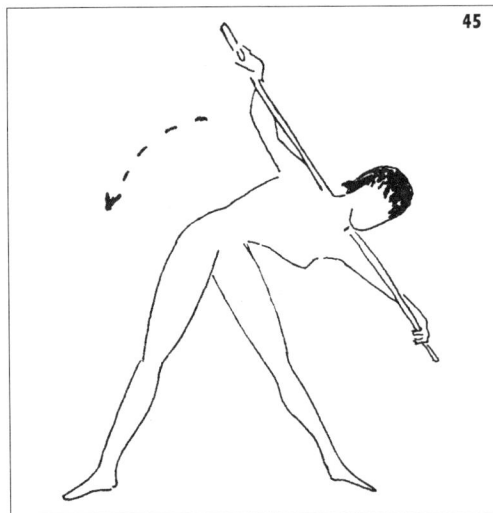

Ejercicio n° 45. De pie, piernas muy separadas, bastón tras la nuca. Inclinar el tronco a derecha e izquierda.

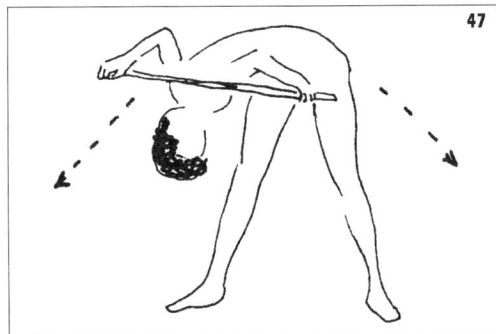

Ejercicio n° 47. De pie, piernas separadas, bastón tras la nuca, tronco inclinado al frente. Acabarlo de bajar a derecha e izquierda estirando al mismo tiempo los brazos.

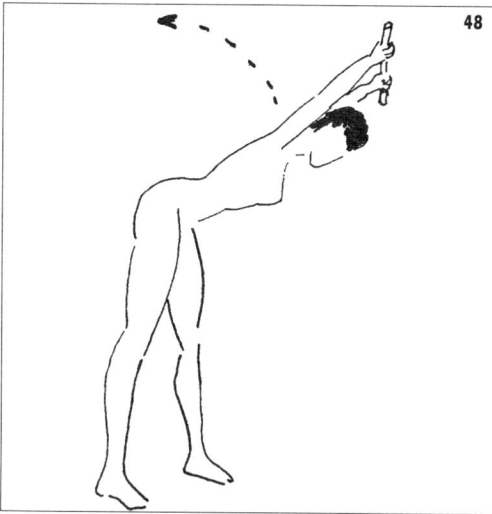

Ejercicio n° 48. *De pie, piernas ligeramente separadas, brazos en la vertical con bastón en las manos. Arquear la espalda hacia atrás y bajarla un poco al frente bien recta.*

Localizaciones musculares de los ejercicios a manos libres

Muslos............1-3-5-18-21-31-34-39-40-43
Glúteos...........1-10-11-12-15-16-17-19-22-
24-25-26-27-30-39
Pectorales...2-28
Hombros 2-11-35
Cintura................3-23-24-32-33-36-37-38-
39-42-45-46-47
Lumbares 4-6-41-44-48
Abdominales ..7-8-9-16-17-19-20-21-22-23
Espalda....................10-18-28-29-31-47-48
Gemelos 13-14-35

LAS VITAMINAS DE LA BELLEZA

Nos referimos a aquellas vitaminas que tienen relación con la piel, el pelo, los ojos y los dientes.

Vitamina A

La vitamina A conserva la piel tersa más tiempo, su carencia provoca sequedad en la piel, también tiene relación sobre la vista ya que es indispensable para que se forme la púrpura visual de los ojos. Su carencia produce perdida de la visión e inflamación de los párpados.

Fuentes

En la mantequilla, el queso de Camembert, los hígados (cordero, ternera, buey) así como en el aceite de hígado de bacalao.

Vitamina B$_2$

Fortalece el pelo y mantiene su nivel de grasa adecuado, su carencia provoca caspa y pelo quebradizo. Sobre la piel: interviene en los problemas dermatológicos ya que su carencia aumenta la predisposición a sufrir dermatitis, eccemas y granos. Respecto a la vista: su carencia provoca cansancio ocular, escozor y enrojecimiento. También mantiene los labios tersos y previene las heridas; su carencia produce grietas en las comisuras de los labios.

Fuentes

Hígado de ternera y de buey, el germen de trigo y la levadura de cerveza, las almendras, avellanas y también el Camembert.

Vitamina B$_5$

Aviva el color del pelo y le da brillo. Su carencia hace que las canas aparezcan más prematuramente y que el cabello se vuelva mate y descolorido. Sobre la piel: mantiene el nivel de grasa necesaria y su carencia produce la aparición de arrugas prematuras. Respecto a los dientes, lengua y encías su carencia favorece las caries y la halitosis.

Fuentes

Yema de huevo, leche, carne, cereales, levadura de cerveza, germen de trigo y en las patatas, tomates, coles y guisantes.

Vitamina C

Participa en la renovación celular; su carencia vuelve la piel mate y descamada. Da agudeza y brillo a los ojos. Su carencia disminuye la visión.

Previene infecciones de la boca. Su carencia predispone a que sangren las encías y a las caries, sin embargo, un exceso de esta vitamina puede ser perjudicial para los dientes.

Fuentes

Generalmente en todas las frutas de reacción ácida, pues la presencia de ácido constituye un factor de estabilidad para la vitamina C: grosellas, limones, naranjas, fresas, frambuesas, kiwi, mango y particularmente el perejil.

Vitamina D

Fortalece el esmalte dental; su carencia hace que los dientes se debiliten y dañen antes.

Fuentes

Particularmente el aceite de hígado de bacalao y el salmón fresco, también la sardina en conserva y el huevo entero.

DIFERENCIAS MORFOLÓGICAS, FISIOLÓGICAS Y PSICOLÓGICAS ENTRE LA MUJER Y EL HOMBRE

Morfológicas

– Talla inferior con desarrollo superior del busto con relación a las piernas.

– Caja torácica más pequeña.
– Caderas más grandes.
– Convergencia de los fémurs.
– Cubitus valgus fisiológico.

Fisiológicas

– Cualidades musculares inferiores.
– Contractibilidad, fatigabilidad y rendimiento inferior.
– Debilidad del tono muscular y de los ligamentos.
– El tejido muscular representa en la mujer el 33 % del peso corporal.
– La capacidad vital respiratoria es inferior, la frecuencia respiratoria en reposo es más elevada.
– Peso inferior del corazón, frecuencia cardiaca en reposo mayor. El volumen sanguíneo circulante y cantidad de hemoglobina (transporte de oxígeno) son menores.

Psicológicas

– Solicita más que el hombre un entrenamiento en común.
– Está menos dispuesta que el hombre a un entrenamiento de gran intensidad (70-80 % del esfuerzo máximo).
– Necesita ser estimulada más que el hombre.
– Su sentido de la belleza es superior al del hombre.
– Está más capacitada psicológicamente que el hombre para esfuerzos de baja intensidad (30-40 % del máximo).

A LAS MUJERES NO LES GUSTA EL FISICOCULTURISMO

Es una pregunta que nos hacemos constantemente.

Hemos solicitado la opinión de tres veteranos alumnos:

José Mª Cambra (Lcdo. de I.N.E.F.).

Magí Aloguín (Profesor de Historia) y

Pere Joan Ferrando (Profesor de Psicología).

Todas son opiniones de hombres porque no hemos podido obtener opiniones de mujeres.

Entendemos que no sólo existe un motivo que justifique esta afirmación, ya que no todas las mujeres parten del mismo concepto del culturismo.

Si se entiende el culturismo como un deporte de competición, que su finalidad es conseguir un máximo de desarrollo muscular con los sacrificios que conlleva esta disciplina, es muy difícil que sea una actividad de su agrado ya que la excesiva hipertrofia se desvía de los canones de la belleza femenina, y por otro lado, no están dispuestas a realizar el esfuerzo físico, alimenticio y psicológico necesario para triunfar en este deporte.

Cuando el culturismo se presenta a la mujer como un espectáculo en la que su participación es como espectadora, dependerá del grupo social a que pretenezca, ya que no a todo el género femenino le interesan este tipo de espectáculos.

Si consideramos el culturismo como una actividad complementaria para mejorar la imagen y la salud muchas mujeres escogen esta actividad por desconocimiento de los efectos de la musculación en el género femenino, y por lo mal vendido que está este producto en la mayoría de gimnasios de nuestro país. La mayoría de salas y gimnasios no están pensados para la mujer. Los monitores, la mayoría poco calificados, no saben ofrecer sus servicios ya que suelen aplicar entrenamientos pensados para varones y poco adaptados a la clientela femenina.

José Mª Cambra (Licenciado de I.N.E.F.)

Creo que una respuesta satisfactoria a esta pregunta sólo la podría aportar un estudio riguroso de psicología social, lo cual cae fuera de mi alcance. Queda claro por lo tanto, que sólo puedo ofrecer una visión parcial, limitada y subjetiva de la cuestión planteada.

Estoy convencido de que, si la práctica del culturismo entre las mujeres es tan escasa, se debe esencialmente a la mala consideración social que sufre nuestro deporte en general, tanto en las mujeres como en los hombres. Si las mujeres lo practican en menor porcentaje deriva probablemente del hecho que los tópicos negativos que pesan sobre el culturismo son más aceptables por los hombres que por las mujeres.

La cuestión sería entonces: ¿por qué está tan mal visto el culturismo?

Creo que el mundo del músculo haría muy bien si abordara seriamente el tema y procurara con rigor mejorar este problema.

Si se consiguiera rehacer, aunque fuera sólo en parte, nuestra deteriorada imagen, quizá podríamos gozar con más frecuencia entre nosotros de la esplendorosa presencia de cuerpos femeninos proporcionados, simétricos y musculosos. Quizá también muchas mujeres podrían descubrir, no sin sorpresa sin duda, las ventajas del modo de vida culturista

Magí Aloguín i Pallach (Profesor de Historia).

Se me ocurren diversas razones:

En primer lugar podría haber aspectos de tradición. Durante años el culturismo fue considerado como una actividad exclusivamente masculina y, además, propia de ciertos sectores marginales. Posiblemente muchos gimnasios mostraban también reticencias a la hora de admitir mujeres. Hay pues un lastre histórico que posiblemente aún permanece (el mismo que hace que, por ejemplo, tampoco los intelectuales suelan ser asiduos).

En segundo lugar cabría hablar de conflictos de imagen. Para muchos hombres (lo admitan o no), el culturismo puede llevar a potenciar, reforzar o exagerar si se quiere la imagen del propio cuerpo que les gustaría tener. No existen pues limitaciones al desarrollo debidas a un conflicto de imagen. Por el contrario, muchas mujeres manifiestan un miedo (infundado) a adquirir un desarrollo excesivo que no encaje con la imagen que ellas quieren tener o que creen que los demás esperan que tengan (¿feminidad?). Es muy difícil que uno se dedique a fondo a una actividad cuando no está convencido de que los resultados que con ella obtenga vayan a gustarle.

Aunque la preocupación por el cuerpo pueda ser tan importante en hombres como en mujeres, los resultados de dicha preocupación se muestran de forma diferencial. Los hombres suelen optar por el ejercicio, mientras que las mujeres tienden a optar por remedios cosméticos y por dietas (métodos pasivos).

También de forma muy general, cuando se lanzan a una actividad recreativa, afición, etc., los hombres no suelen valorar lo que en ella invierten si esto les compensa. En particular, si uno se apasiona por el culturismo, no es habitual que se plantee si el coste (tiempo, dinero, sufrimiento, renunciar a otras cosas...) merece la pena en relación a los resultados (o falta de los mismos) conseguidos. En cambio, las mujeres suelen ser más calculadoras en este sentido. Las pasiones o aficiones a las que se dedican muchas horas, dinero, esfuerzo etc., suelen ser típicamente masculinas. No creo que las mujeres tengan una menor capacidad de sacrificio, esfuerzo o tolerancia al dolor (al contrario); creo que, simplemente, deciden que no les compensa.

Pere Joan Ferrando (Profesor de Psicología).

ACTITUD DE LA MUJER EN EL GIMNASIO

Sabemos que para poder transformar el cuerpo es absolutamente necesario poseer unos conocimientos básicos y elementales de alimentación. Las mujeres, en general, son capaces de cocinar admirablemente ignorando la función de los principales nutrientes. Es como si un campeón del mundo de automovilismo ignorara lo que es un pistón. En mi gimnasio una alumna me dijo en una ocasión que quería adelgazar, le aconsejé que primero debía conocer los principios de la alimentación y me contestó que ella no venía al gimnasio «a estudiar».

En una docena de gimnasios españoles acostumbran a comprarme cursos y libros. El número de alumnas de estos gimnasios es de unas 1.500, mientras el de alumnos masculinos de 2.500. Entre 12 gimnasios me han comprado unos 250 libros. Al consultar con los directores de gimnasios cuántas habían comprado libros ni un sólo gimnasio les había vendido un libro, todos los habían comprado hombres. Que cada uno saque las conclusiones que quiera...

9

SENECTUD

La ancianidad no es lo mismo para todos los seres humanos, pues debemos distinguir entre la edad biológica (la que se manifiesta por los cambios producidos en la intimidad de las células) y la edad cronológica que se mide por el tiempo transcurrido desde el nacimiento.

Existen ancianos cronológicos pero biológicamente jóvenes que son aquellas personas con buenos antecedentes familiares (factores hereditarios) que han sido moderados en el comer y en el beber, que han ejercido un trabajo activo, que han disfrutado de un carácter plácido (no excesivamente emotivos) y que han logrado alcanzar un gran sentido filosófico de la vida.

Warthyn de un modo empírico ha establecido la vida en tres periodos: evolución, madurez e involución. Aunque se considera la edad madura a partir de los cuarenta años y la involución a partir de los sesenta y cinco años volvemos a repetir que se puede ser viejo a los cuarenta años y ser joven (física y psicológicamente) a los 50.

La edad ideal del hombre dependerá si lo consideramos o no en su totalidad porque a pesar de su independencia lo físico y lo anímico no siguen una evolución paralela. La verdad está en un justo equilibrio entre unas y otras, sin embargo los individuos y las sociedades establecen una jerarquía de edades; no existiendo ninguna que sea univeralmente aceptada. La vejez sólo puede ser entendida en su totalidad; no es sólo un hecho biológico, sino un hecho cultural.

CÓMO AFECTA EL ENVEJECIMIENTO

Los músculos pierden tono y volumen muscular. La capacidad de contracción muscular es menor y generalmente aparecen la obesidad (general o localizada...).

Los huesos se vuelven porosos y se hacen más frágiles con propensión a la osteoporosis y a las fracturas. Las articulaciones se anquilosan. La presión arterial es mayor, algunas arterias se dilatan y otras se van estrechando. Las venas pierden elasticidad y aparecen las varices.

El corazón disminuye su capacidad de respuesta ante el esfuerzo. Con los años el número de células nerviosas y cerebrales van muriendo afectando nuestra capacidad de comprensión, la rapidez a las respuestas y la memoria disminuye.

El cristalino de los ojos se endurece, se pierde la capacidad de enfoque, la córnea se hace más delgada y la presión intraocular crece y vemos mucho peor.

El hígado también funciona peor, en consecuencia es aconsejable beber mucha agua, ya que los riñones lo agradecerán.

Los órganos sexuales se atrofian y la actividad sexual disminuye.

En España existen en la actualidad 3.500.000 millones de personas mayores de 65 años con el agravante de que cada vez hay menos nacimientos y si el envejecimiento es la característica de la mayor parte de las poblaciones europeas, no debemos olvidar que una población sujeta al descenso de natalidad es una población que envejece.

Los viejos pueden retrasar la muerte pero no pueden evitarla y también pueden conseguir que la vejez no empiece a los 40 años.

NECESIDADES CALÓRICAS

La energía gastada durante la actividad física depende de la cantidad de trabajo realizado, del peso del cuerpo y el entrenamiento muscular. La vida de trabajo sedentario no requiere más de 75 calorías por hora, mientras que si se efectúa un trabajo intenso pueden consumirse hasta 800 calorías por hora...

El régimen del viejo debería ser de tipo hipocalórico global, con lo cual se consigue un efecto beneficioso sobre la prolongación de la vida. El número de calorías por kilo de peso corporal será de unas 28 calorías (70 kg 2.000 calorías) si la actividad es sedentaria y de unas 34 calorías si se efectúa un trabajo físico moderado.

En el apartado sobre la alimentación hemos dicho lo importante que es comer poco y espaciado. En el viejo es todavía mucho más importante ya que el intercalar pequeñas colaciones entre las principales comidas, no sólo permite la reducción del volumen de la comida, sino que el reparto en seis, siete u ocho colaciones repercute sobre el buen funcionamiento del aparato digestivo porque se utilizan mejor los alimentos y no provocan las modificaciones fisiológicas que siguen a una ingesta copiosa. Las comidas copiosas producen: taquicardia, hipertensión (por la cantidad de líquido, principalmente el alcohol y la sal o alimentos excesivamente salados), laxitud (debida a alimentos excesivamente grasos) y una serie de trastornos vegetativos que se caracterizan por la disminución de la coordinación mental, astenia muscular y psíquica y una marcada abulia cuando las colaciones se hacen más frecuentes. Por otra parte, evitando las ingestiones excesivas no se agotan la capacidad motora y secretora del aparato digestivo.

Otro de los problemas son las tradiciones familiares absurdas que provocan dietas desequilibradas, aunque también las dificultades económicas son también con más frecuencia de lo que se cree, motivo de que la dieta sea inadecuada o simplemente insuficiente.

Además, es bastante difícil concienciar a la gente mayor de la necesidad de cambiar sus costumbres ya que, con la edad, se establece una cierta rigidez caracterológica, sin embargo, tampoco debemos ordenar medidas radicales ni cambios bruscos de vida a partir de cierta edad.

ALIMENTOS ACONSEJADOS

De origen proteico:
Carne magra (asada, picada o a la

plancha), pescado, queso, yogur, leche fresca, leche en polvo descremada, huevos.

De origen glúcido (carbohidratos):

Mermelada, pan, arroz hervido, pasta italiana, patatas (puré, hervidas o a la brasa), sopas de verduras o de pasta, flanes, natillas, arroz con leche, fruta.

De origen lípido (grasas):

Mantequilla, aceite de pepitas de uva, jamón magro.

Vitaminas y minerales:

Particularmente de la fruta y la verdura.

Bebidas:

Café o té (con moderación).

Agua o infusiones.

Jugos de fruta naturales.

IMPORTANCIA DE LA RACIÓN PROTEICA

La gente mayor debe cubrir sus necesidades proteicas ampliamente con proteínas de alto valor biológico, es decir, ricas en aminoácidos esenciales, desechando los prejuicios que todavía pesan sobre ellos al creer en la nocividad de una alimentación rica en proteínas alegando problemas de «hígado o riñones...».

Cuando existe una deficiencia proteica se forman edemas o puede producirse una cirrosis hepática, ya que hoy en día sabemos que este proceso se establece más por carencia proteica que por la acción directa y tóxica del alcohol. Habiéndose llegado a esta conclusión al observar que, aunque esta enfermedad se presenta con frecuencia en grandes bebedores, también se ha encontrado en la India y en ciertas regiones de África, en donde los individuos apenas beben alcohol y sin embargo se presenta el síndrome en niños, producido exclusivamente por una intensa desnutrición proteica.

La vejez presenta una carencia proteica latente que se manifiesta por la insuficiente reposición y regeneración de sus tejidos, por atrofias musculares, que produce una fatigabilidad fácil y graves perturbaciones metabólicas. Los mayores necesitan para que todos sus sistemas orgánicos estén en buen funcionamiento, cubrir sus necesidades mínimas proteicas, aproximadamente un gramo de proteínas por kilo de peso corporal.

Hay pruebas de que la ingestión liberal de buenas proteínas en cantidades superiores al mínimo usualmente prescrito contribuyen a hacer la vida más larga. Sobre esta base un mínimo de 400 calorías al día, 100 gramos de proteínas, preferentemente procedentes de alimentos proteicos de origen animal como la leche, huevos, pescado, queso y carne es lo mejor que se puede hacer.

El doctor James S. Mac Lester, que fue la más famosa autoridad en nutrición de la Universidad de Alabama por los años 1955 y cuyos textos fueron la Biblia dietética de los médicos de aquella época, afirma que se gana en longevidad al ingerir proteínas por encima del mínimo.

IMPORTANCIA DE LOS MINERALES

En general los mayores sufren una carencia de calcio, sodio (en menor proporción), fósforo, hierro y también en menor proporción yodo. La deficiencia en calcio y fósforo se manifiesta por una descalcificación general de los huesos y de los dientes. La falta de hierro produce en el organismo senil una discreta pero constante anemia.

Alimentos ricos en calcio, fósforo y hierro

	Calcio	Fósforo	Hierro
Huevos	X	X	X
Judías	X	X	X
Queso	X	X	
Almendras	X	X	
Albaricoques	X	X	
Sardinas	X		
Leche	X		
Limones	X		
Higos secos	X		
Naranjas	X		
Cereales	X		
Pescado	X		
Sesos		X	
Ciruelas		X	
Carne			X
Cacao			X
Lentejas			X
Espinacas			X

Los medicamentos que rejuvenecen

El doctor suizo Gianoli realiza un tratamiento que consiste en inyectar células de embrión de cordero que actúan como revitalizadores. El tratamiento dura cinco días y se repite cada año. Los signos del envejecimiento se retardan y determinados trastornos desaparecen. A esta terapia se la llama «terapia celular». El segundo tratamiento consiste en la procaína. Recientemente se ha vuelto a poner de moda cuando personalmente hace ya veinte años que la tomo.

El tratamiento «clínico» consiste en 12 inyecciones de Gerovital (a base de procaína, ácido benzónico y sales de potasio) que dura 15 días y debe repetirse cada año. La piel se suaviza, las arrugas se reducen, el pelo se fortalece y las funciones psicomentales mejoran... (eso es lo que afirman).

Personalmente acostumbro a tomar un mes sí y el otro no:

KH3 Powel (laboratorios Farmitalia) a razón de 4 grageas al día, ya que contiene procaína.

La procaína pura (procaína Serra) no es aconsejable que la tomen las mujeres menores de 30 años ni tampoco las embarazadas, ya que «parece ser» pueden dañar el feto.

En todo caso siempre conviene las orientaciones de un médico competente en la materia.

OBESIDAD Y VEJEZ

En el adulto, el apetito y el deseo de ingerir alimentos, está determinado no sólo por el hambre y la costumbre, sino por la reacción placentera anticipada que engendra el alimento, recreando los sentidos de la vista, del olfato y del gusto. Es el placer de comer el que influye grandemente sobre la digestión de aquellos alimentos en exceso, pudiendo reemplazar otras satisfacciones del vivir.

Cuanto más se profundiza sobre la evolución de la obesidad, más claro se nos hace que las motivaciones de inseguridad e inestabilidad emocional de tipo personal, son los factores primarios que condicionan un consumo de alimentos superior al de las necesidades.

Desde el punto de vista social, el obeso no se adapta bien, sobre todo en nuestra época, por las modas existentes en la actualidad. El aumento excesivo de grasa en el cuerpo, determina una disminución del rendimiento físico para el trabajo y aunque a los obesos se les atribuye un carácter bondadoso, confundiendo la apatía producida por la obesidad en bondad.

No olvidemos que todo obeso es un candidato excelente para la arteriosclerosis, la hipertensión, los trastornos cardiovasculares, articulares, diabetes y la gota.

La obesidad es un problema de mala nutrición, tan extendido que podemos calcular que la mayor parte de los individuos que pasan de los 40 años pesan más del 20 % de lo que tendrían que pesar. La obesidad puede aparecer cuando sobrepasamos de 6-7 kg nuestra talla en centímetros (en el hombre). Las mujeres no deberán nunca sobrepasar en kilos los centímetros de la altura.

Los trastornos de la obesidad no son más frecuentes en las clases acomodadas que en los económicamente débiles, los primeros gracias a la repostería, los segundos por la ingestión excesiva de alimentos hidrocarbonados, relativamente baratos (pan, garbanzos, judías, charcutería y azúcar).

TRASTORNOS FISIOLÓGICOS Y SENECTUD

El esqueleto sufre de osteoporosis, la esclerosis de las articulaciones que acarrea trastornos de la locomoción. El sistema circulatorio sufre; la aterosclerosis es una de sus características más constantes afectando principalmente el cerebro, las venas pierden su elasticidad, el rendimiento cardiaco disminuye, la velocidad de circulación se aminora, la tensión arterial aumenta. Hay involución de los riñones, de las glándulas digestivas, del hígado. Los órganos de los sentidos se ven afectados (el tacto, el gusto y el olfato tienen menos agudeza). La presbicia es un fenómeno normal en los viejos. La del oído también, a menudo con sordera. Con la edad las posibilidades de eyaculación y de erección disminuyen e incluso desaparecen.

Resumiendo: enfermedades del corazón, de los vasos sanguíneos, del sistema digestivo y en ocasiones del hígado, artritis y padecimientos reumáticos afines, enfermedades del sistema urinario, nervioso y endocrino. A veces enfermedades de la piel, en ocasiones enfermedades o insuficiencia del sistema respiratorio.

ENVEJECIMIENTO Y DETERIORO (ENTRENAMIENTOS)

Si la vejez es inevitable, sí podemos (poder significa que está a nuestro alcance) tratar de envejecer con dignidad.

Creemos que con los medios que la sociedad actual pone a nuestro alcance (gimnasios, centros de estética, especialistas en nutrición), la inmensa mayoría de hombres podría aparentar físicamente casi la mitad de años menos (plásticamente). A veces imagino un concurso de culturistas de 40, 50 y 60 años, con la cabeza cubierta, mezclados con gente de su misma edad, pero no practicantes, y el público asistente tratando de descubrir la edad de los participantes. ¿Existiría una mejor propaganda a nuestra causa que un espectáculo de este tipo?

Los conocimientos de los cuales somos poseedores se deben a los estudios realizados y a la experiencia y observación. Gracias a ellos, particularmente en verano, cuando acostado en una tumbona en la playa observo a la gente que se pasea cerca de la orilla del mar, he podido constatar, visualmente, la evolución degenerativa de la estética masculina y femenina y aunque la decrepitud afecta (estéticamente) de forma distinta a los hombres (dependiendo del carácter, los hábitos alimentarios y la actividad física) podemos generalizar estableciendo un retrato «robot» de la mujer y del hombre a través de los años.

He dibujado cinco figuras que corresponderían a edades comprendidas entre los 30 y 60 años, en fracciones de 10 años.

EL DETERIODO FEMENINO (RUTINAS)

Aumento del peso corporal (obesidad). Los senos se tornan flácidos, la cintura se ensancha y el «estómago» es voluminoso. La espalda se encorva, los glúteos se «desploman» por el excesivo volumen y la falta de tono muscular. Los músculos se vuelven gruesos y flácidos. Los tríceps se atrofian.

Si tenemos en consideración cómo afecta la decrepitud física a través de los años el entrenamiento ideal a partir de los treinta años sería:

Rutina aconsejada (Mujeres: 30 años)
Lunes-Jueves
Pull-over ....2 de 12
Press superior ....4 de 10
Aberturas superiores......................2 de 10
Elevaciones laterales ....3 de 10
Pájaro...4 de 10
Tríceps a la polea..........................3 de 12
Tríceps acostado con barra ....3 de 10
Tríceps a dos manos de pie..........3 de 10
Abdominales............................10 minutos
Martes-Viernes
Leg-extensión.................................2 de 20
Caída frontal ....2 de 12 con cada pierna
Caída lateral ....2 de 12 con cada pierna
Sentadilla ....6 de 10
Sóleo sentado ....4 de 20
Curl bíceps en banco inclinado ......2 de 10
Curl barra de pie ....2 de 10
Curl concentrado............................2 de 10
Abdominales...........................10 minutos.

Rutina aconsejada (Mujeres: 40 años)
Lunes-Jueves
Pull-over ....2 de 12
Press superior ....4 de 10
Aberturas superiores......................2 de 10
Elevaciones laterales ....3 de 10
Pájaro...5 de 10
Tríceps a la polea..........................3 de 12

Tríceps acostado con barra ....3 de 10
Tríceps a dos manos de pie...........4 de 10
Abdominales...................................10 min
Martes-Viernes
Leg-extensión.................................3 de 20
Sentadilla ....6 de 10
Leg-curl ....4 de 10
Sóleo sentado ....4 de 20
Curl bíceps en banco inclinado ......2 de 10
Curl barra de pie ....2 de 10
Curl concentrado...........................2 de 10
Abdominales...........................10 minutos.

Rutina aconsejada (Mujeres: 50 años)
Lunes-Jueves
Bicicleta estática ....10-15 min
Pull-over.......................................2 de 12

Press superior ....5 de 10
Aberturas superiores......................3 de 10
Elevaciones laterales ....3 de 10
Pájaro..5 de 10
Tríceps a la polea..........................3 de 12
Tríceps acostado con barra ....3 de 10
Tríceps a dos manos de pie...........4 de 10
Abdominales...................................10 min
Martes-Viernes
Bicicleta estática ....10-15 min
Hiperextensiones ....4 de 12
Leg-extensión.................................4 de 20
Sentadilla ....5 de 10
Leg-curl ....6 de 10
Sóleo sentado ....4 de 20
Curl bíceps en banco inclinado ......4 de 10
Curl barra de pie ....2 de 10

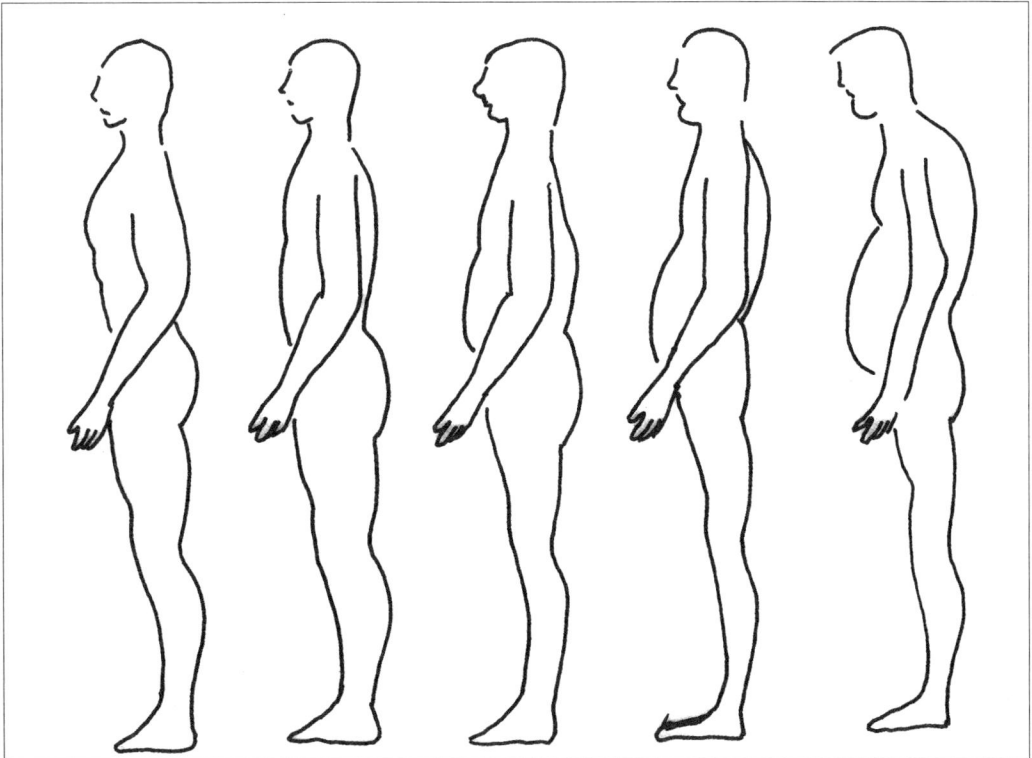

Curl concentrado.............................2 de 10
Abdominales...................................10 min

Rutina aconsejada (Mujeres: 60 años)
Entrenamiento en rotación de lunes a viernes
Rutina n º 1
Bicicleta estática ....10-15 min
Movimientos de flexión,
extensión y rotación de cuello...........5 min
Pull-over ....2 de 12
Press superior ....5 de 10
Aberturas superiores.....................3 de 10
Elevaciones laterales ....2 de 10
Pájaro...4 de 10
Remo de pie.................................2 de 20
Abdominales.................................10 min
Rutina n º 2
Bicicleta estática ....10-15 min
Leg-extensión...............................4 de 10
Leg-curl ....4 de 10
Curl bíceps en banco inclinado......2 de 10
Curl barra de pie ....2 de 10
Curl concentrado..........................2 de 10
Tríceps polea ....2 de 20
Tríceps acostado con barra ....2 de 10
Tríceps a dos manos de pie...........2 de 10
Rutina n º 3
Bicicleta estática...........................10 min
Leg-extensión...............................4 de 10
Leg-curl ....6 de 10
Sentadilla ....5 de 10
Polea alta ....4 de 10
Extensiones lumbares....................4 de 12
Giros de cintura con barra
sentado ....100 veces
Flexiones laterales sin peso ......100 veces
Abdominales.................................10 min

EL DETERIORO MASCULINO (RUTINAS)

A través de los años observamos particularmente:
- Actitud cifófica.
- Falta de tono en los pectorales.
- Atrofia de los glúteos, muslos y femorales.
- Dilatación del estómago.

Rutina aconsejada a partir de los 40 años:
En rotación de lunes a viernes
Rutina n º 1
Abdominales...................................10 min
Press superior 10-8-6-4-10
Aberturas superiores.....................3 de 10
Pull-over ....3 de 12
Polea alta ....3 de 10
Remo sentado...............................3 de 10
Rutina n º 2
Elevaciones laterales 12-10-8-6-10
Pájaro...3 de 12
Encogimientos...............................3 de 20
Bíceps de pie barra 12-10-8-6-10
Tríceps francés 20-15-10
Rutina n º 3
Abdominales...................................10 min
Leg-extensión...............................3 de 12
Sentadilla...............................10-8-6-4-10
Leg-curl ....4 de 10
Gemelos.......................................3 de 12
Sóleo..3 de 20

Rutina aconsejada a partir de los 50 años:
En rotación de lunes a viernes
Rutina n º 1
Bicicleta estática.............................10 min

Abdominales....................................10 min
Press superior...............................6 de 10
　　　　　　　　　　　(sistema campana)
Aberturas superiores.....................2 de 10
Pull-over.......................................2 de 15
Remo sentado...............................3 de 10
Polea alta ....3 de 10
Rutina n º 2
Bicicleta estática...........................10 min
Abdominales..................................10 min
Elevaciones laterales ....4 de 10
Pájaro..4 de 10
Encogimientos...............................3 de 20
Bíceps de pie barra ....4 de 10
Bíceps concentrado ....2 de 10
Tríceps polea ....2 de 20
Tríceps acostado con barra
(francés) ....4 de 10
Rutina n º 3
Bicicleta estática...........................10 min
Abdominales..................................10 min
Leg-extensión...............................3 de 12
Leg-curl ....6 de 10
Hiperextensiones ....3 de 10
Sentadilla ....6 de 10
　　　　　　　　　　　(sistema campana)
Polea alta ....5 de 10

ESPERANZA DE VIDA

La esperanza de vida en España es de unos 70 años aproximadamente (un poco más para las mujeres).

Las causas más frecuentes de fallecimiento son:
　　el infarto de miocardio,
　　los accidentes automovilísticos y
　　el cáncer.

Existen unas medidas preventivas para luchar contra estos tres «jinetes del Apocalipsis». Sobre el infarto del miocardio o enfermedades cardiovasculares deberíamos tener un trabajo sin responsabilidades, vivir en un pueblecito cerca de la montaña, no fumar, evitar la obesidad, etc., (más o menos la vida de un monje).

Sobre los accidentes automovilísticos por muy buenos conductores que seamos, no podemos evitar, por culpa de algún irresponsable, el tener algún accidente.

Respecto al cáncer, diagnosticado a tiempo, cualquiera que sea su localización, suele ser tratable. La combinación de cirugía, quimioterapia, radioterapia, y la promesa de la inmunoterapia anticancerosa permiten tratar la mayoría de procesos tumorales malignos detectados antes de que su crecimiento y expansión escapen a las posibilidades de control.

Es importante que las mujeres realicen revisiones ginecológicas rutinarias, vigilar la presencia de sangre oculta en las heces, como forma de detección del cáncer colorrectal así como exámenes prostáticos en los hombres de más de 50 años y estudios pulmonares para los hombres con más de 45 años si son fumadores habituales.

En casos de cáncer es aconsejable seguir una dieta pobre en proteínas (o de cualquier vitamina o producto que acelere el crecimiento, ya que con el crecimiento o el desarrollo activamos las células buenas y malas).

Entre las verduras parece ser que la coliflor y el brécol contienen sustancias (el sulfofarán y otras similares) que generan enzimas anticancerígenas y que bloquean o retardan la formación de tumores.

Referente a la salud general, parece ser que entre los «factores» más importantes para vivir más años están la tensión arterial y el peso corporal.

Ejemplo de tensión arterial máxima y mínima de un adulto de 35 años:

Tensión		Esperanza de vida (años)
120	80	71-74
130	85	67-70
140	90	63-66
150	105	59-62

La relación entre la tensión arterial y los años de vida se explica porque una tensión arterial elevada puede ocasionarnos una hemorragia cerebral, una insuficiencia renal o una insuficiencia ventricular.

Los grandes enemigos de una tensión arterial elevada son:

La falta de ejercicio, el estrés (los ejecutivos tienen la tensión arterial más alta de lo normal), y la obesidad.

Peso corporal con mayores esperanzas de vida
Hombres

Talla	Esqueleto ligero	Esqueleto medio	Esqueleto pesado
1,57	50-54	53-58	53-64
1,60	52-56	55-60	58-65
1,65	55-58	57-63	61-69
1,70	58-62	60-66	64-73
1,75	61-65	64-70	68-77
1,80	65-69	68-74	72-81
1,85	68-73	71-79	76-85
1,90	72-77	73-83	80-90
1,95	76-81	80-88	84-94

Mujeres

Talla	Esqueleto ligero	Esqueleto medio	Esqueleto pesado
1,48	42-45	44-49	47-54
1,50	43-46	44-50	48-55
1,56	45-49	47-53	51-58
1,60	48-51	50-55	53-61
1,66	51-55	53-60	57-65
1,70	53-57	56-63	61-69
1,76	58-62	60-67	64-72
1,80	60-65	63-70	67-76
1,84	63-68	66-73	70-79

EJERCICIOS FISIOLÓGICOS, ESTÉTICOS Y CORRECTIVOS

Personalmente clasifico a los ejercicios en tres grupos distintos:

Los fisiológicos son aquellos ejercicios que incrementan el potencial energético del individuo o que tienen alguna relación con el perfecto funcionamiento del organismo. A este grupo pertenecen la sentadilla, los ejercicios para abdominales y los oblicuos.

El segundo grupo engloba aquellos ejercicios que apenas tienen repercusión sobre la fisiología y que su finalidad es más bien estética: los ejercicios para el bíceps y el tríceps, las elevaciones laterales, el entrenamiento para los gemelos o los sóleos, etc.

Al tercer grupo pertenecen aquellos ejercicios cuya finalidad es sobre todo correctiva: la polea alta, el pájaro, el entrenamiento de los erectores del raquis, el trabajo de los extensores del cuello.

En el transcurso de nuestra existencia los ejercicios deberían seguir el siguiente orden:

Adolescencia = Preferencia a los ejercicios correctivos.

Edad adulta = Preferencia a los ejercicios estéticos.

Madurez = Prioridad a los ejercicios fisiológicos.

Vejez = Combinación de ejercicios de carácter correctivo y fisiológico.

Nota: La clasificación que hago sobre estos ejercicios evidentemente no es objetiva ya que un ejercicio puede ser estético y fisiológico a la vez: la sentadilla. Estético y correctivo: la polea alta.

Fisiológico y correctivo: el entrenamiento de los abdominales.

Más que establecer una clasificación entre unos y otros ejercicios lo que pretendo es que comprendamos que a cada periodo de nuestra existencia deberíamos tener en consideración la diferencia entre unos u otros ejercicios al establecer la rutina de entrenamiento.

He aquí una rutina establecida para un alumno de 60 años que no ha practicado deporte en su juventud:

Lunes-jueves
Bicicleta estática ....10 a 20 min
Banca en aparato selectorizado .....3 de 10
Aberturas ....3 de 10
Pull-over ....3 de 12
Polea alta..4 de 10
Pájaro en aparato selectorizado.....4 de 10
Trabajo de los músculos
extensores del cuello en aparato
selectorizado ....4 de 12
Ejercicios para los abdominales ....5 min
Martes-viernes
Aparato de escalada ....100 veces
Flexiones laterales sin peso.......100 veces
Flexiones de piernas sin peso ....6 de 12
Ejercicios de respiración profunda.....5 min
Leg-curl..3 de 10
Ejercicios para los abdominales ....5 min
Saltos estimulantes ....4 de 25

ENVEJECIMIENTO Y RADICALES LIBRES

Los principales responsables del envejecimiento prematuro de la piel son los radicales libres que son compuestos químicos que se originan en el organismo bajo la acción combinada de los rayos ultravioleta y del oxígeno. Los daños que los radicales libres producen en la epidermis no son inmediatos sino a largo plazo. La piel se torna seca, más delgada y frágil, después se instalan las arrugas y a continuación pierde tersura, elasticidad y juventud. Para prevenir los efectos de los radicales libres hay que evitar:

- Practicar excesivamente deportes de alta resistencia que si, parece ser, son beneficiosos para el corazón no lo son para la estética ni para la piel.

- Reducir el consumo de tabaco y de alcohol.

- No dormir exageradamente (las personas que se pasan más de 7 horas seguidas en la cama se levantan ojerosas). Es preferible dormir 6 horas por la noche y una o dos horas después del almuerzo que dormir 8 horas seguidas.

- Tomar complejos o preparados antioxidantes.

Los antioxidantes se dividen en primarios (los más importantes) y secundarios.
Primarios:
Vitaminas A, B_6 C, E y selenio.
Secundarios:
Vitaminas B_1, B_3, B_5, cinc y manganeso.

BIBLIOGRAFÍA

ALAIZ, A. *Vivir ¿para qué?* Ediciones Paulinas- Madrid.

– *El mantenimiento del Cuerpo.* Editorial Blume- Barcelona.

BEAUVOIR, S. DE. *La vejez.* Sudamericana- Buenos Aires.

CHAUCHARD, O. P. Y J. *Envejecer Juntos.* Marfil- Alcoy (Alicante).

KURTH, H. *Vida adecuada, vida más larga.* Paneuropea Barcelona.

MONGUIÓ FONTS, J. *Cómo dar vida a los años.* Dodo- Barcelona.

RAWLINGS, M. *El paso de la vida a la muerte.* Editorial A.T.E.- Barcelona.

10

PREPARACIÓN A CAMPEONATOS

Ciertos culturistas de competición cometen unos errores imperdonables. De nada o muy poco les sirve clasificarse en último lugar en las competiciones culturistas durante años.

Una persona inteligente aprende de los errores que comete; la experiencia está a su servicio. Los imbéciles no son las personas con un coeficiente de inteligencia bajo, sino aquellos a quienes la experiencia no les ha servido para nada y que se aferran a sus errores como la lapa a la roca. Reconocerlos sería admitir estar equivocados lo cual equivale a no tener razón.

Estas personas generalmente cambian constantemente de «entrenador» buscando el milagro o la persona que confirme su punto de vista o aquel que les receta mayor cantidad de anabolizantes y se creen que los entrenadores cuanto mayor cantidad de anabolizantes recetan y menor cantidad de entrenamiento mejores entrenadores son.

1er error

Aumentar de volumen no significa «coger músculo». Un culturista no debería nunca estar por encima de 10 kg de su peso-forma o peso ideal de competición. Si está 30 kg por encima de su peso ideal estará obligado a preparar un campeonato con seis meses de antelación lo cual significa hacer régimen durante seis meses o presentarse bajo de forma.

Si, por el contrario está 15-20 kg por encima de su peso de competición necesitará tres meses de preparación y si está 6 o 7 k por encima de su peso ideal, un mes de régimen le bastará para competir.

2º error

El volumen muscular o el desarrollo muscular se obtiene en periodo «normal» y no en la preparación a un campeonato, en consecuencia el número de series en periodo normal debería ser superior al de la preparación a un campeonato.

El periodo de preparación en lugar de entrenar excesivamente para «quemar calorías» y realizar entrenamientos aeróbicos, el culturista debería entrenar poco, con gran intensidad y ejercicios básicos ya que la definición no se obtiene con entrenamientos aeróbicos sino con un régimen adecuado. Con ejercicios aeróbicos lo único que conseguiremos es perder músculo.

El concepto de adelgazar (en culturismo hablamos de definir) a base de entrenar varias horas al día es erróneo y anticuado.

3er error

Eliminar totalmente los carbohidratos en los meses de preparación a un campeonato.

Los campeones culturistas nos ofrecen tres formas distintas de alimentarse en la preparación a un campeonato (normalmente tres meses).

Unos optan por ingerir sólo carbohidratos con el desayuno (aproximadamente unos 80-100 g al día).

Otros optan por consumir carbohidratos cada cuatro días (tres días sin carbohidratos y el cuarto día con carbohidratos).

El tercer grupo se limita durante dos días a 60 g y otros dos días a 240 g.

La fuente principal de carbohidratos procede de los copos de avena, de las patatas, arroz, judías, acelgas y fruta.

Las proteínas proceden de los huevos (claras), pollo, pescado blanco y carne roja.

RÉGIMEN ORIENTATIVO PARA PREPARAR CAMPEONATOS

Desayuno
100 g de pan tostado.
50 g de confitura sin azúcar (de régimen).
Cereales sin azúcar.
A media mañana
40 g de proteína en polvo con un yogur y edulcorante.
5 claras de huevo cocidas.
Almuerzo
200 g de pollo a la plancha.
100 g de judías verdes.
Un poco de lechuga con cebolla, pepino y ajo más una cucharada de sopa de aceite de pepitas de uva o girasol.
A media tarde
Lo mismo que a media mañana.
Cena
Consomé
250 g de pescado a la plancha.
1 yogur desnatado.

Antes de dormir
Lo mismo que a media tarde.
Sugerencia:
Batir en un turmix aceite de pepitas de uva o girasol con perejil y ajo. Dejarlo reposar en la nevera. Utilizar esta salsa cada vez que cocinéis algún alimento a la plancha (para condimentar).

EL BRONCEADO

Por muy bien que esté un culturista en un campeonato, si su bronceado no es perfecto, seguro que no vencerá, por esta razón los culturistas procurarán «cuidar» el color de su piel.

A partir de los años 30 la moda del bronceado se extiende por el mundo entre la gente acaudalada y suponía que un cabello lacio y un bronceado durante todo el año era símbolo de ociosidad.

El bronceado es el resultado de una lesión de la piel ya que el pigmento se desarrolla para prevenir una afección mayor, es por lo tanto un acto de defensa de la piel. Las «patas de gallo» y la pigmentación irregular de las áreas expuestas al sol que envejecen prematuramente la piel, originan también los tipos más frecuentes de cáncer cutáneo. Las ondas que producen las quemaduras son más fuertes al mediodía que en las horas de la mañana o de la tarde (aproximadamente a las seis horas de haber salido el sol). Además según el lugar la intensidad aumenta. Por ejemplo, si una persona se coloca estirada cerca del agua la radiación es doble: rayo incidente y rayo reflejado. Es aconsejable evitar las exposiciones prolongadas en los días de neblina, porque los infrarrojos del espectro solar están cubiertos y no actúan y los rayos ultravioleta invisibles queman la piel.

La capacidad de obtener una pigmentación rápida y homogénea variará muchísimo según los individuos; algunos se tuestan rápidamente (los de piel oscura) y los de piel blanca y los pelirrojos son los que más cuestan de broncearse y por lo tanto los más expuestos a los peligros del sol.

El sudor con un poco de grasa (aceite de oliva) forma una emulsión biológica que es la crema más adecuada para la piel: jugando a la pelota, o palas, caminando o corriendo ligeramente por la playa.

Los bronceadores comercializados se dividen en dos categorías:

a) Los productos solares destinados a permitir el bronceado limitando el eritema o quemadura.

b) Los antisolares, cuyo papel más importante es limitar la hiperpigmentación y proteger las zonas despigmentadas.

No debemos confundirlos, ya que los primeros protegen la epidermis frente a los rayos ultravioleta que producen eritemas o quemaduras pero permiten el bronceado; mientras que los segundos garantizan una protección total contra todas las radiaciones y están indicados en algunas afecciones de la piel.

De todas maneras no es aumentando el tiempo de exposición solar como se consigue que el bronceado aparezca más rápidamente, sino haciéndolo de una manera gradual y progresiva, o sea, aumentando cada día un poco más el tiempo de exposición solar y así se pueden evitar las lesiones solares o por lo menos reducirlas.

Referente a las cremas a veces es necesario añadir unos polvos blancos finísimos como la bentonita. La bentonita son los polvos que muchos esquiadores se colocan sobre todo en la nariz y en los labios.

También debéis tener en cuenta que muchos medicamentos provocan efectos indeseables de fotosensibilización, por ejemplo:

Todas las sulfamidas, antibacterianos, antidiabéticos, diuréticos, edulcorantes. Todos los antibióticos de tipo tetraciclina y en particular la democlocycline. Los hipnóticos, como los neurolépticos, los antiparkinsonianos y algunos antihistamínicos.

Por otra parte, algunos anticonceptivos orales pueden ocasionar manchas pigmentarias irregulares, pero son pocas veces la causa de una fotosensibilización de tipo alérgico o tóxico.

Sin embargo también existen medicamentos favorables, los antipalúdicos de síntesis pueden proteger de las radiaciones y de sus efectos indeseables.

Lo que debemos saber acerca del bronceado

Para protegerse de los rayos solares el organismo produce melanina en mayor o menor cantidad según el país y el sol, que es una sustancia natural que protege de los rayos solares.

Los rayos solares ultravioletas se clasifican en A y en B.

Los rayos A penetran profundamente en la piel y son los causantes del envejecimiento cutáneo.

Los rayos B permanecen en la superficie del cuerpo donde producen enrojecimiento y quemaduras. Estos rayos son los responsables de más del 5 % de los casos de melanoma maligno.

Los antioxidantes nos protegen de los radicales libres (sobre todo la vitamina E).

Los radicales libres son moléculas inestables, altamente reactivas con otras moléculas que las rodean, causando daño en la piel y otros órganos.

El colágeno y la elastina son fibras que se hallan presentes en la epidermis y que hacen que la piel aparezca suave y joven. El sol puede deteriorar estas fibras y por lo tanto que aparezcan arrugas en la piel.

LA FOTOGRAFÍA

Posiblemente os preguntéis qué tiene que ver el fisicoculturismo con la fotografía, pero para un competidor o no competidor, la fotografía tiene una gran importancia.

Para el competidor, fotografiarse al menos cada tres meses, en periodo normal para comprobar sus progresos y cada quince días en periodo de preparación a campeonatos para corregir los defectos, ya que el espejo nos puede engañar pero la fotografía siempre es sincera. Para quien no compita es aconsejable fotografiarse cada seis meses para comprobar sus progresos y motivarse.

Los que amamos la fotografía preferimos las máquinas Reflex a las automáticas. Si adquirís una Reflex os bastarán dos objetivos un 50 y un 80. Con el primero podréis hacer fotografías en grupo y con el segundo, de primeros planos.

En los campeonatos es preferible que no utilicéis el flash ya que éste tarda bastante en recargarse y perderéis las mejores instantáneas. Con un carrete de 400 o 600 ASA no necesitaréis flash pero para que las fotos no os salgan movidas deberéis utilizar una velocidad superior a 125.

Sobre los carretes personalmente prefiero Fujicolor a Kodak.

Los que no estéis dispuestos a «complicaros la vida», podéis adquirir una máquina compacta y automática con un Zoom de 40-50 a 110-120, sin embargo nunca podréis hacer fotografías creativas.

Las mejores fotografías de vuestra anatomía las obtendréis a primera hora de la mañana o a última hora de la tarde y al aire libre (sensibilidad de la película: 60-100, con un buen trípode). El sol nos puede jugar «malas pasadas» por el efecto sobre las sombras y si hacemos fotografías en el interior tendremos problemas de contraluces y nos veremos obligados, si pretendemos obtener buenas fotografías, a utilizar flashes indirectos (para difuminar la luz o utilizarla de rebote) y una tela de fondo. Aun así las fotografías al exterior os saldrán mejor (la luz lo es casi todo en la fotografía).

Sobre el negativo en color o en blanco y negro, cuando hago fotografías de culturismo prefiero el blanco y negro ya que tiene más fuerza, es más dramática y realza mejor la musculatura.

El revelado también es muy importante, por esta razón acudir a un laboratorio profesional ya que la proliferación de laboratorios ha generado una excesiva competencia en detrimento de la calidad fotográfica y un buen profesional sabrá «cómo» interpretar un negativo en el momento del revelado.

LOS CAMPEONATOS DE FISICOCULTURISMO

Los campeonatos de fisicoculturismo son de una insoportable pesadez. Los organizadores de campeonatos no han comprendido que si más de un 50 % de los espectadores se marchan antes de que acabe un campeonato después de haber abonado 2.000 ptas por la entrada, el campeonato ha sido un fracaso, por muchas «figuras» que hayan participado.

Un campeonato no debería sobrepasar las dos horas, procurando crear afición, es decir, que acudan a ver los campeonatos personas que no estén vinculadas al fisicoculturismo ya que el 95 % de los asistentes son practicantes fisicoculturistas o familiares de los participantes. Si se pretende crear afición se debería tratar de ofrecer una buena imagen del culturismo evitando unos shows que pertenecen más a circos o salas discotequeras que a una competición deportiva, aunque los dirigentes vayan vestidos correctamente para dar una imagen de responsabilidad y seriedad.

Los responsables son los dirigentes en primer lugar ya que son ellos los que establecen las normas y los organizadores en segundo lugar. Pero los dirigentes, más de lo que sería tolerable, no son personas que destaquen por su nivel intelectual, careciendo de ideas originales y de sentido común.

En las asambleas de fisicoculturismo, cuando queremos aportar ideas nuevas con la finalidad de progresar los dirigentes nos contestan: «No tenemos que modificar un reglamento internacional porque siempre se ha hecho así...» Es como si viviéramos hace trescientos años y nos dijeran: «¿Por qué tenemos que abolir la esclavitud si siempre ha existido?»

Ante muchas situaciones, tengo la impresión de que en algunos dirigentes, debido a que la sangre abandona el cerebro cuando localizamos el esfuerzo en un músculo, posible y misteriosamente la sangre no vuelva a sus cerebros.

LOS ÍDOLOS

La idolatría hacia un determinado deportista depende del deporte practicado; cuanto mayor número de practicantes, mayor idealización y admiración.

Los admiradores necesitan del héroe celebrado porque ellos participan de la grandeza del campeón.

Comparo esta situación con el borrego (el ídolo) al que sigue todo el rebaño, que en el caso del culturismo, se trata de un rebaño pequeño y lo componen la familia, amigos, compañeros de gimnasio y algún competidor en busca de los secretos de nuestro trabajo. Si a esto añadimos que la inmensa mayoría de culturistas no obtienen beneficios, nos preguntamos si buscan trofeos, aplausos o la satisfacción de conseguir una meta que se han propuesto.

Al vivir en sociedad el hombre tiene una absoluta necesidad, si no ha logrado autorrealizarse, de hacerse valer o que los demás reconozcan que somos «algo», que existimos. Posiblemente exista una relación entre esta necesidad de autoafirmarnos y el deseo inconsciente de perpetuarnos. Sin embargo el egótico-patológico para hacerse valer no puede consentir que en el mundo haya más de una divinidad que la suya, y, en consecuencia trata de desmerecer a sus rivales a no ser, que como ya he dicho anteriormente, sea un verdadero deportista y la satisfacción del esfuerzo y de la autosuperación sean suficientes para llenar su existencia.

BIBLIOGRAFÍA

DESILETS, A. *Astucia Fotográfica.* Daimon.

RIGHINI, M. *Curso completo de fotografía.* Editorial De Vecchi.

VAN´T WOUDT, R. *Cómo usar un teleobjetivo y grandes angulares.* Parramón Ediciones.

– *Fotografía creativa.* H. Blume Ediciones.

11

LA INSTALACIÓN DE UN GIMNASIO

Si una persona decide instalar un gimnasio en una localidad o barrio donde no existe ninguno, es una persona valiente, con espíritu de iniciativa y con voluntad. El gimnasio rendirá más o menos pero difícilmente fracasará, si lo cuida mínimamente.

Las personas que montan gimnasios suelen ser ex alumnos adelantados de otros gimnasios, que deciden instalarse por su cuenta e incluso hacen publicidad, para «robar» la clientela del propio gimnasio donde entrenan, aunque afortunadamente sólo tienen éxito entre una docena de alumnos generalmente apocados y allegados.

Estos alumnos adelantados, al menos éste ha sido mi caso, son aquellos sobre los que hemos tenido especial predilección. De los diez mejores alumnos por clasificaciones en campeonatos de fisicoculturismo o de fuerza: dos han instalado gimnasios, cinco trabajan como monitores en otros gimnasios y tres no hacen actividades de fisicoculturismo.

DIMENSIONES DEL LOCAL Y CONSEJOS GENERALES

Dimensiones mínimas de un local para fisicoculturismo:

superficie total:	200 m^2
material mínimo:	100 m^2

dos vestuarios de 30 m^2 con tres duchas cada uno	60 m^2
recepción	20 m^2
trastero	20 m^2

Otras características interesantes:
– Instalación de cañerías vistas.
– Un desagüe único si es posible.
– Alcachofas (dispersores de agua) de Acuaspar.
– Líquido desatascador Quimitrol (Málaga), para echarlo cada mes en el sumidero. (Para no dañar los cromados mejor introducirlo a través del desagüe con una jeringuilla de 50 ml y después de 6 min dejar circular el agua de forma abundante.) También se puede utilizar en el W.C. para resolver los problemas de embozamientos.
– Perchas de acero (salvo que sean de madera).
– El mejor desinfectante: la lejía.

BUROCRACIA DEL GIMNASIO

Comprobar que el nombre elegido no corresponde con ningún otro y registrar el nombre, ya que si funciona bien y habéis invertido mucho dinero en publicidad, algún «avispado» puede aprovecharse de la situación y montar un gimnasio incluso cerca del vuestro con el mismo nombre. Ha habido personas que se han hecho millonarias sólo registrando nombres de empresas extranjeras con cierto renombre. En la delegación de Hacienda debéis solicitar el Código de Identificación Fiscal.

Es aconsejable inscribiros en el Registro Mercantil, pues aunque no estéis obligados, como empresarios individuales, no podríais solicitar la inscripción de documento alguno ni beneficiaros de los efectos legales de éste. Una vez elegido el local debéis dirigiros al Ayuntamiento para que os informen del tipo de licencia de apertura que debéis solicitar. En mi caso estoy inscrito como Academia de Gimnasia, ya que el fisicoculturismo no está reconocido oficialmente.

Si la superficie del local no excede a los 200 metros cuadrados pediréis una licencia de actividades inocuas. Si el local tiene una superficie superior será de actividades clasificadas. En el supuesto de que el local sea de alquiler (es el caso del 90 % de los que instalan gimnasios) es oportuno que solicitéis al dueño del local la licencia de apertura de la actividad anterior, ya que si la presentáis junto con los demás documentos el Ayuntamiento facilitará la concesión.

Como deberéis hacer obras, tendréis que pedir igualmente la licencia correspondiente.

PRINCIPALES REVESTIMIENTOS

La madera

Es cálida, confortable, natural y posibilita además intercalar aislantes acústicos y térmicos. Como contrapartida es caro, pues necesita instalarse sobre una base firme, lisa y seca y precisa más cuidados que los suelos artificiales.

Tarima y parqué

La tarima está formada por tablillas que pueden medir 50 cm de largo por 5 cm de ancho. El parqué va pegado directamente sobre suelos muy firmes y duros y la tarima se clava sobre un rastrel formando una cámara de aire en la que se puede colocar un aislante. El rastrel se fija al suelo con cemento o yeso. Una vez instalada la tarima, hay que esperar dos o tres días para que se asiente. Después, al igual que el parqué, se acuchilla, lija y barniza.

La tarima flotante

Su instalación es limpia, rápida y fácil, ya que no necesita obra y viene completamente preparada de fábrica. Ni se pega como el parqué ni se clava como la tarima tradicional. Se puede colocar sobre cualquier pavimento siempre que esté seco, nivelado y limpio. Se levanta el rodapié, los listones se unen en machihembrado y se sujeta con el zócalo. La madera queda flotando sobre el antiguo suelo con una perfecta estabilidad y gran resistencia al peso. Las tablas están completamente barnizadas e incluso teñidas en distintos colores. Se comercializan en las siguientes medidas: 37,5 x 12,5 cm 50 x 12,5 cm 150 x 12,5 cm 280 x 12,5 cm 233,4 x 14 cm 233,6 x 14,5 cm

Mantenimiento

La madera necesita un cierto grado de humedad para que no se reseque y agriete; por esta razón es preferible no instalarla en ciudades muy calurosas y con poco grado de humedad. El parqué se aconseja acuchillar, lijar y barnizar cada siete o diez años más o menos.

La tarima flotante cada siete años hay que lijar y barnizar, aunque no hace falta acuchillarla como sucede con el parqué o la tarima tradicional.

Corcho con barniz

Desde hace algunos años se ha puesto de moda el corcho en los suelos y paredes de algunos gimnasios. Las ventajas del corcho es que no le atacan la humedad ni los cambios de temperatura, es buen aislante térmico y acústico, y, además ignífugo. Están indicados en climas no muy secos, ya que se puede cuartear. Se comercializa ya preparado con tres capas de poliuretano y luego se puede barnizar o teñir. Se instala con cola de contacto sobre el pavimento antiguo, con la única condición de que esté limpio, liso y seco. Este material se presenta en losetas de 30 x 30 cm, 30 x 60 cm, en tiras de un metro de ancho y en grecas de 7,5 x 45 cm.

Mantenimiento

Es importante para su duración cierta humedad. Cuando se desgasta se puede lijar y barnizar lo mismo que la madera.

Vinilo

Los revestimientos de vinilo se componen de una capa superior de vinilo vitrificado, una de refuerzo, otra de espuma de fibra de vidrio y otra de soporte. Tiene la ventaja que la instalación es siempre sin obra, ya que puede colocarse sobre cualquier pavimento, es fácil de mantener y sus posibilidades de diseños y colores son infinitas. Como contrapartida, son suelos que sufren más el desgaste que la madera. Se comercializan en baldosas y son revestimentos adecuados para cuartos de baño, vestuarios y salas de pesas.

Moqueta

Ofrece una serie de ventajas que hay que tener en cuenta; proporciona un ambiente acogedor, mejora el aislamiento y la calidad acústica (muy importante para los que instalan gimnasios en pisos). Son bastante económicas y hay tantas variedades de calidad, materiales y diseños que siempre se encuentra alguna que se adapta a nuestro presupuesto al pensar en una reforma.

Naturales y sintéticas: hay que desterrar la creencia de que lo natural es siempre lo mejor. Hoy día se fabrican moquetas de fibras sintéticas cuyos valores estéticos y de calidad no tienen nada que envidiar a las de pura lana y ni tan siquiera acumulan electricidad estática, además las fibras sintéticas se limpian mejor que las «naturales» pero tienen un brillo característico que evidencia su origen artificial y son algo menos resistentes que las naturales. Además las sintéticas cuestan casi la mitad que las naturales. Evitar las moquetas de fibras vegetales, ya que son difíciles de mantener aunque sean más económicas que las de lana.

Mantenimiento

Se limpian con un paño húmedo y detergente para lanas. En los gimnasios son preferibles las moquetas antisuciedad. Se trata de moquetas de pelo corto sometidas al mismo tratamiento que las sartenes de teflón: las manchas líquidas se quedan en la superficie y las sólidas desaparecen con un cepillado.

Gres

Hay muchos tipos. El auténtico está cocido a una elevada temperatura para evitar la porosidad de las losetas. Se recomienda para exteriores ya que sale bastante caro. Para interiores se utiliza el monococción, del que existen varias categorías derivadas de su resistencia al desgaste y que técnicamente se denomina PEI.

PEI-1 quiere decir que las losetas sólo sirven para paredes.

PEI-2 para cuartos de baño y zonas de poco uso.

PEI-3 para cocinas y zonas de mucho paso.

PEI-4 para locales públicos.

En consecuencia los gimnasios que deseen instalar el gres en los vestuarios y duchas deberán elegir entre el PEI-3 y el PEI-4.

La resistencia al rayado se denomina MOS y existen siete escalas. La número siete se utiliza en lugares de mucho tránsito. Se comercializan en rústico, esmaltado (el más caro) y el porcelánico.

LA RED ELÉCTRICA

Al contratar la electricidad se tienen tres opciones o tres tarifas distintas.

Tarifa 1: hasta 770 vatios

Tarifa 2: de 770 a 1.500 vatios

Tarifa 3: superior a 1.500 vatios.

Normalmente los hogares españoles contratan la tarifa 2.

1.500 vatios (w) es el equivalente a 1,5 kilovatios (kw)

Los gimnasios normales deberán también elegir la tarifa 2 ya que una sauna puede necesitar entre 4 a 7 kw, más unos 3 kw de 60 tubos fluorescentes nos vamos a 10 kw.

TEMPERATURA IDEAL DE UN GIMNASIO

El cuerpo humano tiene una temperatura interna de 37 °C. Si tenemos en cuenta que en los gimnasios los alumnos están realizando un esfuerzo físico, la temperatura idónea sería de unos 18 °C (la misma que la de un dormitorio si deseamos un sueño relajante).

Los vestuarios, sin embargo, precisan entre 22 y 24, el interior de una casa entre 18 y 26.

También es importante que la humedad relativa oscile entre el 30 y el 70 %.

El aire acondicionado no lo considero saludable en un gimnasio. Es preferible instalar ventiladores de aspas grandes en el techo.

EL GIMNASIO FISICOCULTURISTA Y LOS COLORES

La mayoría de profesionales, al instalar los gimnasios no tienen en cuenta ni el color de los aparatos ni el color de las paredes. Observo que los gimnasios considerados de «super-lujo» poseen aparatos cromados, las paredes pintadas de blanco y moqueta de color azul.

El color ideal de un aparato fisicoculturista es el rojo o granate, ya que según mi opinión el alumno progresa más que con cualquier otro color.

Los aparatos cromados dan sensación de limpieza, el cromado y las paredes blancas son sinómino de hospital, de curación (los alumnos no acuden a los gimnasios para operarse, sino para desarrollar la musculatura o para incrementar la fuerza).

Influencia de los colores

Dos profesores de educación física franceses, Claude Malassine y Enri Paul Cress inventaron hace algunos años un método de gimnasia basado en la cromoterapia; a este método le llamaron cromogimnasia basándose en los efectos psicológicos de los colores y el estímulo que los colores pueden producir. La sala de cultura física posee unos focos de distintos colores que se proyectan y se mezclan según el ritmo de la clase.

Los colores utilizados son los siguientes:

El rojo

A utilizar en esfuerzos cortos y violentos (anaeróbicos), el rojo activa la circulación y contribuye a la perdida de peso por su acción sobre la glándula tiroides. El rojo facilita el esfuerzo máximo.

El azul

El azul favorece el sueño, es el color ideal para ejercicios respiratorios y cardio-pulmonares. Relajante, calma y refresca. El azul suprime los dolores vertebrales agudos, disminuye el calor del cuerpo y aumenta las defensas del organismo. Es también ideal para ejercicos de coordinación y para la práctica del yoga pues favorece la concentración y la respiración profunda.

El amarillo

El amarillo es vitalizante y tónico, es el color ideal para los ejercicios de resistencia (aeróbicos).

El verde

El verde produce aplacamiento y contribuye al descanso. Es el color de la esperanza, refrescante y calmante. Es aconsejable alternarlo con el azul en periodo de recuperación de un esfuerzo, sobre todo en el trabajo abdominal. El verde ayuda a solucionar los problemas psicológicos y emocionales. También disminuye la tensión arterial y facilita los intercambios pulmonares, debería utilizarse durante los ejercicios de calentamiento.

El naranja

El naranja posee un poder estimulante notable. Es ideal para los tímidos e indecisos creando euforia. Se utiliza para explicar los movimientos. Facilita la concentración física y psíquica, calma los movimientos involuntarios y bruscos. Combate las agujetas, las tensiones y el estrés. Es el color antiagotamiento y tonificante favoreciendo el optimismo y la armonía entre el cuerpo y el espíritu.

El índigo

El índigo y el violeta engendran la melancolía. El índigo es el color de la fantasía, de la utopía y de los místicos. Es ideal para los ejercicios de flexibilidad y posee efectos anestésicos. Estimula la paratiroides y calma la tiroides. Es un color frío que favorece la adaptación a las agresiones exteriores.

Material que dispongo en la actualidad en mi gimnasio

Muslo (12 aparatos)   *Fabricante*
Leg-extensión ....Eurosport
Leg-extensión................................Proteus
Leg-curl de pie..........Clemente Hernández
Leg-curl sentado.......Clemente Hernández
Leg-curl acostado............................Adam
Silla romana ....Proteus
Hack libre..................Clemente Hernández
Leg-press oblicuo............................Adam
Soporte sentadilla.....Clemente Hernández
Soporte sentadilla.....Clemente Hernández
Soporte sentadilla ....Proteus

Pectorales (12 aparatos)
Press de banca.........Clemente Hernández
Press de banca ....Proteus
Press superior ....Proteus
Press inferior ....Max-Muscle
Banca libre ....Adam
Fondos
selectorizados...........Clemente Hernández
Fondos libres.................................Proteus
Banca selectorizada....................Eurosport
Contractor.................Clemente Hernández
Aparato lagartijas......Clemente Hernández

Poleas cruzadas ....Clemente Hernández

Dorsal (6 aparatos)
Dominadas ....Clemente Hernández
Dominadas ....Clemente Hernández
Polea alta..................Clemente Hernández
Remo selectorizado ....Eurosport
Polea baja ....Quindo
Dorsal monoarticular.....................Record´s
Polea correctiva........Clemente Hernández

Tríceps (4 aparatos)
Tríceps selectorizado..................Eurosport
Polea tríceps.............Clemente Hernández
Polea tríceps.............Clemente Hernández
Aparato Dippings ......Clemente Hernández

Abdominales (4 aparatos)
Abdominales paralelas......................Adam
Banco abdominales...........................Adam
Banco abdominales...........................Adam
Cochonnet ....Clemente Hernández

Pierna (3 aparatos)
Gemelos libre ....Adam
Gemelos burro...........................Terminator
Sóleo sentado............................Terminator

Hombros (3 aparatos)
Press tras nuca
libre..........................Clemente Hernández
Press tras nuca
selectorizado ....Panatta
Pájaro
selectorizado ....Clemente Hernández

Bíceps (2 aparatos)
Bíceps Larry Scott ....Clemente Hernández
Bíceps selectorizado..................Eurosport

Lumbares (2 aparatos)
Hiperextensiones ....Eurosport
Lumbares selectorizado..............Record´s

Abductores-Aductores (2 aparatos)
Aparato selectorizado ....Eurosport
Aparato flexibilidad ...Clemente Hernández

Cuello (1 aparato)
Aparato selectorizado ....Eurosport

Oblicuos (1 aparato)
Aparato selectorizado ....Record´s

Tibiales (1 aparato)
Aparato libre ....Clemente Hernández

Antebrazo (1 aparato)
Aparato libre ....Terminator

Cardios (6 aparatos)
Bicicleta..Salter
Bicicleta..Salter
Bicicleta..Salter
Bicicleta..Salter
Escalador...Ortus
Escalador...Ortus

Directivas que he seguido al instalar el gimnasio

Disponer de aquellos aparatos fisicoculturistas considerados como básicos:
2 soportes de sentadilla como mínimo.
2 soportes de press de banca como mínimo.
Dominadas.
Fondos.
Juegos de mancuernas, barras y discos.

Para que alumnos con alguna malformación o deformación puedan realizar una rutina:
Polea correctiva, leg-extensión, silla romana, etc.
Para que un deportista o atleta pueda realizar ejercicios globales:
Peso muerto, sentadilla, press militar, etc.
Para que una mujer pueda realizar una rutina y su falta de fuerza no sea motivo para no poder realizar un determinado ejercicio:
Polea tras nuca en lugar de dominadas.
Fondos en aparato selectorizado en lugar de fondos libres.
No instalar aparatos que puedan dañar al alumno: remo en punta.
No adquirir aparatos que aunque aparentemente sean distintos, localizan en las mismas porciones musculares: leg-press horizontal y hack.
Duplicidad sólo en aquellos aparatos de mucho uso:
Leg-extensión, leg-curl, sentadilla, banca, polea de tríceps, abdominales.
Posibilidad de que un alumno «mayor» pueda entrenar con los aparatos que le convienen debido a su edad:
Banca selectorizada, aparato para los extensores de cuello, para los lumbares sentado.
Poseer aparatos para que el principiante, por falta de coordinación, no pueda lesionarse:
Contractor en lugar de aberturas.
Banca selectorizada en lugar de la banca libre.
Disponer de aparatos que permitan traba-

jar los músculos en todos los ángulos: Press banca, press superior, press inferior, etc.

Disponer de aparatos que permitan trabajar todos los músculos del cuerpo y no sólo aquellos que son espectaculares: Aparato para la fuerza de las manos
Aparato para el tibial anterior.

LOS FABRICANTES DE APARATOS

Entre todos los fabricantes de aparatos del mundo hay dos que destacan particularmente: Nautilus y Cibex.

Nautilus fue el primero en fabricar aparatos a duos siguiendo su sistema de entreno preagonístico, además, también fue el primero en fabricar aparatos para mujeres (pull-over, contractor y femoral acostado). La Pepsi, la NASA, el Departamento de Policía de Dallas, Ford, I.B.M. son algunas de las grandes empresas que utilizan aparatos Nautilus, así como la mayoría de universidades americanas.

El otro gran fabricante es Cibex que se inició con aparatos de reeducación (en la mayoría de hospitales de Estados Unidos) para dedicarse posteriormente a los aparatos convenciones de fisicoculturismo.

Éstas son las razones por las cuales hemos elegido a estos dos fabricantes así como una lista detallada de los aparatos que fabrican.

De Nautilus constatamos que no disponen del Hack (pero fabrican la prensa de piernas). A los aparatos de aberturas les dan un ángulo de 10° y 40° con la finalidad de localizar en la porción superior de los pectorales.

Ni Nautilus ni Cibex fabrican el remo en punta ya que es un ejercicio perjudicial para la columna vertebral.

Al elegir un aparato para el bíceps y el tríceps se han decantado por la posición intermedia (un solo aparato para el bíceps y un solo aparato para el tríceps), ya que es la posición que más desarrolla el brazo.

En la lista de aparatos fabricados por Nautilus y Cibex he puntuado de 4 a 10 cada aparato considerando si estos aparatos son o no son imprescindibles.

En la relación de aparatos fabricados por estas dos grandes empresas observamos que: Nautilus no fabrica ningún aparato para los gemelos ¿acaso es más importante en un gimnasio disponer de dos aparatos de pull-over que un aparato para los gemelos? Ninguno de los dos fabricantes dispone de poleas para los tríceps, aparato mucho más importante y más efectivo que un aparato para los oblicuos. Tampoco disponen de una silla romana (porque su fabricación apenas deja beneficios a pesar de ser un extraordinario aparato que sirve absolutamente para todos los alumnos).

Respecto a los aparatos de palanca diremos que son mucho más agradables que los aparatos selectorizados, pero ocupan más espacio y los alumnos dejan siempre los discos por el suelo.

Los aparatos con palanca fueron inventados por el profesor Jean Villenave por los años 50.

Si analizamos los movimientos nos damos cuenta que no necesitamos adquirir determinados aparatos. Por ejemplo, he dibujado en posición horizontal el leg-press horizontal (fig. nº 1), el hack (fig. nº 2) y el leg-press oblicuo (fig. nº 3).

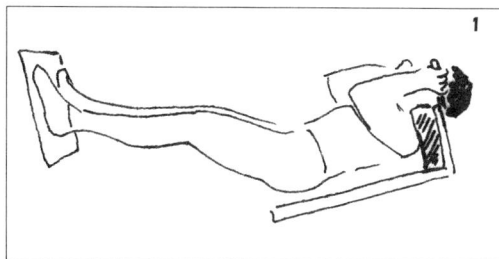

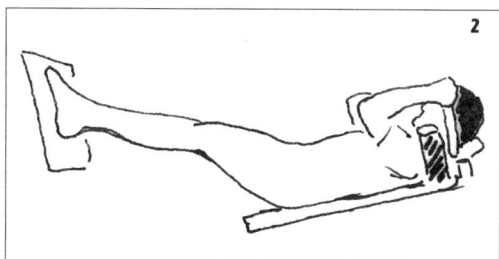

Entre el leg-press horizontal y el hack, no hay ninguna diferencia, todas las ventajas son para el leg-press horizontal ya que, a diferencia del hack, al trabajar en posición horizontal, la tensión arterial así como las pulsaciones son más bajas, en consecuencia podemos «machacar» el muslo mucho más. Por lo tanto más vale adquirir el leg-press horizontal; además, el hack

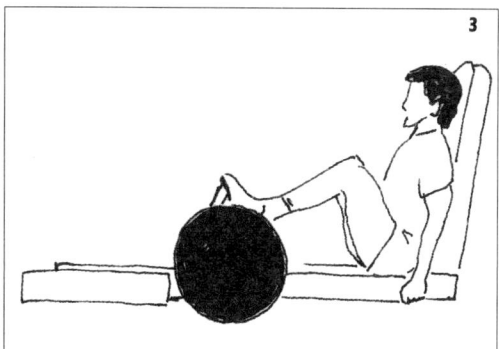

que venden los fabricantes no es un hack ya que en el «verdadero» movimiento los pies tienen que estar en línea recta con la espalda, es decir: mucho más atrasados (fig. nº 4).

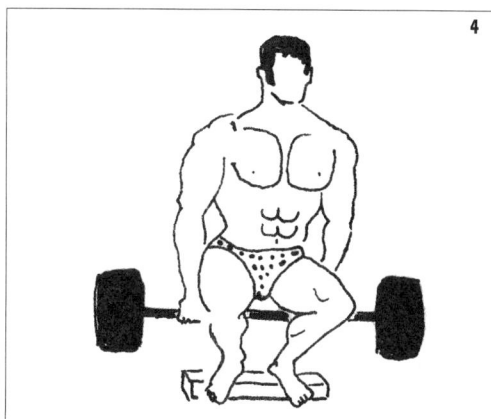

Sobre el leg-press oblicuo nos preguntamos a qué se debe el éxito del citado aparato.

Observar el dibujo y constataréis (por la flexión de piernas) que el practicante está efectuando la mitad del recorrido, en consecuencia es capaz de efectuar el movimiento con mucho más peso del que utilizaría en otros ejercicios, sin embargo esta fuerza no es real.

Cybex

Valoración

Polea alta...10
Leg-extensión...9
Banca sentado...8
Leg-press horizontal.................................8
Leg-curl acostado....................................8
Prensa gemelos.......................................8

Nautilus

12

CONSULTAS DE INTERÉS GENERAL

Pregunta:

¿Qué significa la potencia aeróbica?

Respuesta:

La medicina deportiva calcula la potencia aeróbica mediante un parámetro llamado «VO_2 máx» y que se define como el volumen (V) de oxígeno (O_2) que una persona puede consumir en un minuto de ejercicio máximo.

El «VO_2 máx» se expresa en mililitros de oxígeno por kilogramo de peso corporal.

La importancia de esta vía de consumo de energía aumenta de forma radical cuando el ejercicio supera los tres minutos de duración. Una potencia aeróbica elevada es esencial para destacar en deportes de resistencia pero es mucho más importante el umbral anaeróbico que se define como el nivel de intensidad de un ejercicio a partir del cual el organismo comienza a formar ácido láctico como producto de desecho. Cuando se comienza a detectar un incremento de los niveles de lactato en la sangre (se toma una muestra de sangre del lóbulo de la oreja del deportista en el transcurso de una sesión de entrenamiento), se puede afirmar que el individuo está encaminándose hacia una situación de fatiga. Sin embargo la potencia aeróbica está determinada en buena medida por factores genéticos, se estima que el entrenamiento sólo puede mejorarla en un 20 o un 25 %.

En la actualidad los dos médicos más prestigiosos en la preparación de atletas de gran resistencia son Sabino Padilla, un médico vizcaíno preparador de nuestro gran campeón Miguel Indurain y Michele Ferrari, médico italiano que prepara a Francesco Mosser y Toni Rominger entre otros.

Pregunta:

¿Para la práctica deportiva la dietética ocupa un papel tan relevante como para el fisicoculturismo?

Respuesta:

Lo más importante para un deportista son los factores genéticos, el entrenamiento y la motivación psicológica. La dietética es necesaria a largo plazo para alcanzar una forma física óptima.

Pregunta:

He oído decir que los suplementos que

tomamos los fisicoculturistas tienen un efecto placebo. ¿Qué significa un placebo?

Respuesta:

Los placebos se dividen en puros e impuros. Los puros son sustancias que se dan al «paciente» como si fuera un fármaco y, sin embargo, no poseen ningún efecto curativo. El placebo impuro es aquella sustancia que sí tiene efecto farmacológico, pero no sobre la enfermedad que se está tratando con él. Por ejemplo en mi gimnasio aconsejo tomar vitamina E, la cual está demostrado que favorece el embarazo (en las ratas) y, aunque también se receta en casos de aborto, los alumnos confunden el significado y están convencidos que son afrodisíacos... y dicen que «funciona», es decir, para ellos tiene un efecto placebo, lo mismo que la mayoría de suplementos que toman los fisicoculturistas.

No podemos negar el efecto placebo, aunque sea psicológico. Se ha comprobado que al menos un 30 % de los pacientes a los que se les administra un placebo presentan mejoría en su enfermedad, obtenida en la mayoría de los casos por un efecto sugestivo.

Pregunta:

¿Se puede desarrollar la musculatura a cualquier edad?

Respuesta:

Desde un punto de vista fisiológico sí es posible, pues el músculo se desarrolla principalmente por dos causas:

– Alimentación completa y equilibrada con suplementación proteica.

– Intensidad en las contracciones musculares.

La suplementación proteica no es un problema, sin embargo la intensidad de las contracciones musculares requiere voluntad y una gran capacidad de sufrimiento.

Si el individuo tiene 20 años todo es posible debido a la energía propia de su edad. Si tiene 30 años y nunca ha practicado deporte vemos difícil que lo consiga. Si tiene 40 años y ha practicado un deporte de alta intensidad: (100-200-400), lanzamientos, deportes de combate o escalada creemos que lo puede conseguir si está realmente motivado.

Pregunta:

¿En caso de agotamiento, debo continuar entrenando o es aconsejable descansar?

Respuesta:

En caso de agotamiento es aconsejable descansar unos tres días aproximadamente y seguidamente volver a entrenar pero sin sobrepasar nunca las veinte series totales por entreno.

Pregunta:

¿Para ser un campeón fisicoculturista es necesario poseer una buena genética?

Respuesta:

El término genética ha servido para ser utilizado por los fracasados para justificar la degeneración física y la carencia de voluntad. Como el número de personas que fracasan es muy superior a las que triunfan se continuará haciendo alusión a la genética o a la suerte cuando queremos justificar el éxito de ciertos deportistas o personas. Los genes o el gen fue el nombre dado por Johanssen a cada una de las unidades biológicas de la herencia: son factores hereditarios constituidos en parte por ácido desoxirribonucleico, invisibles aún para la microscopia electrónica, que en número constante para cada especie se sitúan dentro o entre los cromómeros que integran los cromosomas.

De todas maneras un campeón reúne una serie de características que no poseen las demás personas (psicomorfológicas y biológicas). Un mesomórfico, con una secreción media de tiroxina y adrenalina, fuerte en testosterona con carácter sanguíneo, colérico o apasionado, habiéndose educado con cierta autodisciplina, con una gran motivación y voluntad es imposible que fracase.

Pregunta:

¿Qué son las agujetas?

Respuesta:

Una opinión generalizada es que las agujetas no son otra cosa que agujas microscópicas con cristales de ácido láctico retenidas entre las fibras musculares, aunque parece ser que se trata de microrrupturas.

Pregunta:

Entreno cinco días a la semana pero me desagrada empezar cada lunes con el mismo grupo muscular, ¿cuáles serían las posibles combinaciones que podría hacer?

Respuesta:

Entrenamiento básico:

Lunes	Pecho-dorsal
Martes	Hombros-brazo
Miércoles	Dorsal-pierna
Jueves	Pecho-hombro
Viernes	Brazo-pierna

Otras variantes posibles:

Lunes	Pecho-dorsal
Martes	Hombro-brazo
Miércoles	Pierna-abdominales
Jueves	Pecho-dorsal
Viernes	Hombro-brazo
Lunes	Pierna-abdominales
Martes	Pecho-dorsal
Miércoles	Hombro-brazo
Jueves	Pierna-abdominales
Viernes	Pecho-dorsal
Lunes	Hombro-brazo
Martes	Pierna-abdominales
Miércoles	Pecho-dorsal
Jueves	Hombro-brazo
Viernes	Pierna-abdominales

Pregunta:

¿Cuál sería la proporción ideal entre dormir y entrenar?

Respuesta:

Entre 45 a 60 minutos de entreno por 8 horas de descanso.
Evidentemente dependerá de la edad de cada practicante.

Pregunta:

¿Mucha cantidad de proteínas puede perjudicar el hígado?

Respuesta:

Depende de lo que consideremos mucha cantidad de proteínas. Si se entrena intensamente (no en cantidad sino en calidad) y se bebe bastante, el tomar dos gramos de proteínas por kg de peso corporal al día no perjudicará al hígado.

Pregunta:

¿Los aminoácidos ramificados sirven para algo?

Respuesta:

Los aminoácidos ramificados son casi

carbohidratos, por lo tanto no creo que sea necesario tomarlos.

Pregunta:

¿Puede perjudicar tomar alimentos antes de entrenar?

Respuesta:

Depende del tipo de alimentos. Si tomamos un coctel de proteínas con carbohidratos (azúcar) nos beneficiará.

Pregunta:

¿Son aconsejables los estimulantes para el organismo?

Respuesta:

Ningún tipo de estimulantes beneficia al organismo. Me refiero evidentemente a los estimulantes puros (anfetaminas); sin embargo, en regímenes de adelgazamiento tomar té o café es aconsejable.

Pregunta:

¿Por qué siempre o casi siempre entrenamos el músculo más débil menos que el fuerte?

Respuesta:

Estoy totalmente en desacuerdo con

esta teoría. Es mucho más fácil sobreentrenar un músculo «grande» que un músculo pequeño, ya que los pequeños en general tienen muchísima más resistencia que los grandes.

Pregunta:

¿Por qué se ha impuesto en los campeonatos la masa sobre la estética?

Respuesta:

Creo que es un error. Los culturistas por norma general prefieren la masa a la estética pero la inmensa mayoría de los no practicantes prefieren la estética a la masa. Si quisiéramos promocionar el culturismo a todos los niveles deberíamos cambiar nuestro criterio.

La solución ya la propuse hace 20 años, consistente en que en los campeonatos los practicantes no sobrepasaran cinco kilos por encima de la talla o que existieran varias categorías basándonos en la relación talla-peso: 5 kg por encima de la talla, 10 kg por encima de la talla, 15 kg por encima de la talla, 20 kg por encima de la talla, etc. Estas categorías no les interesan a los culturistas «grandes» porque tendrían que competir entre ellos, y como los «grandes» son los que dirigen el culturismo español, nunca estarán de acuerdo en una norma que va en contra de sus intereses pero sí en interés del culturismo. Alegan que no son ellos quienes establecen las categorías, sino el máximo dirigente del culturismo mundial; sin embargo, los presidentes nacionales nunca se lo han propuesto al presidente internacional.

Pregunta:

¿Qué es mejor, el entrenamiento con barra o con mancuernas?

Respuesta:

Los ejercicios con barra son muy superiores a los ejercicios con mancuernas en caso de querer volumen muscular porque los ejercicios con barra son ejercicios sinérgicos y los de mancuernas analíticos.

Pregunta:

¿El entrenamiento anti-flushing es para volumen?

Respuesta:

El entrenamiento anti-flushing no proporciona volumen muscular, pero es ideal para la inmensa mayoría de deportistas.

Pregunta:

¿Por qué no se hacen ejercicios de flexibilidad antes y después del entrenamiento?

Respuesta:

Sería aconsejable efectuar ejercicios de flexibilidad antes del entrenamiento fisico-culturista.

Pregunta:

¿Qué es más efectivo los huevos duros o una tortilla?

Respuesta:

La cantidad de proteínas no varía entre que los huevos sean duros o que se tome una tortilla. La tortilla al freírse lleva aceite en consecuencia es mucho más sano tomar huevos duros que comer una tortilla.

Pregunta:

¿Es preferible comer de todo durante todo el año y luego sacrificarse durante unos meses en preparación a un campeonato?

Respuesta:

Es cuestión de gustos personales. En mi opinión es preferible cuidar la dieta durante el año para no tener que someter a la voluntad a un esfuerzo excesivo. Además tampoco es aconsejable para la salud pasar drásticamente de comer de todo a «no comer nada».

Pregunta:

¿Qué es lo mejor que se puede tomar durante el entrenamiento?

Respuesta:

Durante el entrenamiento lo mejor es tomar agua con azúcar y unas gotas de limón.

Pregunta:

¿Cómo se puede saber si un suplemento es bueno o malo?

Respuesta:

No creo que existan suplementos «malos», lo que sí creo que existen son suplementos innecesarios para según quien.

Pregunta:

¿Es tan importante utilizar mucho peso para desarrollar el músculo o es más importante la congestión muscular?

Respuesta:

El desarrollo muscular se obtiene con resistencias entre el 60 al 70 % del esfuerzo máximo. Estas resistencias permiten la congestión e intensidad máxima. Si aumentamos la resistencia, el número de repeticiones es insuficiente para congestionar el músculo. Si disminuimos la resistencia el número de repeticiones será excesivo para desarrollar el músculo.

Pregunta:

¿El tiempo de entrenamiento determina el volumen, la definición, la intensidad o está limitado?

Respuesta:

El tiempo de entrenamiento no determina el volumen o la definición pues todo dependerá de la alimentación, pero es evidente que cuanto más entrenamos más nos vemos obligados a bajar la intensidad lo cual no es aconsejable para el volumen.

Pregunta:

¿El entrenamiento de fuerza (power lifting) a la larga es perjudicial para las articulaciones o para el corazón?

Respuesta:

El entrenamiento de fuerza puede dañar las articulaciones y el 80 % de los que se dedican a la fuerza suelen tener lesiones. El corazón no tiene por qué verse perjudicado en un entrenamiento de fuerza. Lo que no es aconsejable, cuando se realiza un entrenamiento de fuerza es retener la respiración.

Pregunta:

¿Los culturistas profesionales cómo cuidan la piel al variar de peso, estrías, etc.?

Respuesta:

En las farmacias y tiendas de productos estéticos existen una extensa variedad de cremas para las estrías. Lo más aconsejable es perder el exceso de peso paulatinamente y que el peso corporal nunca sobrepase los 10 kg del peso de competición.

Pregunta:

¿De todos los sistemas de entrenamiento cuál es el mejor y más utilizado?

Respuesta:

Cada sistema de entrenamiento tiene una finalidad distinta. Lo mejor para volumen es hacer una serie, descansar de 1 a 3 min, y volver a hacer otra serie del mismo ejercicio. Es el sistema clásico para volumen.

Pregunta:

¿Si se trabaja con resistencias del 90 al 100 % no se puede coger volumen?

Respuesta:

Trabajando con resistencias del 90 % representa a lo sumo series de 4-2-2-2-1 repeticiones. Estas series son buenas para la fuerza pero no nos proporcionan volumen muscular.

Pregunta:

¿Los entrenamientos que proponen en las revistas sirven para algo?

Respuesta:

Personalmente creo que más vale hacer un mal entrenamiento que no entrenar pero en mi opinión no se deben hacer los entrenamientos que aconsejan las revistas ya que son entrenamientos muy personales.

Pregunta:

¿Prepararse para una competición cuesta mucho dinero?

Respuesta

Entre 30.000 a 300.000 ptas al mes. (La preparación media es de 3 a 4 meses.)

Pregunta:

¿Si no se dispone de mucho tiempo para entrenar cuál sería el mejor entrenamiento que podríamos realizar?

Respuesta:

Lunes-jueves
Press de banca.............................6 de 10
Elevaciones laterales....................6 de 10
Bíceps barra ....6 de 10
Tríceps acostado barra..................6 de 10

Martes-Viernes
Sentadilla......................................6 de 10
Polea alta......................................6 de 10
Abdominales ....6 de 10

Pregunta:

¿Cuánto tiempo se tarda para hacer una rutina?

Respuesta:

Para hacer una buena rutina el tiempo mínimo oscila entre 30 y 45 minutos. Ciertos culturistas llegan a entrenar aproximadamente 4 horas al día, lo cual no significa que sea mejor, depende del peso corporal de cada uno, de la intensidad del entrenamiento y de los gustos personales.

Pregunta:

¿Son necesarios los suplementos?

Respuesta:

Soy de los que opinan que es absolutamente necesario tomar suplementos.

Pregunta:

Cuando no se tiene apetito ¿qué se puede hacer?

Respuesta:

Tomar Mosegor o Periactin, previa consulta al médico.

Pregunta:

¿Hay que beber mucha agua al día?

Respuesta:

Dependerá del tipo de alimentación que se siga y del número de calorías totales que se ingieran. Tomar de dos a tres litros de líquido al día es normal y aconsejable.

Pregunta:

¿Es posible ser campeón culturista siendo vegetariano?

Respuesta:

Los dos únicos culturistas que he cono-cido en mi vida que afirmaban ser vegetarianos consumían huevos y todos los derivados lácteos; en consecuencia no eran vegetarianos. No creo que se pueda ser campeón culturista y vegetariano.

Pregunta:

Después de haber hecho un régimen para un campeonato, ¿cuánto tiempo se debería descansar antes de participar en otro campeonato?

Respuesta:

Un campeonato es siempre un retroceso o un estancamiento si el culturista no ha llegado a alcanzar un volumen aceptable, en consecuencia si el culturista considera que aún le falta mucho por progresar es aconsejable que a lo máximo participe en un campeonato al año.

Pregunta:

¿Hasta qué punto es necesario el uso del cinturón?

Respuesta:

El uso del cinturón es aconsejable cuando se intenta un récord en sentadilla o en peso muerto. Para los demás ejercicios no soy partidario de llevarlo. Hay culturistas que lo llevan durante todo el entrenamiento porque creen que la cintura se vuelve más pequeña.

Pregunta:

¿Los pesos grandes llevan a cuerpos grandes?

Respuesta:

No obligatoriamente. Existen practicantes de power lifting que con 70 kg de peso corporal son capaces de levantar 200 kg en press de banca. Ello es debido a que el número de repeticiones es insuficiente para desarrollar el músculo. Personalmente no soy partidario de hacer series de menos de 8 repeticiones para volumen. Serge Nubret por ejemplo nunca hacia series inferiores a las 10 repeticiones. Por norma general el culturista nunca debería hacer series inferiores a las 6 repeticiones. Un entrenamiento correcto podría ser el siguiente: 10-10-10-8-6-6-8-10-10. Disminuir el número de repeticiones para aumentar el peso con la finalidad de obtener mayor masa muscular. Si el culturista considera que ha llegado a un desarrollo ideal entonces debería entrenar de la siguiente manera: 10-10-10-10-10-10-10-10. De todas maneras hay ciertos músculos o determinados ejercicios que requieren más calentamiento y que, por sus particularidades fisiológicas el número de repeticiones tiene que ser superior (tríceps-gemelos).

Pregunta:

¿Cómo hay que realizar las repeticiones en un entrenamiento de potencia?

Respuesta:

Rápidas pero siempre dominando el peso. Es perjudicial y antifisiológico hacer los movimientos de forma incontrolada como acostumbran a hacer muchos deportistas.

Pregunta:

Si tuviera usted 30 años menos y quisiera competir, ¿qué entrenamiento haría para volumen?

Respuesta:

O haría un entrenamiento de cuatro días a la semana entrenando por la mañana y por la tarde o establecería un entrenamiento de siete días a la semana, dividido por cinco.
Por ejemplo:
Entrenamiento de cuatro días:

Lunes (por la mañana)	(por la tarde)
Pecho	Brazo
Martes (por la mañana)	(por la tarde)
Gemelos-Antebrazo	Cuádriceps
Jueves (por la mañana)	(por la tarde)
Hombros-Trapecio	Gemelos-Abdominales
Viernes (por la mañana)	(por la tarde)
Dorsales	Femorales-Gemelos

Entrenamiento de siete días dividido por cinco:

1er día   Pecho-Femorales
2° día   Dorsal-Gemelos
3er día   Hombro-Abdominales
4° día   Muslos-Femorales
5° día   Brazo-Gemelos
6° día   Lo mismo que el primer día
7° día   Lo mismo que el segundo día, etcétera

Pregunta:

Si tuviera usted que establecer un programa generalizado para una entidad deportiva u hotel que careciera de monitor, ¿cómo establecería el entrenamiento?

Respuesta:

Programas distintos (para evitar el aburrimiento y con la intención de trabajar todo el cuerpo en siete días de entreno).

Programa n° 1
Press de banca ....4 de 10
Elevaciones laterales ....4 de 10
Remo inclinado o polea alta ....4 de 10
Curl bíceps con barra ....4 de 10
Tríceps acostado con barra.............4 de 10
Gemelos, elevación
con un solo pie.....4 de 20 con cada pierna
Sit-ups (elevación de busto)...........4 de 15
Programa n° 2
Flexión de piernas sin peso............4 de 12
Sentadilla...4 de 10
Media-sentadilla ....3 de 10

Gemelos, elevación sobre un pie
con cada pierna.............................4 de 20
Flexión lateral (oblicuos)
a cada lado.....................................4 de 15
Sit-ups (elevación de busto)...........3 de 15
Elevaciones de piernas
(abdominales).................................3 de 15
Programa n° 3
Press de banca...............................6 de 10
Aberturas..4 de 10
Remo inclinado o polea alta ....6 de 10
Elevaciones laterales.....................4 de 10
Curl concentrado ....5 de 10
Tríceps acostado ....5 de 10
Programa n° 4
Elevaciones laterales.....................4 de 10
Press militar....................................4 de 10
Remo de pie ....4 de 10
Curl bíceps con barra ....3 de 10
Tríceps acostado con barra............3 de 10
Curl bíceps concentrado.................3 de 10
Patada de tríceps ....3 de 10
Curl bíceps con barra ....3 de 10
Tríceps acostado con barra............3 de 10
Elevaciones laterales.....................3 de 10
Programa n° 5
Flexión de piernas sin peso............4 de 12
Sentadilla..4 de 10
Media-sentadilla ....3 de 10
Gemelos, elevación sobre un pie
con cada pierna.............................4 de 20
Flexión lateral
(oblicuos)..4 de 15
a cada lado
Sit-ups (elevación de busto)...........3 de 15
Elevaciones de piernas ....3 de 15
Programa n° 6
Press de banca...............................4 de 10
Pull-over ....3 de 10

Elevaciones laterales......................4 de 10
Pájaro ....4 de 10
Remo a un brazo...........................4 de 10
Elevaciones de gemelos
con barra ....6 de 15
Sit-ups ....3 de 10
Programa nº 7
Elevaciones laterales.....................6 de 10
Curl bíceps con barra ....4 de 10
Tríceps acostado con barra............4 de 10
Curl bíceps concentrado
con mancuerna...............................3 de 10
Curl con mancuernas sentado........3 de 10
Tríceps acostado con barra............3 de 10
Tríceps a la polea ....3 de 10
Tríceps de pie a una mano
con mancuerna...............................3 de 10
Antebrazo con barra
sentado supinación.........................4 de 10

Pregunta:

Después de comer mi médico me ha aconsejado no meterme inmediatamente en la cama. Si es posible, pasear durante media hora para facilitar la digestión.

Respuesta:

Los corredores ciclistas profesionales comen mientras pedalean y no tienen problemas digestivos. El problema no reside en el comer, sino en lo que se come.

En mi caso, después del almuerzo y cena hago exactamente lo mismo que todos los animales, me voy a la cama a dormir.

Pregunta:

¿Es aconsejable beber comiendo?

Respuesta:

Los higienistas afirman que no es aconsejable para evitar de «disolver» los jugos gástricos y facilitar la digestión. Personalmente siempre he bebido comiendo.

Pregunta:

¿Cuál es la bebida más aconsejable cuando se come proteína?

Respuesta:

Si la proteína es sólida (carne, huevos, pescado) el vino tinto, el jugo de papaya o de piña. También podéis probar de mezclar el vino tinto con el jugo de piña.

Si tomamos proteína en polvo, la bebida más aconsejable es el agua y como complemento la leche en polvo desnatada.

Pregunta:

¿Una mujer embarazada puede practicar el culturismo?

Respuesta:

Mi mujer practicó el culturismo hasta un

mes antes de dar a luz y «no se enteró del parto». La sentadilla dejó de practicarla tres meses antes del nacimiento de nuestra hija.

Pregunta:

Comer siempre arroz hervido como principal fuente de carbohidratos se me hace aburrido, ¿qué podría comer para variar?

Respuesta:

Además de la pasta italiana, tiene usted la opción de mezclar el arroz hervido con lentejas. Pruébelo y le encantará.

Pregunta:

Cuando entreno los abdominales tendido en el suelo y me levanto bruscamente me mareo, ¿cuál puede ser la causa?

Respuesta:

Ocurre con frecuencia en las personas con la tensión arterial baja y también tienen una incidencia negativa ciertos fármacos que actúan sobre el sistema nervioso o los medicamentos que disminuyen la tensión arterial. Cuando estamos tumbados y al ponernos de pie nos mareamos, se llama hipotensión ortostática. Si no toma ningún medicamento, no se levante

bruscamente del suelo, primero siéntese y después de unos segundos incorpórese.

Pregunta:

¿Con qué sistema entrenaban ustedes en su época para lograr medidas notables sin recurrir a los anabolizantes?

Respuesta:

Desde 1967 hasta 1990 he entrenado en super-set o en tri-set. Todos sabemos que el músculo se desarrolla por la intensidad de la contracción, para ello el sistema más común para desarrollarse es hacer las series al límite del esfuerzo. Hacer una sola serie al límite es más sacrificado y aburrido que, por ejemplo, alternar dos ejercicios, el primero al 80 % de nuestro «tope» y el segundo al 100 %.

Algunos ejemplos:

Podemos hacer un tri-set de brazo con preferencia al bíceps:

Curl de bíceps con barra (10 rep. con el 60 % del récord).

Tríceps acostado con barra (10 rep. con el 60 %).

Curl alterno con mancuernas (tope de rep. con el 60 %).

Al hacer los tres ejercicios sin descanso y a pesar de que en el tercer ejercicio trabajamos con el 60 %, debido al agotamiento, este último ejercicio equivale a entrenar con el 70 % aunque utilicemos el 60 %.

Tri-set con preferencia al tríceps:

Tríceps acostado con macuernas (10 rep. con el 60 %).

Curl bíceps sentado con barra (10 rep. con el 60 %).

Tríceps a la polea (tope de rep. con el 60 %).

Trí-set con preferencia al tríceps:

Tríceps de pie con barra (10 rep. con el 60 %).

Tríceps a la polea (10 rep. con el 50 %).

Fondos sin peso (Máximo de repeticiones).

Super-set para tríceps:

Tríceps acostado con barra (10 rep. con el 60 %).

Banca manos juntas (máximo de rep. con el 50 %).

Nota: En los entrenamientos en super-set o tri-set se pasa de un ejercicio a otro sin descanso y una vez finalizado el super-set o el tri-set se descansa entre uno y dos minutos.

Pregunta:

¿Debemos eliminar totalmente los lípidos antes de una competición?

Respuesta:

Podéis eliminarlos unas tres semanas antes de una competición. Los fisicoculturistas mayores de cuarenta años que se inyectan testosterona tienen interés en tomar cápsulas de ácidos grasos esenciales o cápsulas de aceite de hígado de bacalao.

Pregunta:

Puedo entrenar siete días a la semana pero no deseo entrenar diariamente, ¿cómo puedo dividir los grupos musculares así como los descansos?

Respuesta:

Lunes: Hombros-Tríceps
Martes: Muslos
Miércoles: Descanso
Jueves: Pectorales-Bíceps
Viernes: Descanso
Sábado: Dorsales
Domingo: Descanso

Pregunta:

¿Por qué afirma usted que el café con leche es indigesto?

Respuesta:

El café o el té deberían consumirse solos ya que los taninos del café (en menos proporción los del té) coagulan la caseína de la leche haciendo que la digestión sea más «pesada».

Pregunta:

Mido 1,70 y peso 70 kg, llevo varios años entrenando sin lograr progresar, ¿qué debería hacer?

Respuesta:

En primer lugar deberá usted consumir más de 3.000 calorías al día repartiéndolas en seis comidas diarias y con el siguiente porcentaje:

Carbohidratos ....60 %
Proteínas.........................30 %
Lípidos ....10 %

Respecto al entrenamiento entrene usted cada músculo un solo día a la semana. Dos ejercicios o tres ejercicios por grupo muscular y de dos a tres series por grupo muscular, por ejemplo:

Entrenamiento para el pecho:
Press de banca 40-10-10
Aberturas 40-10-10 o
Press de banca 40-10
Aberturas 40-10
Pull-over 40-10

Pregunta:

Si la intensidad de la contracción es tan importante, ¿cuál sería el doping natural ideal antes de entrenar?

Respuesta:

Un temperamento enérgico no necesita ningún estimulante pero un apático o amorfo deberían tomar un café o un té antes de entrenar con un poco de miel.

Fisiológicamente el calcio, el potasio y el magnesio tienen una gran importancia durante la contracción muscular, traducidos en alimentos significaría un producto lácteo (leche, yogur), un plátano y cacao en polvo o germen de trigo.

Pregunta:

Usted ha dicho que uno de los factores limitantes del progreso es la capacidad de sufrimiento. Hay personas que a los primeros síntomas de dolor dejan de hacer repeticiones. ¿Sería aconsejable que tomaran algún medicamento contra el dolor?

Respuesta:

El dolor es «algo» que buscamos todos los culturistas profesionales o adelantados porque sabemos que sin dolor el progreso es imposible. Los que no están acostumbrados al dolor pueden tomar algún analgésico antes de entrenar: aspirina o paracetamol.

Pregunta:

¿Es aconsejable tomar proteína en polvo en la preparación a un campeonato?

Respuesta:

Es preferible no tomar proteína en polvo ya que provoca retención de agua.

Pregunta:

¿Cuántos días antes de una competición es aconsejable eliminar la sal?

Respuesta:

Aproximadamente tres días antes de un campeonato, justo en el momento de la sobrecarga de carbohidratos. Por ejemplo:

Descarga de carbohidratos: lunes, martes, miércoles.

A partir del jueves:

Carga a base de patatas y plátanos.

Pregunta:

¿Cuántos días antes de un campeonato debemos dejar de entrenar?

Respuesta:

Debido a que casi siempre los precampeonatos se celebran los sábados, el miércoles deberá ser el último día de entrenamiento. Jueves y viernes los debéis dedicar a la pose plástica.

Pregunta:

¿Cuándo debemos dejar de tomar agua antes de una competición?

Respuesta:

A partir del viernes por la noche dejar de tomar agua.

Pregunta:

¿La ingesta de proteínas es absolutamente necesaria para desarrollarse?

Respuesta:

En 1991 David Clemmons y colaboradores (Universidad de Carolina del Sur) demostraron que la producción de IGF es directamente proporcional a la cantidad de proteínas ingeridas. Los factores de crecimiento sólo se producen cuando la ingesta de proteínas supera el gramo de proteínas por kilo de peso corporal, pero un culturista debe consumir de dos a tres gramos de proteínas por kilo de peso corporal si desea un desarrollo notable; sin embargo la cantidad de proteínas a ingerir no está relacionada con el peso corporal del culturista sino con el peso que éste desea alcanzar. Por ejemplo un culturista de 80 kg que su meta son los 100 kg deberá consumir como mínimo 100x2 = 200 gramos diarios.

DIRECCIONES DE INTERÉS GENERAL

ASOCIACIONES DE FISICOCULTURISMO Y FITNESS

Asociación Española de Fisicoculturismo. Calle Acuerdo, 39. 28015 Madrid. Tel. 91-594 34 16.

Federación Aerobic Española. Calle Marqués de Paradas, 40. 41001 Sevilla. Tel. 95-456 27 88.

Coalición de Musculación y Fuerza. Avda. Constitució, 197 bajos. 08860 Castelldefels (Barcelona). Tel. 93-665 23 08.

Federación Catalana de Halterofilia y Fisicoculturismo. Calle Rosellón, 102. 08029 Barcelona.

Asociación de Culturismo Española (A.C.E.).Calle Pi i Maragall, 53 bajos. 08830 Sant Boi de Llobregat (Barcelona). Tel. 93-654 25 01

A.N.E.F. Calle Conquista, 88-90. 08912 Badalona (Barcelona). Tel. 93-387 59 50.

F.E.A.D. Pº Sant Joan, 97 4º 1ª. 08800 Barcelona. Tel. 93-459 81 89.

F.I.S.A.F. Aeróbic Fitness Asociación. Calle Era Esquerra, 15. 08240 Manresa (Barcelona). Tel. 93-872 94 38

Asociación Española de Fisicoculturismo (A.E.F.). Calle Acuerod, 39. 28015 Madrid. Tel. 91-594 34 16.

Asociación Española de Powerlifting (A.E.P.). Carretera de Vilanova, 2. 08700 Igualada (Barcelona)

CURSOS DE MONITORES O PROFESORES DE FISICOCULTURISMO

Orthos Barcelona. Còrsega, 371. 08037 Barcelona. 93-207 73 03.

Orthos Madrid. Santa Rita, 10. 28002 Madrid. Tel. 91-519 19 13.

Escuela Nacional Bio-Natura. Calle Virgen de Loreto, 4. 41011 Sevilla. Tel. 95-568 39 99 y 95-427 14 17.

Federación Catalana de Halterofilia y Fisicoculturismo. Calle Rosellón, 102. 08029 Barcelona Tel. 93-323 18 99.

AEF-FEAD. Paseo de Sant Joan, 97 4º 1ª y 2ª. 08009 Barcelona. Tel. 93-458 18 99 y 93-459 22 99.

Asociación Sant Martí Esport. Complejo Deportivo La Verneda. Calle Binèfar, 10-14. 08020 Barcelona. Tel. 93-323 69 82.

Coalición de Musculación y Fuerza (A.E.C.A.). Avda. Constitució, 197 bajos. 08860 Castelldefels (Barcelona). Tel. 93-665 23 08.

FABRICANTES DE APARATOS DE FISICOCULTURISMO

Quindo. Carretera de Santmenat, km. 0,5. 08130 Santa Perpètua de Mogoda (Barcelona). Tel. 93-574 29 88 y 93-574 31 45.

Panatta Sport España. Ronda Sur, 23. 1200 Castellón. Tel. 964 25 32 81 y 964 25 26 80.

Image. Calle Sepúlveda, 15. Polígono Industrial de Alcobendas. 28100 Madrid. Tel. 91-661 02 10.

Gerva Sport S.L. Avda del Guijar, 41. Polígono Industrial El Guijar, 41. 28500 Arganda del Rey (Madrid). Tel. 91-871 74 58, 91 870 23 43 y 91 870 24 51.

Telju. Carretera Toledo-Ávila, km 32,600. 45519 Val de Santo Domingo (Toledo). Tel. 925-779136.

Adan Sport. Polígono Juncaril. Calle A parcela 349, Nave 3. 18220 Albolote (Granada). Tel. 958 467461 y 958-458159.

Ortus Fitness. Polígono Industrial, 6. Calle Altero s/n. Apartado de Correos 258. 46460 Silla (Valencia). Tel. 96-121 01 20 y 908 76 32 63.

Z-Port. Calle Bruc, 79. 08203 Sabadell (Barcelona). Tel. 93-712 02 76.

Pro Action BH Fitness. 01080 Vitoria. Tel. 45-290258.

Meinsa S.L. Fitness Equipment. Polígono Industrial. Camino Viejo de Onda s/n. 12540 Villarreal (Castellón). Tel. 964-523459.

Salter Sport. Joan Obiols, 11-13 bajos. 08034 Barcelona. Tel. 93-204 63 04 y 93-204 63 52.

Gymsport. Gran Via de Carles III, 58-60 letra C. Entlo 2ª. 08028 Barcelona. Tel. 93-339 07 87.

Protesport España, S.L. Gayano Lluch, 9. 46025 Valencia. Tel. 96-349 13 51.

Fitness Sport (Material de segunda mano). Nicolasa Gómez, 101. 28022 Madrid. Tel.91-320 53 99.

RAYOS UVA (ACCESORIOS Y REPUESTOS)

Encosol. Pilar de Zaragoza, 84. 28028 Madrid. Tel. 91-677 32 52.

DIRECCIONES DE INTERÉS

Laguna Sport. (Tatamis nuevos y de segunda mano). Doctores Castroviejo, 3 bajos. 26580 Arnedo (La Rioja). Tel. 941-38 38 94.

Gym Access. Control de acceso para gimnasios. Tel. 907 30 20 30.

CURSOS DE DIETÉTICA Y NUTRICIÓN

Centro Europeo de Nuevas Profesiones. Fontanella, 19. 08010 Barcelona. Tel. 93-318 39 40.

ADA. Entença, 332. 08029 Barcelona. Tel. 902 100 292

CURRICULUM DEL AUTOR

Clemente Hernández Monclús. Maestro Nacional de Culturismo, Fitness y Power Lifting. Maestro Nacional de Musculación. Entrenador Deportivo. Entrenador Atlético. Profesor de fisicoculturismo. Máster en Técnicas de Musculación. Técnico en Nutrición. Profesor de Cultura Física. Máster en Deporte Especial. Diplomado en deporte para minusválidos. Masajista. Director Técnico de Profesorado en Fisicoculturismo. Director Técnico Profesorado en Nutrición. Juez Nacional de Fisicoculturismo. Tricampeón de España de Fisicoculturismo. Cuatricampeón de España de Power Lifting.

Libros publicados
Tratamiento de la columna vertebral.
Culturismo.
Ejercicio y Régimen.
Anatomía muscular.
Fuerza, agilidad, resistencia y flexibilidad.
Técnica de la bicicleta y del ciclista.
Fisicoculturismo.
El libro completo del culturismo.
Principios fundamentales del culturismo.
Curso para el profesorado de Fisicoculturismo.
Curso para el profesorado de Nutrición.
Merde (pensamientos).

Vídeos
Forma correcta de hacer los ejercicios.

Deportes practicados
Futbol, hockey, natación, atletismo (100 metros y peso) balonvolea, ciclismo, catch, gimnasia deportiva, boxeo, judo, tenis de mesa, petanca.

Deportes practicados en la actualidad
Esquí, snowboard, montañismo, bicicleta de montaña y de carretera.

Estado civil
Casado, dos hijas y una nieta.

Pruebas físicas
Detente vertical: 63 cm

Salto de altura con los pies juntos sin carrera: 130 cm
Salto de longitud con los pies juntos sin carrera: 270 cm
Press de banca: 160 kg
Sentadilla: 170 kg
Press militar: 105 kg
Peso muerto: 210 kg
Fondos: 50 repeticiones
Dominadas: 38 flexiones
100 metros lisos en 11,2 seg
Lanzamiento de peso: 11,5 metros
Pino: 30 flexiones
Dominadas con un solo brazo
Ciclismo: 70 km a 37 km/hora

Culturistas preferidos
Grimeck, Ferrero, Steeve Reeves, Zane y Oliva.

Hobbies
Jardinería, cine, dibujo humorístico, pintura, manualidades, diseño de aparatos de culturismo, escribir, escuchar música, leer, gastronomía, fotografía.

Lo que más desprecio
La hipocresía

Escritores preferidos
Georges Duhamel, Goethe, Arthur Koestler, Prevert, Maeterlinck, Marco Aurelio, Maugham, Roger Mucchielli, Remarque, Shakespeare, Steinbeck, Saint Exupery, Bertrand Rusell y Blay Fontcuberta.

Música preferida
Clásica: Liszt, Strauss, Puccini, Tchaikowsky, Rimsky Korsakov, Bach y Georges

Gerswin.

Moderna: J. M. Jarre, Jacques Brel, Jean Ferrat, Charles Aznavour, Joe Cocquer, Bruce Springsteen, Gary Moore, Tom Waits, Enigma y J. L. Perales.

Colores preferidos
Violeta, azul, negro y rojo.

GLOSARIO

Abducción. Movimiento de separación de un miembro o segmento desde el eje del cuerpo. En la actualidad a los músculos abductores se les llama músculos separadores.

Adrenalina. Hormona secretada por la médula suprarrenal.

Aducción. Aproximación hacia el eje del cuerpo; contrario a la abducción. A los músculos aductores también se les llama músculos aproximadores.

Agilidad. Es una compleja capacidad donde intervienen la fuerza, la velocidad, la flexibilidad y la coordinación motora.
Se la puede definir como la velocidad en los cambios de posición del cuerpo y en los cambios de dirección.

Aminoácidos. Sustancias químicas comparativamente simples que se producen como resultado de la desintegración de las proteínas como se comprueba en el proceso digestivo. Son los principales constituyentes de las proteínas.

Bradicardia. Frecuencia cardiaca lenta (común entre los deportistas que practican deportes de resistencia).

Circunducción. Movimiento en el cual se describe un tronco de cono cuya base se encuentra en la articulación del hueso que se desplaza.

Coordinación motora. Es la utilización coordinada de las propiedades fisiológicas de los sistemas nervioso y muscular sin que unas interfieran en las otras.

Decúbito prono. Tumbado boca abajo.

Decúbito supino. Tumbado boca arriba.

Elasticidad. Es la propiedad de los cuerpos de recobrar su forma y extensión original cuando deja de obrar sobre ellos la fuerza que los modificaba.

Extensor. Músculo que endereza una articulación. Que extiende.

Fisiología. Ciencia biológica que estudia las funciones de los seres orgánicos.

Flexibilidad. Es la capacidad de desplazar los segmentos óseos que forman parte de las articulaciones.
El diccionario define la flexibilidad como la disposición de los cuerpos para doblarse fácilmente sin romperse; en consecuencia,

es el grado de movimiento de una o varias articulaciones del cuerpo.

Flexión. Aproximación de los extremos óseos distales de los huesos que entran a formar parte de la articulación. En inglés, curl.

Flexor. Músculo que flexiona o que dobla una articulación.

Fuerza. Es la capacidad para vencer una resistencia independientemente del tiempo empleado.
Sistema más usual: Entrenamiento con cargas progresivas y series cortas.

Glándula. Órgano cuya función principal consiste en elaborar productos especiales a expensas de los materiales de la sangre.

Hiperextensión. Extensión forzada. La hiperextensión es el término usado para describir un movimiento excesivo o innatural en la dirección de la extensión.

Mancuernas. Barras cortas, también llamadas dumbels.

Movimiento de extensión. Separación de los extremos óseos distales. Opuesto a flexión.

Potencia. La potencia es la fuerza multiplicada por la velocidad y se expresa por la fórmula p = f.v.
La potencia es la aptitud para vencer una gran resistencia (70-80 % del esfuerzo máximo) en el mínimo de tiempo. Cuando se utiliza el propio cuerpo como resistencia (en el salto de longitud con los pies juntos) se le llama detente.
Para simplificar podemos definir la potencia como la habilidad de realizar la máxima fuerza en un corto periodo de tiempo.

Press. Movimiento de empujar: Press de banca, press tras nuca, press militar.

Resistencia. Es la capacidad que posee el deportista para sostener un esfuezo el mayor tiempo posible. A diferencia de la tolerancia, la intensidad del esfuerzo debe ser elevada.
Los sistemas más usuales son el trabajo continuo, con oposición o el entrenamiento fraccionado.

Rotación interna. Movimiento de rotación que consiste en colocar la cara anterior del hueso mirando hacia la línea media del cuerpo o eje corporal.

Tolerancia. A la tolerancia se la llama también pequeña resistencia y consiste en realizar un esfuerzo de intensidad débil a mediano durante un tiempo prolongado.
Los sistemas más usuales para entrenar la tolerancia son el footing, el intertraining y el trabajo variado y prolongado.

Vascularización. Formación de vasos o aumento del número de los mismos.

Velocidad. Es la facultad del deportista para

reaccionar a los estímulos (velocidad de reacción). Contraer sus músculos (velocidad contráctil) y trasladarse sobre sus pies, en el agua o sobre un implemento (velocidad de traslación corporal).

Para simplificar diremos que la velocidad es la aptitud para realizar un movimiento o una distancia en el menor tiempo posible. Los sistemas más usuales son:

Distancias cortas de 50, 60 y 100 m al 90 % del esfuerzo máximo.